心理咨询与治疗系列丛书

李 丹 李正云 主编

游戏治疗

蔡 丹 沈勇强 著

Counselling and Psychotherapy

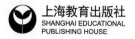

上海教育出版社
SHANGHAI EDUCATIONAL
PUBLISHING HOUSE

总　　序

十年前,上海师范大学应用心理学系曾推出"学校心理辅导系列教材",该套教材共五本,分别是《学校心理辅导基础》《学校心理病理学》《学校心理卫生学》《学校心理测量学》《学校心理干预的技术与应用》。该系列教材由广西教育出版社出版,被诸多高等院校以及自学考试选用为教材,迄今已多次加印,为我国学校心理健康教育起步作出了贡献,得到学界肯定,并因此获得国家教学成果二等奖、上海市教学成果一等奖。

十年来,随着中国社会转型,社会经济结构已经发生了令人瞩目的变化,经济、社会的迅速发展给人们带来的不仅是机遇和希望,也带来了压力和挫伤。伴随着人们对心理健康的重视与追求,有关心理健康的自我探求以及各类心理咨询的培训大大增加,涉及的领域不再限于学校,而是扩展到社会、社区以及不同类型的组织领域。鉴于此,我们在"学校心理辅导系列教材"的基础上编撰了"心理咨询与治疗系列丛书",希望兼顾该领域系统训练所要求的理论基础和应用技术,同时反映该领域专业发展和专业成熟度的现状,亦回应近些年学校和大众对心理健康和心理咨询的特定需求。原系列教材的大多数作者都参与了本系列丛书的撰写,同时我们也吸收了几位在该领域已有一定成就的年轻教师,以及在心理咨询与治疗领域具有丰富实践经验的资深教师加入到本系列丛书的作者队伍中。

本系列丛书涵盖专业基础和应用技术两方面内容,专业基础类三本,分别是《健康心理学》《心理评估与诊断》《心理咨询理论与技术》;应用技术类四本,分别是《行为矫正:原理、方法与应用》《游戏治疗》《团体辅导:理论、设计与实例》《职业心理咨询》。丛书作者均为上海师范大学咨询心理学和发展心理学领域的中青年骨干教师和资深教授,他们在各自擅长的研究和教学领域均已取得较好的成绩,同时也都在心理健康教育或临床咨询与治

< 1 >

疗领域积累了丰富的经验。总体而言,本系列丛书具有以下几个方面的特点。

一、内容体系完整且新颖。在参照和吸纳前人已有知识框架的基础上,每本著作都力求在内容与框架体系上有所创新。《健康心理学》从健康、健康心理学的概念与发展历史入手,侧重探讨影响健康的心理与社会因素,影响健康的生活方式,以及对以各种心理与社会因素为主要诱因引发的心身疾病的预防和干预。《心理评估与诊断》从生物—心理—社会的视角,以多元文化观来看待异常行为,关注了导致来访者问题的生物因素、心理因素和社会文化因素,并涉及认知评估、环境评估和生理评估等多种方法。《心理咨询理论与技术》着重介绍心理咨询的基本原理、过程和技术,以及主要的干预体系。《行为矫正:原理、方法与应用》由三部分组成,分别介绍了行为矫正的基本知识、基本原理和基础工作,行为矫正的技术方法,以及行为矫正在实践中的应用,包括处理不良行为和发展良好行为。《游戏治疗》侧重介绍游戏治疗的基础理论,游戏治疗的几种模式及技术方法,游戏治疗的过程,并重点介绍沙盘游戏治疗的理论与技术。《团体辅导:理论、设计与实例》在理论方面着重介绍了团体辅导的内涵和心理学基础、青少年团体辅导的特征与设计以及团体辅导者的特征和成长,在实务方面主要介绍了结构化团体辅导方案实例和非结构化团体辅导方案实例。《职业心理咨询》在剖析职业心理咨询的对象、性质、内容、特点和介绍相关理论的基础上,重点阐述职业心理咨询的工作模式、一般方法、常用技术与工具、常见问题及其对策,并通过案例教学来训练读者进行相关咨询的专业敏感与实战技能。

二、理论基础与实践运用并重。丛书非常强调理论基础先行,在心理咨询与治疗的框架体系下,作者将系统梳理的理论学说与相关的实践运用加以整合,不仅用于诠释现实社会中发生的种种身心问题,而且有助于读者全面了解和使用相关的操作策略和技术。诸如,健康整体性观念在实际病症中的反映,生物—心理—社会模式在致病原因探寻中的作用;在心理评估与诊断中强调以多元文化观来看待异常行为;精神分析治疗、行为主义治疗、认知治疗和人本主义治疗等理论在心理治疗中的操作运用;行为矫正技术方法的基本原理以及相应的操作步骤与注意要点;沙盘游戏治疗的理论与技术及其与自我沟通、自我理解的关系;团体辅导形式对新颖性、自发性和创造性的强调，以及心理剧、社会剧、萨提亚团体治疗等常用团体技术的特点与操作；职业心理咨询的工作模式、一般方法、常用技术与工具的介绍，等等。这些理论、原理的阐述辅以针对具体个案的操作方法介绍，读者或治疗工作的实践者将从中获取更加明晰的知识内容，也更容易达到对治疗方法的透彻理解。

三、普适性与针对性兼具。丛书的内容涉及大量健康常识的介绍，包含大量的个案分析与实际操作层面的内容。这些常识或案例源自生活和临床实践，又经过了作者的加工改造，融入了作者自身的思考和专业考量。不少具体事例更是积聚了作者十多年甚至数十年的智慧与经验。丛书涉及面广，既具有理论的宽度和深度，又具有较好的可操作性，无论是作为心理咨询与治疗领域的理论和实证研究的参考读物，还是作为实践应用的指导指南，都值得广大临床心理学工作者、爱好者，教育工作者和家长阅读参考。系列丛书因其理论系统性，可以作为各大学心理学系的教科书或教学参考书，也可以为各类心理咨询培训机构所使用。

本系列丛书作为上海市重点学科"发展与教育心理学"和上海市教育高地建设项目"心理学应用人才培养模式"的成果，得到了上海师范大学和教育学院各级领导的大力支持。丛书的顺利出版得到了上海教育出版社的鼎力相助，该出版社的谢冬华先生为本系列丛书的编辑出版多次与主编电话电邮沟通，付出了辛勤的劳动。在此一并致以衷心的感谢！

丛书主编

2013 年 1 月 18 日

目录
Contents

第一章 游戏治疗概述 ……1

第一节 游戏治疗的概念 ……1

一、游戏 ……1

二、游戏治疗的定义 ……8

第二节 游戏治疗的历史 ……13

一、精神分析游戏治疗 ……14

二、结构式游戏治疗 ……15

三、人本主义游戏治疗 ……16

第三节 游戏治疗的功能 ……17

一、生理功能 ……17

二、个人内在功能 ……18

三、人际功能 ……20

四、社会文化功能 ……21

第二章 动力学取向的游戏治疗 ……23

第一节 心理动力学理论概述 ……23

一、动力学派儿童游戏治疗理论 ……23

二、动力学派游戏治疗技术 ……26

第二节 临床案例介绍 ……29

一、个案问题及背景资料 ……29

二、理论架构 ……30

三、游戏治疗过程 ……30

< 1 >

四、结果与追踪 38

第三章　荣格心理学取向的游戏治疗 41

第一节　荣格学派的理论概述 41

一、荣格学派的理论 42

二、荣格学派的继承和发展 44

三、荣格学派的游戏治疗 44

第二节　临床案例介绍 48

一、个案问题 48

二、个案背景资料 49

三、评估诊断 50

四、理论架构及设定 51

五、游戏治疗的过程 52

六、个案治疗分析与讨论 58

第四章　阿德勒理论取向的游戏治疗 61

第一节　阿德勒个体心理学理论 61

一、所有的人都是社会嵌入的 62

二、人具有目标导向性 63

三、人具有创造性 63

第二节　阿德勒个体心理学取向的游戏治疗
　　　　技术 63

一、与儿童建立平等关系的阶段 64

二、探索儿童生活风格的阶段 66

三、帮助儿童理解自身生活风格的阶段 68

四、重新定位或再教育阶段 69

第三节　阿德勒个体心理学取向的游戏治疗目的、
　　　　特征与范围 69

一、阿德勒游戏治疗的目的 70

< 2 >

二、阿德勒游戏治疗的适用范围 70

三、阿德勒游戏治疗技术的特点 70

四、阿德勒游戏治疗的玩具材料 72

第四节 临床案例介绍 72

一、个案问题及背景资料 72

二、个案治疗的理论架构 74

三、游戏治疗过程 75

四、个案游戏治疗讨论 83

第五章 认知行为游戏治疗 85

第一节 认知行为游戏治疗理论概述 85

第二节 认知行为游戏治疗介入方法与技术 88

一、介入方法 88

二、治疗技术 88

第三节 认知行为游戏治疗的实施阶段 92

一、导入适应阶段 92

二、评估阶段 93

三、中期阶段 94

四、结束阶段 95

第四节 临床案例介绍 97

一、个案问题及背景资料 97

二、治疗的理论架构 98

三、游戏治疗过程 100

四、结果与随访 106

五、个案治疗的讨论 106

第六章 亲子游戏治疗 109

第一节 亲子游戏治疗的理论概述 110

一、亲子游戏治疗简介 110

< 3 >

二、亲子游戏治疗的发展历史及有效性 111

三、亲子游戏治疗的目标 115

四、亲子游戏治疗的使用条件 115

五、亲子游戏治疗的实施程序 117

六、家庭中的亲子游戏治疗过程 118

七、亲子游戏治疗中的注意事项 119

第二节 临床案例介绍 120

一、个案问题及背景资料 120

二、治疗的理论架构 121

三、亲子游戏治疗过程 122

四、结果与随访 132

五、个案治疗的讨论 132

第七章 家庭游戏治疗 134

第一节 家庭治疗理论概述 134

一、家庭治疗的界定 134

二、家庭治疗与个人治疗：两种方式 136

三、家庭游戏治疗师的焦点 137

四、游戏治疗和家庭治疗 137

第二节 家庭游戏治疗的一般技术 138

一、家庭游戏治疗的功能 138

二、家庭游戏治疗的目的 139

三、家庭游戏治疗的原则 140

第三节 临床案例介绍 144

一、个案问题及背景资料 144

二、治疗的理论架构 144

三、游戏治疗过程 145

四、结果与随访 149

五、讨论 150

< 4 >

第八章　短期游戏治疗 152

第一节　短期游戏治疗概述 152

一、短期心理治疗 152

二、短期游戏治疗 153

第二节　临床案例介绍 155

一、个案问题 155

二、背景资料 156

三、在学校的表现 156

四、心理功能检查 157

五、选择治疗的标准 157

六、治疗的理论架构 159

七、治疗过程 160

第三节　短期游戏治疗的过程与基本技术：以临床案例
　　　　　为例 164

一、签订治疗契约 164

二、家庭会谈 164

三、治疗的过程 164

四、后续随访 174

第九章　团体游戏治疗 177

第一节　团体游戏治疗的概述 177

一、什么是团体游戏治疗 177

二、历史与发展 179

三、团体游戏治疗的特点 181

四、团体游戏治疗的基本过程 182

第二节　团体游戏治疗的实施 186

一、团体游戏治疗的初始阶段 186

二、团体游戏治疗的工作阶段 191

三、团体游戏治疗的结束阶段 198

< 5 >

第三节　团体游戏治疗的专业要求 202

一、团体游戏治疗师的必备素质 203

二、团体游戏治疗的基本价值规范 203

三、团体游戏治疗的安全注意事项 205

四、团体游戏治疗师的道德标准 205

第十章　想象互动游戏治疗 210

第一节　想象互动游戏治疗理论概述 210

一、想象互动游戏治疗 210

二、想象互动游戏治疗的技巧 211

三、父母在想象互动游戏治疗中的作用 215

四、想象互动游戏治疗的适用对象 216

五、治疗目标、策略及评估 217

第二节　临床案例介绍 217

一、个案问题及背景资料 217

二、评估及治疗目标 218

三、游戏治疗过程 220

第十一章　沙盘游戏治疗 231

第一节　沙盘游戏治疗概述 231

一、沙盘游戏治疗的定义 231

二、沙盘游戏治疗的历史发展 231

三、沙盘游戏治疗的用具 233

四、沙盘游戏治疗的作用 234

第二节　沙盘游戏治疗的过程 235

一、沙盘游戏治疗的开始 235

二、沙盘游戏治疗过程中咨询师的态度 236

三、记录方法 237

第三节　沙盘游戏表达的解析方法 237

< 6 >

一、沙盘游戏作品象征意义的解析 237

二、沙盘游戏作品整体印象的解析 238

三、沙盘游戏作品的系列性解析 239

第四节 临床案例介绍 240

一、个案问题及背景资料 240

二、沙盘游戏治疗过程 240

三、小结 244

参考文献 246

后记 253

< 7 >

第一章　游戏治疗概述

本章导引

　　1. 什么是游戏治疗?

　　2. 游戏治疗经历了怎样的发展?

　　3. 游戏治疗具有什么功能?

　　纵观人类发展的历史,游戏一直被视为儿童发展过程中不可缺少的部分。在游戏中,儿童可以提升自身的语言表达能力、情绪控制能力、决策和认知能力。伴随着心理学的兴起,人们开始从更加深入的角度审视游戏对于儿童身心发展的影响,开始将心理治疗技术与儿童游戏相结合。直到近代,游戏治疗才成为心理健康工作者采用的一项独立的专门技术。1982年,国际游戏治疗协会成立,标志着游戏治疗作为心理健康的一个特殊领域赢得了人们的认同。在本章,我们主要回答什么是游戏,游戏的重要性,什么是游戏治疗,以及游戏治疗发展的历史及功能这几个问题。

第一节　游戏治疗的概念

一、游戏

(一)游戏的重要性

　　游戏是儿童生活中不可缺少的一部分。早在18世纪,卢梭(Jean-Jacques Rousseau)在《爱弥儿》一书中就提出通过观察游戏来认识和了解儿童的重要性。弗兰克(Frank,1982)也曾指出,通过游戏儿童可以学到从他人对自己的教育中所不能学到的知识。事实证明,游戏为儿童提供了一个安全而有趣的平台,可以让儿童尝试不同的行为或动作,建立并完成他们给自己设定的目标,儿童可以在这一过程中获得成就感;游戏的规则可以帮助儿童学习驾驭和控制自己的情绪与行为;游戏作为一种特殊的社交模式,也有助于儿童理解和领悟他人的行为与内心感受,提升社会交往能力。

总的来说,游戏可以从个人成长、社会性发展这两个方面促进儿童的成长。

1. 个人成长

在游戏中,儿童可以通过跑、走、跳、爬等动作充分锻炼身体的大小肌肉;充满新奇和挑战的游戏氛围也充分刺激了儿童的神经系统,促进脑部发育;游戏过程中完成精细或较大的动作可以训练儿童的手眼协调能力、身体平衡能力和运动能力。可见,游戏无疑可以促进儿童身体各方面的发育和成熟。

当面对有难度的游戏情境时,儿童可以通过调动资源、解决问题,提升自己的感知觉、想象力、思维能力和问题解决能力。游戏为儿童提供了丰富自己认知图式的机会,在同化和顺应过程中儿童吸纳新鲜事物并修正自身的认知结构,这对于儿童认知能力的发展具有重要的意义。

游戏还为儿童提供了语言学习的氛围。在游戏中,儿童需要通过语言表达自己、沟通彼此、解决冲突。在频繁的沟通中,儿童可以彼此学习,充分练习自己的语言技巧,提升自己的语言能力。

2. 社会性发展

游戏作为一种特殊的社交方式,给儿童提供了一个接触他人、与他人互动的途径。在游戏过程中,儿童会不断尝试各种各样的社交方法,彼此学习,建立属于自己的社交方式。同时,游戏中可能存在的冲突也可以使儿童学习如何应对冲突并掌握一定的冲突解决能力。更重要的是,通过游戏,儿童可以提升自己的社会化水平,因为游戏过程本身就是一个展示儿童社会化结果的平台,游戏伙伴的反馈就是对儿童社会化结果的评定。通过游戏过程中的强化和消退,儿童可以更好地掌握所处文化的特征,尤其是对性别角色的认定。

由此可见,游戏可以从儿童个人成长和社会性发展这两个方面发挥巨大的作用,保证儿童的心理健康,促进儿童的成长。然而,随着社会及经济的发展,生活环境的变化,尤其是教育理念的变革,游戏在儿童成长中的地位不断下降。不少家长将一些有意义的游戏视为浪费时间、毫无价值的事,这样的观点不但阻碍了儿童的健康成长,甚至会导致儿童严重的心理问题。不少学者认为,当今社会儿童问题之所以增多,主要原因是现在的儿童可以进行游戏的机会较少。同时,伴随科技进步而来的高科技游戏方式看似满足了儿童的游戏需求,实则剥夺了儿童与他人接触的机会,更缺少传统游戏能够提供的、有助于儿童身心发展的因素,对儿童的发展会产生不利影响。

(二)游戏理论的发展

游戏是什么?对于这个看起来简单却又深奥的问题,人们有着截然不同的看法。以 20 世纪 20 年代为界,可以把游戏理论分为早期游戏理论,以及 20 世纪 20 年代之后伴随着心理学兴起发展出来的心理学视角的游戏理论。

1. 早期游戏理论

这一时期的游戏理论主要有种族复演说、生活准备说和剩余精力说。

种族复演说由美国心理学家霍尔(Granville Stanley Hall)和古利克(Luther Gulick)提出。他们认为,游戏的潜质是人类遗传基因中的一部分,个体进行游戏就是在重复人类演变的历史,不同成长阶段的游戏就是以不同形式复演人类祖先的活动特征。例如,从婴儿时期开始的以肢体运动为主的游戏就是反映原始人类以狩猎为主的活动特征,儿童进行的过家家等假装游戏则反映人类进入文明社会后,建立社会制度及社会分工的活动特征。但随着历史的发展,这一理论越来越受到质疑。人们发现儿童进行的游戏并非只存在生物进化方面的因素,同时也是对社会交往、物理环境的反映,更受到自身认知能力发展的影响。另外,儿童游戏的发展阶段并不是按照人类活动特征的变化模式而发展的。

生活准备说由德国哲学家格罗斯(Karl Groos)提出。他认为,儿童进行游戏的原因在于游戏潜在的生物意义和本能,即儿童进行游戏就是在潜意识里为未来的生活作准备,是一种生物本能。例如,儿童进行的过家家游戏,其实就是在练习将来可能担任的各种社会及家庭角色。女孩子玩的布娃娃就是在练习将来要承担的抚养孩子的责任,男孩子的"骑马打仗"也是为将来可能参加军队作准备。所以,儿童进行的由简到繁的游戏过程是不同程度的练习,帮助他们完善将来成人生活所需要的各种能力。生活准备说强调个体要练习将来必备的生活技能,然而这一假设隐含了个体在未成熟阶段就已知道将来需要掌握的能力是什么,而这样的预见能力在儿童的身上几乎是不可能存在的。

剩余精力说由席勒(Johann Schiller)和斯宾塞(Herbert Spencer)提出。他们认为,人类行为的产生和维持需要以能量为基础,当人们完成与生存有关的活动后,剩余的能量就要通过一些与生存无关的活动进行发泄,所以儿童就是通过各种各样的游戏发泄体内过剩的精力。这一理论同样遭到质疑:人们发现儿童对游戏的钟爱早已超出剩余精力的范围,儿童似乎在游戏过程中倾注了所有的兴趣和精力,并不只是因为有剩余的精力而投入游戏;人们无法清楚明确地分辨哪些行为是与生存有关的活动,哪些行为是因剩余精力而进行的活动。

除了以上三种主要的早期游戏理论之外,还有彪勒(Karl Bühler)的机能快乐说,他认为游戏是儿童从行动中获得机体愉快的手段;德国哲学家拉扎勒斯(Moritz Lazarus)的娱乐放松说,他认为游戏不是源于精力过剩,而是源于人类对放松的需要。

可以说,早期游戏理论均关注儿童游戏中的生物性因素,而忽视了儿童游戏的社会历史性。它们可以解释一小部分的人类游戏,但每个理论的适用范围都非常有限。总而言之,早期游戏理论从不同角度论述了游戏在儿童发展过程中的重要性,肯定了游戏的价值,为当代游戏理论奠定了基础。

20世纪20年代以后,心理学家开始从更加深入的角度探讨游戏的意义,尤其是从游戏与个体发展的角度出发,认为儿童游戏源于生物学因素,同时是促进儿童发展认知能力、形成个性的重要方式。

2. 心理学视角的游戏理论

20世纪20年代以后,伴随着心理学兴起而发展起来的心理学视角的游戏理论主要有精神分析的游戏理论、游戏的学习理论和认知心理学的游戏理论。

精神分析的游戏理论。早期的精神分析理论代表人物弗洛伊德

(Sigmund Freud)认为,人与动物一样有着需要发泄的原始冲动和本能欲望,但是这些欲望受到社会道德的约束和限制。心理问题就是源于个体内心存有太多被压抑的欲望冲动且无法调节本我与超我的矛盾。弗洛伊德认为,游戏反映了儿童的潜意识成分,儿童进行游戏是为了补偿现实生活中不能满足的愿望和克服创伤性事件。按照弗洛伊德的观点,游戏为儿童提供了一个脱离现实桎梏的环境,在这个环境中,儿童可以自由地发泄在现实中不被接受的冲动,缓解心理紧张,实现本我和超我的平衡,同时也发展了自我应对环境的能力。儿童还可能会在游戏中重复自己经历过的痛苦体验,并将其转嫁到第三者身上,从而抚平自己的创伤情绪。

除弗洛伊德外,精神分析学派的另一位代表人物埃里克森(Erik Erikson)认为,儿童可以通过游戏"复活"他们的快乐体验,修复精神创伤。晚期的精神分析关于游戏的理论以客体关系理论为主,它强调游戏在儿童人我分化阶段的重要性,认为游戏能够帮助儿童应付"万能感"消失带来的负面影响。

游戏的学习理论。游戏的学习理论是由行为主义学说发展而来的,代表人物为美国心理学家桑代克(Edward Lee Thorndike),他认为学习的实质在于形成联结,一定的联结需要通过试误而建立。他提出学习的三条规律:(1)准备律,即个体准备以某种方式和途径作出反应,能实现该反应就得到满足,学习就产生效果;(2)练习律,刺激与反应之间的联结不断得以反复,这种联结就可以不断巩固,以后再训练,就会迅速完成;(3)效果律,即情境或刺激,激起的动作、行为或者反应,能达到需要的满足,就可以学习它。桑代克认为,幼儿的游戏也是一种学习行为,既受社会文化和教育要求的影响,也受学习的效果律和练习律的影响。

认知心理学的游戏理论。皮亚杰(Jean Piaget)认为,游戏是一种同化大于顺应的过程,即儿童更多地通过游戏整合外部刺激,强化和丰富自己的动作模式及认知结构。同时,游戏是儿童认识新的复杂客体和事件的方法,是巩固和扩大概念、技能的方法,是思维和行动结合起来的方法。在他看来,游戏的类型和复杂程度取决于儿童认知能力发展的程度,在不同的认知发展阶段,儿童会表现出不同的游戏特点。

在感知运动阶段,幼儿通过身体动作、摆弄具体的物品来进行游戏并获得机能性的快乐。这一阶段幼儿最主要的游戏形式是练习性游戏,即通过不断重复已习得的动作获得快乐的感知运动水平上的游戏形式,是游戏的最初形式。

在前运算阶段,儿童的思维已经表现出符号的特点,他们能够通过表象和言语来表征内心世界和外部世界。随着认知能力的发展,儿童可以使用表象和符号进行游戏,不再仅仅依靠身体的运动或直接的动作。从2岁开始,儿童具有应用象征物来替代实物的能力,在这一阶段,象征性游戏是幼儿游戏的主要形式。

在具体运算阶段,幼儿的思维能力得到更大程度的发展,儿童已经具有明显的符号性和逻辑性,能进行简单的逻辑推演,克服了思维的自我中心性。在这一阶段,儿童游戏的主要形式也发展成更加接近现实的规则游戏——需要至少两人参与并按照一定规则进行的游戏活动。

表1-1 皮亚杰认知发展阶段与游戏类型

认 知 发 展 阶 段	游 戏 类 型
感知运动阶段	无符号象征性游戏
前运算阶段	假装游戏和符号象征性游戏
具体运算阶段	规则游戏

除皮亚杰的理论之外,维果茨基(Lev Vygotsky)认为游戏起源于不能立即满足的愿望,它可以促进儿童认知能力的发展,创造儿童的最近发展区。布鲁纳(Jerome Seymour Bruner)则认为游戏的发展代表了儿童的发展,而这样的发展是更熟练的游戏伙伴提供游戏技能的结果。

经过以生物性特征为主的早期游戏理论,以及以游戏与儿童发展关系为主的当代游戏理论,人们对游戏的认识更加深入。不少学者也从文化生态、进化的角度阐述游戏的内涵。

(三) 游戏的定义

游戏的概念一直让研究者困惑,《牛津词典》共收录了一百一十多条关于游戏的不同定义,人们对游戏治疗的认识经历了早期的哲学取向和当代的心理学取向。在早期,人们对游戏的看法是比较哲学式的,并没有一个清楚明确的定义。柏拉图(Plato)将游戏视为一种无功利、非真理、不包含善或恶的愉快过程。福禄贝尔(Friedrich Froebel)则认为,游戏是起源于儿童内部的纯真的精神产物,儿童在游戏过程中表现出欢悦、自由、满足与和平……儿童在游戏中更常表现出勤勉、忍耐和牺牲的精神。

此外,一些研究者认为尝试对游戏进行定义是没有意义的。因为游戏的所有特征都可以在人类的其他行动中找到,游戏的行为模式几乎包罗人类所有行为的模式,所以对游戏的界定是在做无用功。

对游戏进行定义的困难在一定程度上来自不同学者,他们研究的角度不尽相同,一些具体而狭义的定义可能适合一些游戏但不能概括所有游戏的特征;另一些全面而广义的定义似乎概括出所有游戏的特征但也失去对游戏区别于人类其他活动之特点的澄清。

当心理学作为一门独立的学科脱离哲学之后,心理学家开始以一种科学的眼光审视游戏这一人类活动,并努力提出适用的操作性定义。正如美国心理学家谢弗(Charles E. Schaefer)所说的:"游戏就像爱情、快乐和其他心理学概念,比较容易辨识却不容易界定。"对于游戏这一"既熟悉又陌生"的活动,人们似乎找不到一种确切的说法去定义它。然而开展对游戏的研究,尤其是发展游戏治疗这一心理治疗方法,我们需要对游戏进行定义上的解释。对此,心理学家从不同的角度进行了许多的尝试。

1. 游戏是一种行为

不少学者尝试从游戏的行为特征这一角度定义游戏。他们将有关游戏的行为特征罗列出来,那些符合游戏行为特征的活动都可以被视为游戏。但在游戏行为特征的选择和罗列上一直没有达成共识,因为游戏具有的行为特征似乎可以出现在人类所有的相关活动中。正如神经心理学家所说:"任何事情都能用游戏的方式完成。"

2. 游戏是一种与生俱来的倾向

有学者认为,游戏是一种没有目的性的自发行为,是人与生俱来的一种活动倾向。具体来说,游戏是一种由内在引发的活动形式,这种活动形式重视过程甚于结果,并且不具有外在强制性的规则。总而言之,游戏就是一种不以生存或外在压力为驱力的自发行为。

3. 游戏是一种情境

起初,人们尝试根据游戏的行为特征来定义游戏,当这一尝试失败之后人们又尝试依据游戏发起的情境来定义游戏,即发现那些可能引起儿童游戏的情境特征,根据这些情境来定义游戏,只要适当情境出现就可预见游戏的出现。埃里克森认为,游戏是一种情境,在这种情境里,自我通过创造模范情境来处理经验,并且利用实验和计划来主导现实。

人们发现,当儿童知晓有熟悉的人和物存在,而且这些人和物能够引起儿童兴趣的时候,游戏可能会产生;此外,当情境中发生的人际关系可以让儿童感觉到安全和可控制的时候,游戏也可能产生。

除此之外,心理学家还从其他角度阐述游戏的定义。英国儿童心理学家洛温菲尔德(Margaret Lowenfeld)认为,可以从四个方面阐述儿童游戏:游戏是身体的活动,游戏是经验的重复,游戏是幻想的证明,游戏是为生活作准备。我国心理学家刘焜辉指出,游戏是形式上不严肃的、有乐趣的、非强迫性的、自发的、无宣传性学习目的的活动,它使游戏者无时间上的觉察感,全神贯注,无输赢负担,过程中让游戏者充满了主宰感。还有许多关于游戏的定义,在此我们就不一一阐述。对游戏的定义至今仍没有一个确切的定论,但可能正是游戏这样广泛而特殊的特征给心理治疗师提供了无限的空间去发展游戏治疗技术。

二、游戏治疗的定义

想要了解游戏治疗的定义,我们需要了解更加广泛的心理治疗的意义。根据沃尔贝格(Wolberg,1988)的观点,心理治疗是指治疗师与当事人先建立良好的关系,在这个良好关系的基础上,治疗师使用心理学的方法,帮助当事人实现成长和发展。由此可知,游戏治疗就是治疗师通过游戏与当事人建立良好的关系,并在此基础上使用与游戏有关的治疗方法以实现当事人的成长和发展的心理治疗技术。

我们首先需要区分"游戏"和"游戏治疗"这两个概念。许多人提出,游戏本身就具有治疗的效果,儿童在游戏过程中可以自然而然地得到治愈和发展。在此,我们需要强调游戏治疗与游戏的不同。不同于游戏,游戏治疗属于一种特殊的心理治疗手段,它以一定的心理学理论为基础,通过游戏的形式帮助问题儿童解决认知或行为上的问题,促进其健康发展。对此,我国学者邱学青作了简单的比较(见表1-2)。

表 1 - 2　游戏与游戏治疗的区别

	游　戏	游　戏　治　疗
儿童的地位	主动的	被动的
目的	享受过程、不追求目的	希望达到一定目的
情绪体验	充满快乐	释放情绪、放松
时间	自由的	有限制

除了比较游戏与游戏治疗的不同，我们还需要了解游戏治疗区别于传统心理治疗的特点。传统的心理治疗技术需要通过言语与治疗师沟通，需要当事人先将经历的消极事件、内心体验、情感矛盾等清楚地表达出来，使治疗师能够在充分掌握当事人信息的基础上，有针对性地制定治疗计划，最终实现治疗的目的。但对语言能力欠缺的儿童而言，传统心理治疗技术则无法准确地获得相关信息，制约了治疗效果，当儿童被迫将自己的认知转换为口语化的表达时，许多真实而有价值的信息都被扭曲了。事实上，儿童对其生活环境的概念化水平远远超过其语言发展水平，也就是说，儿童通过语言表达的世界远没有他们真实经历的世界那般复杂丰富。

传统心理治疗技术在儿童问题行为治疗中的局限无疑给心理工作者提出了一个具有挑战性的课题，那就是发展一种适用于儿童问题行为的心理治疗技术。经过许多的摸索和尝试，心理学家发现，游戏是儿童充分表达自我、情感、观点以及与外界互动的重要手段。福禄贝尔在《人的教育》(*The Education of Man*)一书中强调游戏的抽象成分，他指出不管何种性质的游戏，都有它意识和潜意识的目的，因此可以从中得知其意义。他同时强调，游戏是儿童自我表达的自然媒介，游戏使儿童有机会表达出自己内心最深处的想法和感受，以及他所处的世界(Froebel, 1903)。当游戏被视为儿童的自然沟通媒介时，它在儿童治疗中的效果才真正显示出来。因此，越来越多以游戏为主题的儿童治疗技术开始不断发展。不同于成人，儿童以游戏作为其思考和沟通的主要方式，以游戏为主题的治疗可以帮助治疗师与儿童建立良好的关系；通过游戏，治疗师能够掌握儿童的沟通方式和特点；儿童在游戏过程中的动作、表情可以使治疗师明白儿童这种非语义性交流隐藏的内容；最重要的是，治疗师可以通过游戏纠正儿童的不良行为，提升儿童情绪和行为的控制力，掌握社交技巧，完善人格。

专栏 1-1   玩具与儿童的自我表达

根据兰德雷斯(Garry L. Landreth)的分类,可以将有助于儿童自我表达的玩具及材料分为三大类。

1. 真实生活的玩具

家具完备的玩偶房、玩偶房中的家庭成员(妈妈、爸爸、男孩、女孩、奶奶、爷爷等),这些真实的玩具能让儿童直接表达情绪,因为它们能让儿童与他们表达的内容以及对象保持距离,当儿童把情绪发泄在它们身上时,会感觉轻松许多。当儿童把这些人物带进演出场景时,可直接将愤怒、恐惧、家庭的危机及冲突表现出来。

汽车、卡车、船和收银机对那些反抗性强、忧虑、害羞或退缩的儿童更重要,因为他们可以用非承诺的方式来玩这些玩具。收银机在儿童按键时会有数字出现,这让儿童很快就能获得一种控制感。汽车或卡车让儿童能有借口动来动去,并探索游戏场所,也能呈现出真实生活中发生的事情。一旦儿童准备好了,他们会挑选那些能够帮助他们将情绪更充分、更公开表达出来的游戏媒介。

2. 宣泄攻击行为的玩具

儿童往往会有强烈的压抑情绪,但又无法用语言描述或表达出来。结构性玩具及材料,如不倒翁拳击袋、玩具枪和塑料刀可以用来表达愤怒、敌意及挫折。攻击性强的儿童获准在充满包容气氛的游戏室中尽情发泄攻击情绪之后,便能够发展出较正面的、自我提升的情绪。

动物木偶为儿童提供了一种以不含威胁的方式探索他们接受不了的想法、情感和行为的途径。有一群各式各样的动物特别重要,因为儿童常把人的一些特征,如生气、沮丧、羞怯、恐惧、焦虑和忌妒等情感,攻击、退缩、哭喊或懒惰等行为赋予动物木偶。鳄鱼、鲨鱼、老虎、狮子等可以代表攻击,而兔子、老鼠和小羊羔可以代表胆怯。在攻击性儿童中,一只木偶老虎突然活过来了,口里吐出火来,将假想的敌人置于死地。通过赋予老虎攻击特征,儿童得到了发泄,并且不会带来恶果和罪恶感。同样,老鼠木偶常常胆怯害怕,蛇则是奸诈和令人害怕的,鲨鱼总是躲着伺机咬人，在认同鲨鱼的过程中，儿童会袭击真实生活中伤害和折磨他的人。一些中性木偶，如小狗、猪和鸡也是有帮助的，虽然它们不会引起一些特别的情感和需要，但由于中性木偶有自由的象征意义，因此儿童可以任意选择自己的情感需要并将其赋予到它们身上。

3. 表达创意和宣泄情绪的玩具

沙和水往往是最受儿童喜爱的非结构性游戏媒介，因为它们最适合表达儿童心里的感受。沙、水、土都是可以任意变化的游戏材料，随时可以让儿童改变物体的身份。这些游戏媒介对那些拥有羞怯或退缩问题的儿童尤其有帮助。

和玩沙、玩水一样，玩积木会让儿童获得心满意足的感觉，因为积木没有固定的玩法。积木可用来盖房子，可以拿来拿去，也可以搭起来再推倒，它可以使儿童体会建设及刹那间破坏的滋味。

对游戏治疗的定义可以说众说纷纭，但总体看来，游戏治疗的内涵正如游戏治疗协会（Association for Play Therapy）给出的定义："游戏治疗是一种通过理论模式的系统使用而建立起来的人际交往过程。在这期间，接受过训练的游戏心理治疗师使用游戏这种治疗方式帮助来访者，使他们获得成长和发展。"从这一定义中，我们可以看到游戏治疗的五个重要因素。

1. 游戏治疗建基于特定理论的系统模型

游戏治疗是建立在成熟的理论基础上的，由于治疗师的理论取向不同，因此发展出个人中心游戏治疗、认知行为游戏治疗、格式塔游戏治疗、心理动力游戏治疗等不同流派。依照这些理论的指导，有些游戏治疗理念重视治疗师与儿童在游戏过程中的互动，有些治疗理念则建议治疗师在儿童的游戏过程中保持安静，注意观察。

2. 游戏治疗是一种特殊的人际交往过程

在这一过程中，言语并不占主要地位，儿童通过游戏中的非语义性交流展示自我，与他人互动；治疗师则通过儿童在游戏中展示的特征，发现问题，并设计游戏，指导游戏，最终达到治疗的目的。在这里，治疗师需要掌握与儿童互动的原则和技巧,能够有效地融入儿童游戏并在游戏治疗中对儿童的认知、情感、行为等方面作出调整。

专栏1-2 与孩子相处的原则

(1) 我并不是什么都知道,因此,我不需要试图表现得好像什么都知道;

(2) 我需要被爱,因此,我要敞开心扉关爱孩子们;

(3) 我想要更多地接纳自己内心的"孩提成分",因此,我要怀着好奇与敬畏的心来允许孩子们照亮我的世界;

(4) 我对儿童期各种错综复杂的现象知之甚少,因此,我会让孩子们教我;

(5) 我自身的努力奋斗对我影响深远,也使我受益匪浅,因此,我要介入到孩子们的"努力奋斗"中去;

(6) 我有时需要获得慰藉,因此,我会给予孩子慰藉;

(7) 我希望自己的本性被他人完全接受,因此,我会努力体会和赞赏孩子的本性;

(8) 我会犯错误,错误是我存在形式的宣言——我是人类,是人类就可能犯错误,因此,我会容忍孩子们所犯的错误;

(9) 我通过主观情感的内化和表达来对我的客观世界产生影响,因此,我会放松对客观事件的把握并尝试进入到孩子的内心世界中;

(10) 作为能提供答案的权威人士的感觉很棒,因此,我会做足工作,让孩子们不依赖我,自己解答问题;

(11) 我在感到安全时会显得更加轻松自在,因此,我会与孩子们保持交流和互动;

(12) 我的生活只有我自己才能过,因此,我不会尝试去约束一个孩子的生活;

(13) 我从亲身经历中学到的东西最多,因此,我会尽量让孩子去自己经历更多的事情;

（14）我对人生的希望以及对生活的信念都来自我自己内心深处，因此，我会认可和肯定孩子的意志和个性；

（15）我无法赶走孩子内心的伤痛、恐惧、沮丧和失望，因此，我要尽量让孩子们免受伤害；

（16）当我脆弱的时候我会感到恐惧，因此，我在触碰孩子易受伤害的幼小心灵时会满怀着亲切与温柔。

3. 游戏治疗需要专业的游戏治疗人员开展

对治疗师能力的要求可以在一定程度上确保游戏治疗的效果。正如心理学家巴恩斯（Mary Barnes）所说，游戏治疗师的个性和人格特质是游戏治疗历程的关键性要素。一个有效能的游戏治疗师应该喜爱儿童，对他们仁慈且尊重；受过相关知识和技能的培训及认证；足够耐心和细心，能够注意到儿童在游戏过程中的微小动作；具有自我觉察的能力和不断成长的意愿。

4. 游戏治疗是围绕游戏开展的心理治疗

不同于任何其他形式的心理治疗，游戏治疗是以游戏为主题的治疗形式，治疗师需要在充分了解来访者个人信息后，有针对性地制定游戏、进行游戏以达到治疗的目的。

5. 游戏治疗的目的是帮助来访者，使他们获得成长和发展

和其他形式的心理治疗一样，游戏治疗的目的也是通过游戏这一特殊治疗方式实现对来访者问题行为的改善，从认知、情绪、行为和社交能力几个方面提升儿童。

第二节　游戏治疗的历史

纵观游戏治疗近百年发展的历史，可以发现游戏治疗大致经历了三个主要发展阶段：精神分析游戏治疗、结构式游戏治疗以及人本主义游戏治疗。其中，宣泄游戏治疗、关系游戏治疗、非指导性游戏治疗以及认知行为取向的游戏治疗都取得了不小的成果。当前游戏治疗正朝着亲子游戏治疗的方向发展,并在成人领域开始发展。

一、精神分析游戏治疗

如果追溯游戏治疗的历史,弗洛伊德可能是第一个将儿童心理治疗与游戏相结合的人。弗洛伊德在其多年治疗成年患者的过程中积累经验并创立了精神分析理论,这是一种以语言为主要沟通工具的谈话治疗。1908年,弗洛伊德发表文章强调从儿童的游戏中可以看出儿童在想象活动中付出了许多情感与精力,在游戏中描绘出自己的世界。在对小汉斯恐惧反应的治疗过程中,弗洛伊德通过小汉斯的父亲描述小汉斯在游戏过程中展示的特征,给出了相应的诊断和治疗建议。虽然小汉斯的个案成功了,但是弗洛伊德发现在治疗小汉斯的恐惧反应时,精神分析的治疗方法存在很多的局限性。其中,最大的局限就在于与小汉斯的沟通问题,弗洛伊德发现以语言为中介的沟通方式并不能充分地帮助他和小汉斯进行交流,因此他进行了一些通过游戏与儿童沟通交流的思考和尝试。

虽然弗洛伊德本人并没有直接提出游戏治疗可作为一种独立的儿童心理治疗技术,但可以说,真正具有心理学意义的游戏治疗起源于精神分析学派。正如精神病学家坎纳(Leo Kanner)所言,游戏治疗的发展起源于精神分析学派将其理论运用于儿童身上的尝试。在这之后,弗洛伊德开始系统整理如何利用游戏进行儿童心理分析治疗,从此奠定了游戏治疗发展的基础。

继弗洛伊德之后,精神分析学派的胡格-赫尔穆特(Hermine Hug-Hellmuth)成为第一位直接使用游戏这一特殊方法来治疗儿童的人。她通过观察并参与儿童的游戏,认为治疗师可以根据儿童游戏呈现的内容了解儿童内在的冲突,并在分析的过程中探索儿童的人格结构。

此后,普法伊费尔(Sigmund Pfeifer)、克莱因(Melanie Klein)和安娜·弗洛伊德(Anna Freud)等精神分析学者都在游戏治疗这一领域不断探索,不仅使儿童精神分析作为一门独立的学科得以创建,而且使游戏治疗的理论得以系统化的完善和发展。

专栏 1-3 胡格-赫尔穆特的游戏治疗程序

游戏治疗的主要目的在于,打破沉默从而与儿童建立接触的游戏介入。她设定的程序是这样的:

第一步,由分析者确定游戏的主题,即分析者在治疗中编造游戏和故事,以激起儿童的兴趣并作出反应。

第二步,以游戏的方式与儿童的潜意识交流。她认为,游戏的功能在于揭示儿童的潜意识并引起儿童的反应。

第三步,小心地避免任何解释。她认为,儿童分析的结果应该使潜意识的内容成为前意识的内容,而达到这一目的不需要言语解释,只要用象征性的行为来表达就足够了。

二、结构式游戏治疗

继精神分析学派之后,20 世纪 30 年代,以莱维(David Levy)、所罗门(Joseph C. Solomon)和汉比奇(Gove Hambidge)为代表的结构式游戏治疗(structured play therapy)发展起来。它以心理动力的个案概念化为基础,结合结构化和目标导向的活动与儿童互动,并认为游戏具有宣泄的功能。在治疗师的角色定位上,结构式游戏治疗主张治疗师需要在治疗焦点和目标上扮演主动的角色。

基于弗洛伊德的理论,莱维 1938 年创立发泄治疗(release therapy)。这一游戏治疗技术针对 10 岁以下且有创伤经历的儿童设计。他认为,儿童会通过适当的情境和玩具宣泄内心消极力量,从而解决问题。在这一过程中,治疗师既不指导儿童游戏的方式,也不解释儿童的游戏,只是提供适当的游戏环境和玩具。

莱维的发泄式游戏治疗有三种模式:(1)通过丢掷东西或戳破气球发泄攻击行为。(2)在预设的标准化情境中发泄情感,如将婴儿放在母亲胸前以激起手足竞争的情绪。(3)创造一个游戏情境让儿童再次经历生命中某些特定的压力体验,借此发泄情绪。

同样受到弗洛伊德理论的启发,针对那些具有冲动和外显行为问题的儿童,所罗门提出并发展了活动式游戏治疗(active play therapy)。所罗门认为,儿童可以通过游戏充分表达其负面情绪、不恰当的冲动和外显问题,而且不会遭到预期的批评或反馈,这样,儿童的行为就会发生改变,朝着适应社会和宜人的方向发展。

汉比奇发展了莱维的观点,在游戏治疗中加入了更多的指导性。他认为,治疗师通过游戏与儿童建立信任关系后,可以帮助儿童创设有特定意义的、与其压力经验或生活相关的情境,通过情境的再现,儿童可以充分发泄负面情绪,在这之后,治疗师可以帮助儿童处理与创伤有关的体验。

三、人本主义游戏治疗

不同于结构式游戏治疗,一种强调治疗师允许儿童从事没有任何限制的游戏的理论慢慢兴起,这就是非结构式游戏治疗。20 世纪 40 年代,以兰克(Otto Rank)为代表的心理学家认为治疗师与儿童之间的关系才是游戏治疗效果的决定性因素,并提出关系游戏治疗(relationship play therapy)这一理念。

被誉为当代许多游戏治疗学派之主要理论架构者与技术者的莫斯塔卡斯(Clark Moustakas),更是强调游戏治疗应以安全的治疗关系为基础。他认为,成长是一种互动的过程,治疗师必须在整个过程中保证自己与儿童的共同成长。治疗师必须表现出无条件接纳,相信儿童有能力自我发展,不需要受到指导和干预。

在此之后,人本主义心理学家阿克斯兰(Virginia Axline)结合罗杰斯(Carl Rogers)针对成人的当事人中心的治疗技术以及关系游戏治疗的理念,发展出非指导的当事人中心游戏治疗(nondirective client-centered play therapy)。她更加重视在游戏过程中儿童与治疗师的关系,认为治疗师只需要为儿童提供安全的游戏环境及玩具,并与儿童建立安全的关系,这样,儿童自然会朝着积极的方向成长。她认为,游戏治疗效果的好坏取决于治疗师与儿童关系的好坏,而不是特定的治疗技术的结果。

自阿克斯兰开始,人本主义心理学家对游戏治疗开展了更加深入的研究,其中兰德雷斯(Garry Landreth)提出儿童中心游戏治疗(child-centered play therapy);格尔尼夫妇(Guerney & Guerney,1964)提出亲子游戏治疗

(filial therapy)，旨在培训家长游戏治疗的理论与技巧，培训他们在固定的时间里，结合特定的玩具，在家中为自己的孩子进行游戏治疗。

游戏治疗经过精神分析学派、结构式游戏治疗理论以及人本主义学派的发展，已经成为一种多元、多方法、多角度的儿童心理治疗技术。当代游戏治疗领域出现三大趋势：第一，整合的趋势，即倾向于将不同游戏治疗理论与方法相结合，形成合力；第二，治疗程序与形式的不断改进，伴随着理论的发展和在实践应用中的反馈，游戏治疗的理论及模型也在自我完善；第三，适用人群与范围不断扩展，除了作为游戏治疗最初对象的儿童外，游戏治疗在各年龄段的群体中都得以应用。

第三节　游戏治疗的功能

游戏治疗虽然是一种特殊的心理治疗技术，但同所有心理治疗方法的目标一样，游戏治疗的目的就是通过建立安全的环境发现来访者的心理问题，然后通过合理有效的方法帮助来访者最终实现心理的康复和发展。有研究者(Ray, Bratton, Rhine, & Jones, 2001)分析了已有的94项关于游戏治疗的研究，发现游戏治疗几乎对所有儿童都具有积极的治疗效果，无论儿童的文化水平、年龄、个性、性别如何，以及是否参加其他的心理治疗活动。由此可见，游戏治疗对儿童问题行为的改善以及心理健康的发展具有重要作用。

一、生理功能

游戏对儿童生理发展的作用我们在前面已有所阐述，在游戏治疗中，治疗师为儿童设计具有针对性的游戏，帮助儿童实现生理的发展，如针对身体平衡能力较差的儿童而设计的身体统合训练。治疗师基于儿童神经发展的需要，引导儿童对感觉刺激作出适当反应，包括儿童对重力、运动的感知，以及对各类刺激的全身运动，其目的不在于增强运动技能，而是改善大脑处理外界刺激与自身反应的能力，其实质就是通过游戏活动提升儿童的生理功能。

具体来说,游戏治疗可以在以下两个方面影响儿童生理功能的发展。

（一）大脑发展

发展心理学家指出,人类大脑的发展存在两个加速期,其中第一个加速期是在儿童以游戏为主要活动的5～7岁之间,在此期间,儿童大脑的脑重接近成人,大脑的皮层结构也发生了重大变化,幼儿神经纤维继续增长,神经纤维髓鞘化也快速发展,大脑额叶面积增长速度明显加快。

游戏治疗为儿童提供了充满刺激的空间,在这里,儿童不仅可以体验积极充分的外部刺激,而且能够尽情地发挥想象力,创造和进行游戏,为大脑的发展提供积极反馈。积极的游戏环境有助于儿童自身大脑发展加速的趋势,最终保证了儿童大脑的健康发展。由此可见,游戏对儿童大脑的发展起着重要的作用。

（二）身体发育

儿童处于生理发展的重要阶段,在这个阶段,不仅儿童的大脑得到快速发展,儿童的身体也在不断发育成熟。游戏治疗对于儿童手臂、腿部等大肌肉群都具有良好的训练效果,通过抓、举、跑、跳、攀、爬等动作,儿童可以强化自己的身体素质。同时,在游戏治疗中,儿童通过各种动作训练了自己的身体平衡能力和运动协调能力。

研究证明,经过充分游戏训练的儿童,在生理发展的各项指标上都要优于那些没有经过训练的儿童。由此可见,游戏治疗对儿童身体发育和成熟具有巨大的促进作用。

二、个人内在功能

（一）游戏治疗有益于儿童的认知发展

1. 自我意识

在游戏治疗过程中,通过扮演不同的角色,儿童对"我"的概念更加清楚,其自我概念得到发展。通过与治疗师或其他游戏成员的交流互动,儿童对自己的描述不再局限于身体特征、年龄、性别、喜爱的活动等,还会涉及内部心境、个人评价等内容。除自我概念之外,儿童可以通过游戏治疗中的规则标准发展自我评价能力,根据治疗师的反馈体验自我情绪,发展自控能力。

2. 认知能力

有研究指出,智力或认知能力的发展与游戏建构的知识有明显的关联,智商(IQ)与假装游戏、建构游戏之间存在明显的正相关。在游戏治疗中,治疗师可以通过游戏训练儿童的认知能力,如通过象征游戏提升儿童的象征思考能力,通过规则游戏训练儿童对规则的理解能力和自我约束能力。儿童需要在游戏治疗中记住游戏规则、游戏参与者和自身的游戏经验,治疗师也可以设计相关游戏发展儿童的记忆能力,尤其是儿童的意义识记和词语记忆能力。

通过游戏治疗,儿童还可以提升自己的思维能力。由于儿童处于由具体思维向抽象思维的转折期,在此阶段进行有关抽象思维的训练,对儿童思维能力的发展有重要的意义。在游戏治疗中,治疗师可设定有关抽象思维能力的情境,如与一般概念、词意理解和判断有关的环节以训练儿童的思维能力。

(二)游戏治疗可以帮助儿童实现心理净化

所谓净化,就是压抑情感的宣泄。在游戏治疗中,治疗师在与儿童建立信任和亲密关系之后,觉察出儿童在游戏过程中表现出来的非语义信息。在这些信息中,儿童可能表达出生活中经历过的痛苦与挣扎。针对儿童隐藏的痛苦、挣扎,治疗师可以有针对性地设计游戏,给儿童提供安全的游戏环境,儿童通过游戏发泄消极的情感,获得慰藉,实现净化。

儿童有追求保护、成就、亲密感的需求,也有竞争、攻击、保护自己的欲望。如果这些需求在日常生活中得不到满足,就容易导致儿童心理上的障碍。在游戏治疗中,治疗师可以设计适当的场景使儿童在没有焦虑的前提下满足自己的需求和释放压抑的情感,使内心积蓄的能量得以抒发。如玩偶、水、沙子、积木等都可以作为儿童游戏的材料以创造与其消极情感相关的游戏场景,借以释放和缓解生活中的压力或消极情感。当然,也有学者认为净化的含义应该是洞察或新的学习,即儿童与成人患者把过去的经验或语言表现在游戏中时,知觉到新的关系。总体来说,在游戏治疗中,儿童回想并表现过去被压抑的痛苦经验,将其重现使情感得到宣泄,最终使得儿童退化、防卫或逃避的防御机制逐渐消退。

(三)游戏治疗可以帮助儿童完善人格

同成人一样,儿童也有满足自我、实现自我的需求。在现实生活中,受到各种约束和限制,儿童缺乏足够安全的空间以展示最真实的自我。在游戏治疗中,儿童则可以在游戏情境中发现自我,展示自我,调整自我,最终接纳自我。这对儿童在成长过程中建立自信有重要的意义。埃里克森认为,在充满象征意味的游戏中,儿童会重建这些冲突,并借此来化解冲突,实现自我的发展。

儿童通过游戏将游戏情境与自己以往的经验联系起来,每一次游戏都是在修正儿童关于自身人格以及自己与外界关系的认知。通过游戏,儿童更加准确、合理地认知自我,化解内在的问题冲突,实现人格的发展和完善。

三、人际功能

游戏治疗过程也是一种人际交往过程,在这个过程中充满了各种假想的环境与假设的角色。在这样一种可以使儿童充分表达自我的环境中,参与游戏治疗的儿童会展示自己的社交行为特征、沟通方式、语言表情等非语义性特征。这些特征给治疗师提供了充足的材料去分析儿童的社交行为,发现其中存在的问题,并有针对性地帮助儿童提升人际交往能力。游戏是一件相当严肃的事情,儿童可以从与周围环境的互动中建立自信心,有勇气与人交流。在游戏治疗中,儿童体验到的人际交往模式是轻松的、自由自在的,不用考虑后果和标准的人际交往方式。因此,在这样的交流过程中,儿童体验到了足够安全和自如的人际关系。将游戏治疗中成功的人际交往体验应用于日常生活中,这对儿童与他人的交往意义重大。同时,儿童可以通过游戏治疗观察他人的人际交往方式,进行思考和对比,同化或顺应他人的方式方法,最终提升自己的人际交往能力。

具体而言,游戏治疗可以改善儿童以下三方面的人际交往。

(一)与父母的交往

在游戏治疗中,儿童会在不经意间展露他们与父母的互动方式,例如在过家家中扮演爸爸和妈妈的角色就是在重现亲子互动的方式。治疗师可以根据儿童展示的内容发现存在的问题并制订治疗计划,帮助儿童建立正确的方法观。

(二)与伙伴的交往

不少游戏治疗是以团体形式进行的。不同于治疗师与儿童之间的游戏治疗模式,团体游戏治疗给儿童提供更多有关人际交往的参照物,组员相互观察、相互学习、解决冲突,这些都对儿童社交能力的发展具有重要作用。儿童通过游戏获得反馈并修正自己的行为,从而改善自己与游戏伙伴交往的方式。

(三) 与其他人的交往

游戏治疗师可以通过游戏治疗教给儿童适当的人际交往模式,以帮助儿童与游戏外的人群建立正常的社交关系。

四、社会文化功能

我们所有的行为都受到所处社会文化的影响,这种潜移默化的影响塑造着我们的行为模式,也决定我们是否可以融入社会和受到他人的接纳。不仅成人活动受到社会文化的影响制约,儿童进行的游戏也处于社会文化的影响之下。桑代克认为,儿童游戏受到社会文化和教育要求的影响,各种特定的文化对不同的行为给予不同的奖励或抑制,这样的差异也反映在儿童的游戏当中。不难看到,儿童游戏的规则往往反映了文化的道德要求,游戏中的角色分工也反映着社会分工的特征。儿童在进行游戏时,也在展示自己对社会文化的领悟和接受程度。当儿童正确领悟社会文化并展示出与之相符的行为特征时,其他的游戏参与者会对此给予肯定;而当儿童没能掌握社会文化或其行为表现与社会文化不一致时,往往会受到其他游戏参与者的指责或消极反馈。

游戏治疗的一大功能就在于帮助儿童更加准确地掌握所处环境的社会文化特征,更好地实现儿童的社会化发展,提升儿童的社会认可度和社会支持度。游戏治疗师可以设置特定的游戏情境来引发儿童的非社会化行为,然后运用特定的游戏治疗方法帮助儿童修正问题行为,调整相关的社会文化认知内容,从而实现儿童的社会化发展。

本 章 小 结

游戏治疗作为一种特殊而有效的儿童心理治疗方法,并不是单纯地将针对成人的治疗方法"儿童化",而是一种以游戏为媒介展开的特殊的治疗方式。游戏治疗经历了发生、发展、成熟的阶段。可以说,游戏治疗已然成为儿童心理治疗中不可或缺的一项技术。

千百年来,人们对游戏的认识不断成熟,游戏对儿童身心发展的重要性也越来越被人们知晓。当针对成人的心理治疗技术不适用于儿童时,充满智慧的心理学家开始借助游戏解决这一难题,他们认为心理治疗师可以通过游戏与儿童互动交流,解决儿童人格或行为上的问题,帮助儿童实现人格的健康发展。事实证明,游戏治疗可以促进儿童生理的发展,获得效能感与控制感,实现认知上的顿悟,释放消极情绪和被压抑的冲动,在同化和顺应的过程中重建认知,提升人际交往能力,增强社会支持,更好地接受和领悟社会文化。

游戏治疗经历了精神分析游戏治疗、结构式游戏治疗以及人本主义游戏治疗等不同方向和角度的发展,已形成多学派、多方向、多方法的心理治疗技术。如今,游戏治疗正朝着综合运用和使用范围扩大化的方向发展。相信在不久的将来,游戏治疗会成为更加成熟、有效的心理治疗技术。

推荐阅读

邱学青.(2007).*边缘儿童游戏治疗的生态学取向研究*.南京师范大学博士学位论文.

周念丽.(2011).*特殊儿童的游戏治疗*.北京:北京大学出版社.

Drewes, A. A. (2009). *Blending play therapy with cognitive behavioral therapy: Evidence-based and other effective treatments and techniques*. John Wiley & Sons.

第二章　动力学取向的
游戏治疗

本章导引

1. 儿童治疗与成人治疗有什么区别？
2. 游戏对儿童的意义是什么？
3. 心理动力学游戏治疗又是如何进行的？

第一节　心理动力学理论概述

动力学取向的游戏治疗理论认为，心理活动是一种类似于能量释放的过程，具有流动特性。治疗聚焦于对来访者的潜意识心理过程进行分析，因为个体常常由无法意识到的因素决定或者影响自己的情感和行为。探讨这些潜意识因素如何影响来访者的情感、人际关系、行为模式和心理状态，并通过对来访者生活历史的探索，了解来访者如何经历既往的人生而发展变化，可以帮助他们更好地应对当前的生活。

一、动力学派儿童游戏治疗理论

儿童的治疗不同于成人的治疗，儿童不能表达和理解内驱力与现实的冲突，虽然他们同样会因这样的困境而感到焦虑和痛苦，即使这种焦虑和痛苦他们并不一定意识到，但正是这种焦虑和痛苦的存在使他们的发展偏离了正常的"发展线"（Freud，A.，1965）。几乎所有动力学取向的游戏治疗都以儿童的这一特性为出发点（郗浩丽，2009）。

（一）最早的游戏治疗理论

最早的儿童游戏理论是弗洛伊德的结构理论,他认为心理分析的目标就是要"移除抗拒"。早年经验对成人来说已经"历久",因而更容易通过自由联想等手段使之从潜意识层面浮现上来。对孩子来说,这些经验却是"弥新",这使得孩子更抗拒通过言语等方式直接再现这些情境。同时,对孩子来说,治疗师是一个陌生人,治疗过程也是一个完全陌生的情境。"孩子不是小大人,他们处于理性的休眠期",他们并没有疾病的意识,也没有求助和被治疗的意愿。对小汉斯进行治疗时,弗洛伊德通过分析小汉斯的父亲记录的游戏内容来指导治疗,因为他发现沟通是一个很大的问题。对小汉斯的治疗是成功的,这也为精神分析学派儿童游戏治疗的后继者提供了信心。

同时,弗洛伊德提出了自己对游戏治疗的看法。他认为,过去的游戏理论都力图发现引起儿童游戏的动机,但是它们都没有把在游戏过程中产生的愉悦感放在突出的地位。驱使儿童游戏的,不是别的,正是唯乐原则,体现在儿童的游戏中,就是游戏满足了儿童的愿望,通过重复消除不愉快的紧张状态从而掌握创伤事件,并使受压抑的敌意冲动得到发泄(刘焱,1988)。在生命初期,婴儿是受本我支配的,随着年龄的增长和心理能力的发展,自我和超我也逐渐建立和发展。在发展过程中,自我形成的调节和平衡本我与超我之间矛盾冲突的机制,在某种程度上是在游戏中获得的。游戏在一定程度上是与现实脱离的,因此游戏允许自我自由地、不受压抑地调节本我和超我的要求,消除两者之间的冲突。游戏使幼儿无拘无束地表现受压抑的原始冲动和欲求,为幼儿提供了可供自己支配的自由天地。

继弗洛伊德之后第一个将游戏治疗技术应用于儿童的是胡格-赫尔穆特,她借由玩具与儿童沟通,并以玩具为媒介深入了解儿童内心的想法。胡格-赫尔穆特认为,游戏可被儿童理解,儿童的反应是由游戏的潜在内容以及儿童自己的潜意识欲望激起的,因此游戏主要用于揭示儿童的潜意识。虽然胡格-赫尔穆特并没有形成系统的理论及治疗技术,但她对游戏治疗的理解和应用在不同程度上得到了继承和发展。

（二）动力学派游戏治疗理论的确立

克莱因和安娜·弗洛伊德是游戏治疗系统化和理论化的推动者,也是儿童精神分析的直接创立者。不同的是,安娜·弗洛伊德更强调游戏沟通的功能。她不认为游戏本身具有治疗的效果，游戏能够帮助治疗师与儿童建立正向情感联结，以便治疗师进入儿童的内心世界。她曾经为了和一个儿童建立良好的治疗关系，亲自为这个儿童的洋娃娃织了一件漂亮的毛衣。她提出，游戏可以帮助儿童进行自由联想和梦的解析（梁培勇，2003）。她利用游戏替代了成人的自由联想。她还认为儿童做白日梦的机会比较多，因而鼓励儿童在游戏中把曾经做过的白日梦演示出来，或者报告自己的白日梦，以此替代成人的梦的解析。

与安娜·弗洛伊德游戏治疗不同，克莱因不仅把游戏用于分析治疗的全过程，而且特别强调对游戏中表现出的焦虑的解释，使儿童认识到自己对特定对象的投射和认同，认识到自己焦虑的来源（王国芳，2000）。

克莱因认为，游戏是儿童表达和了解其潜意识幻想，探索和把握外部世界的方式，因此游戏可以成为治疗师探索和分析儿童焦虑的手段（郗浩丽，2010）。她认为，游戏就是儿童的语言，儿童的游戏等同于成人的自由联想，治疗师通过观察和解释儿童游戏的象征性内容，就可以接近儿童的深层潜意识，使潜意识提升到意识层面从而得到修正并最终促进自我成长。

（三）游戏治疗理论的发展

除了安娜·弗洛伊德和克莱因之外，有学者从弗洛伊德的理论出发，认为儿童出现问题是因为积累的能量太多，只要想办法让能量消失，问题也就解决了，因而莱维提出了发泄治疗的概念。以此为基础，汉比奇提出了结构式游戏治疗，他主张通过游戏，治疗师再现引起儿童焦虑的情境，并通过演绎实现问题解决。同时，也有学者强调儿童自主游戏的重要性，认为游戏并不需要设计，与儿童建立良好关系后，游戏会自发地进行，这被称为"被动式游戏治疗"。兰克的治疗理念又为罗杰斯的非指导性治疗打下了基础。非指导性治疗也就是后来的当事人中心疗法，我们将在后面的章节中对此进行讲述。

除了非指导性游戏治疗之外，游戏理论后续发展的典型例子当属辛格（Jerome Singer）于1973年提出的建构认知情绪游戏理论（钱愿秋，2013）。此理论不仅吸收了精神分析学派的思想，而且结合了认知学派的游戏理论。辛格的观点是，游戏特别是想象游戏对儿童发展具有正面及实质性的意义，在他看来情绪与认知是息息相关的。辛格认为，游戏能帮助幼儿不断调节来自外部世界以及大脑内部的刺激速率,可以增强刺激的流通,因为游戏能使儿童获得愉快的情绪体验。他还提出,导致游戏的个体差异的变量之一是幻想、假装能力。幻想、假装能力较强的儿童会展现较高层次的想象力、积极情绪,他们社会互动良好,在自由活动中有较高程度的合作。另外,高度幻想与冲动控制及延迟满足能力有关,因此我们有必要促进儿童的想象游戏。

二、动力学派游戏治疗技术

(一)解释与移情

安娜·弗洛伊德和克莱因确立了在儿童分析中把游戏治疗作为取代自由联想的一种心理治疗技术。她们相信游戏是儿童自我表达的最佳媒介(王晓萍,2010)。儿童的游戏类似于成人的自由联想,它以象征性行为的方式表达了儿童的潜意识思想和欲望。尽管安娜·弗洛伊德侧重于解释儿童的幻想和白日梦,克莱因侧重于解释儿童的移情,但共同的一点是她们都依赖解释,相信移情的作用。在对儿童的分析中,尽管儿童对分析者的移情不同于成人,但这种移情关系依然是推进治疗的关键因素(刘焱,1988)。有人曾质疑克莱因的理论,而她本人在文章中用案例说明了解释的效果。一个两岁多的小女孩害怕动物,与母亲的关系也越来越糟糕,并伴有焦虑和夜悸的症状。与克莱因第一次见面时,小女孩一句话都不说,表现得很不合作。小女孩让克莱因带她去花园散步,克莱因在路上对小女孩说:"我很像你妈妈对不对?"结果小女孩改变了对克莱因的态度,开始与她说话。克莱因对小女孩这种行为的解释是,她不喜欢待在室内,这会让她产生害怕的感觉。小女孩担心晚上自己一个人在家时会有坏女人来欺负她,她把克莱因与这种担心联想在一起,因而也会害怕克莱因。在回到游戏室后,小女孩不断重复同样的动作。克莱因解释这是因为她内心感到焦虑,随后小女孩停止了这些动作,在游戏中表现出更丰富的内容。

(二)发泄

根据弗洛伊德的理论,儿童之所以产生问题行为,是因为他们内心有一种动力和能量,这种动力和能量由于社会规范、道德良心而受到压抑。当能量积累到一定限度时,个体便开始出现情绪问题,而当个体通过行为将情绪问题表现出来时，能量便会消失，情绪问题随之得到解决。

安娜·弗洛伊德发现并应用游戏的情感发泄效果。随后，在 20 世纪 30 年代，莱维提出发泄游戏治疗，主张通过设定场景和选定玩具来重新激起儿童焦虑反应的经验，以便儿童发泄痛苦及紧张的情绪（吴传珍，2007）。莱维认为，游戏之所以具有治疗的功能，是因为在游戏过程中儿童可以释放累积起来的能量。因此，治疗师不必探索儿童的潜意识，不需要了解能量是由什么造成的，只需在面对儿童的问题行为时想办法消除儿童累积的能量，便可矫治儿童的问题行为。

在游戏治疗过程中，治疗师为幼儿创设游戏的环境，让幼儿去做自己想做的任何事情，幼儿可以不遵守游戏规则，一个人自由地玩；治疗师也可以安排别人和他一起玩，甚至与他争夺玩具，这对于展现幼儿在人际交往方面的问题是必要的（梁培勇，2003）。也就是说，游戏活动的目的在于创设一种情境，让幼儿在这种情境中尽情地发泄内心各种受到压抑的情绪，满足自己的各种欲望，同时将心理问题表现出来。幼儿在游戏治疗过程中的所作所为常常是幼儿生活的客观环境不允许的，在现实生活中被压抑的、不能得到满足的欲望和需要得到了补偿，于是幼儿减少了焦虑和抑郁，发展了自我力量，从而能较好地适应现实环境。在游戏治疗中，治疗师观察幼儿在游戏中的行为表现，有时也引导幼儿运用某些玩具，根据幼儿在游戏中表现出的潜在的体验，有针对性地对幼儿进行解释和说服。在治疗过程中，幼儿潜意识的体验变成有意识的体验，提高了自知力，逐步实现了自我控制，从而消除了问题行为和心理障碍的各种症状。

有学者提出了被动型治疗，他们认为上述做法的局限性在于从成人的角度去揣测儿童的想法，无法确定揣测的准确性，因此治疗师应该是被动的，没有必要设计特定的游戏，只需为儿童提供游戏场所和材料，让儿童在游戏中自由表达，自然地宣泄和抒发情绪。最典型的一个例子是，有一个 4 岁的女孩，喜怒无常，行为退缩。她在一次游戏过程中从一堆玩偶中挑出了 5 个，将其中的 4 个排成一行，分别代表爸爸、妈妈，还有 2 个弟弟，又指着那个没有排在其中的玩偶说这是她自己。治疗师问："为什么你不和家人在一起呢？"女孩开始哭，然后把代表爸爸、妈妈的玩偶使劲地往墙上摔，说："因为他们只喜欢男孩，他们不喜欢我，他们不想要我！"

游戏使幼儿的问题暴露出来,他们可以不用害怕受到惩罚而淋漓尽致地发泄自己的情绪。当幼儿被压抑在潜意识中的本能冲动,特别是遭受过的挫折或创伤浮现在意识中时,通过适当的途径发泄与这些挫折或创伤有关的积郁,并辅以适当的解释和说服,就能取得良好的治疗效果。

(三)自由游戏和绘画

精神分析客体关系学派的领军人物温尼科特(Donald Winnicott)认为,游戏像梦一样,具有自我暴露的功能。通过游戏,自我可以被发现。游戏具有一些共同的特质:游戏能促进成长和健康,游戏能引导儿童进入群体关系,游戏能成为心理治疗中的一种交流形式(郗浩丽,2006)。温尼科特认为,如果儿童在游戏中可以自由地表达原始的攻击性,而不需要担心受到报复,那么这种游戏本身就具有治疗作用。他曾举过一个例子(Winnicott,1971),一个一岁多的小女孩每天痉挛发作四次到五次,整天哭闹。在一次会面中,小女孩坐在温尼科特的膝盖上,偷偷地咬他的指关节。几天后她又使劲地多次咬他的指关节。之后几次咨询也都如此。她开始喜欢游戏。过了一阵子,她开始摸自己的脚趾头,于是温尼科特把她的鞋袜都脱了,小女孩带着极大的满足反复探索。后来她的母亲说,她不再痉挛了,夜间睡得也很好。

温尼科特还发展出一种独特的游戏治疗形式——"潦草画线游戏"。这种互动式涂鸦游戏不仅是一套与儿童建立关系以及沟通的独特模式,而且给儿童提供了鲜活生动的情境,让他们沉浸其中,探索自己(郗浩丽,2008)。温尼科特曾描述过潦草画线游戏的使用过程:"首先我拿起一张纸,把它撕成两半,给人一种印象,我们做的不是非常重要的事,然后我开始解释。我说:'这个游戏没有规则,我只是拿着铅笔这样做。'我可能随便画条线。我继续解释说:'如果它像什么东西或者你能把它变成什么东西,你就告诉我或者画出来,然后你也做同样的事情,看看我能不能把你画的东西变成什么。'"儿童逐渐依据画线的内容表现出自己的人格以及关注的东西,慢慢地,这些画的含义变得越来越丰富,儿童感到它们是有意义交流的一部分。

(四)互说故事

除此之外,还应该提到由加德纳(Richard A. Gardner)发展出来的互说故事(mutual storytelling)。在游戏过程中,儿童非常喜欢给治疗师讲故事,也喜欢听治疗师讲故事。如果在故事中加入治疗师想要传达给儿童的信息,那么比较能确定的是儿童确实接收到了这些信息。讲故事与潜意识相结合,发展出的就是互说故事的治疗技术。后来的一些音乐治疗以及绘画治疗都与之有很多相似之处。

第二节　临床案例介绍

一、个案问题及背景资料

小刚是一名小学二年级学生。他内向,不爱说话,只有对比较熟悉的人才会开口讲话。经常对大人的指示毫无反应,喜欢独处,经常神神秘秘的。平时性格比较倔强,只要是自己想做的事情,就一定要做到,如果要求得不到满足就会大吵大闹,很容易愤怒。在学校里遇到不顺心的事,常常对家人发脾气,比较暴躁,会大喊大叫,声音特别大,有时候会乱扔家里的东西。怕黑,晚上不敢一个人睡觉,需要跟父母睡,即使不跟父母睡,父母的房间也得是开着门的,让他能听见声音。

小刚的老师说他是个很孤僻的孩子,学校的功课完成得不好,不爱搭理别人,常常一个人生闷气。喜欢一个人玩,不喜欢和其他小朋友一起玩,基本上没有朋友,经常被人欺负,有时候存在过激的攻击行为,但最后常常伤害到自己。上课注意力很不集中,有时候会突然跑出教室。

第一次见面是小刚的父母带他来的,就如之前所说,小刚确实非常内向。在我与他的父母会谈的40分钟内,他没有开口说一句话,即使我们是在聊他过去以及现在的情况。小刚的父亲也是一个比较沉默的人,话很少。他工作比较忙,回家很少与孩子沟通。因此,小刚的母亲承担了大部分照料小刚的任务。小刚看上去跟母亲关系比较好,比较依赖母亲,他时不时会去拉母亲的手或衣服,当不能如愿的时候显得有些急躁。有趣的是,当谈到在小刚的教育过程中,他逐渐表现得不服管教、行为恶劣的时候,小刚的父亲也露出了愤愤不平的表情。小刚小时候身体状况不是很好,时常感冒发烧,是儿科医院的常客。因此,在运动锻炼、营养伙食上,小刚的父母费了不少心思。现在小刚不经常生病了,但还是比较瘦弱。小刚明显表现出孤僻和人际交往方面的问题是在刚进小学的时候。母亲说,他们当时只是觉得可能小刚还不太适应学校生活,而且小刚从小时候起就一直是个比较安静、内向的孩子,所以他们也没有太在意。但是,一年多过去了,情况愈演愈烈。在整个会谈中我发现,小刚的父母并不善于鼓励孩子,同时母亲在家庭中似乎比较强势。之后我表示,希望小刚的父母能在家配合我,支持小刚的治疗工作,并积极与学校进行联络和沟通。

二、理论架构

从获得的信息来看,小刚的成长环境并不是一个温和的、充满亲密照顾的环境,父亲沉默寡言,而母亲又太过强势。小刚被细心照顾的需求可能在很长时间内被忽视了,母亲几乎主宰了他的一切事情,同时小时候经常生病的经历进一步削弱了小刚的自我控制感,这种脆弱的和被支配的感觉可能导致他的内向。恋母情结也可能是导致小刚拥有与父亲类似的沉默的原因,此外,缺乏与父亲的沟通致使小刚很难形成良好的客体关系。对父亲的排斥可能就是因为不理解父亲。小刚很可能在进入学校后体会到,这种沉默状态在建立人际关系时存在的缺陷,社会交往的挫折与阉割焦虑的冲突积累起来的能量无处发泄,从而造成突发的人际冲突。小刚的心理能量不足,对世界充满不安全感,当积累的能量足以支持其向外表露时,自身的控制能力就失去了对这股能量的驾驭,从而导致问题的产生。

三、游戏治疗过程

在最初的治疗过程中,我试图与小刚建立起良好的治疗关系。只有当他在治疗室自如地表露自我时,治疗才能开始。因此,小刚需要一个非常安全的,并且能够使他充分发挥控制力的环境。一改以往被主宰的地位,现在他需要做一个主宰者。第一次会谈时,他很依恋母亲,不愿意与我这个陌生人在一起。后来在母亲的劝说下,好不容易他才走进了治疗室。我向他打招呼时他不闻不问,只是站在门口低着头,偶尔看我一眼,确定我在做什么。我尽量温和地对他说:“你可以放松一点,找个地方坐一下。”“你可以随便走走,这里有很多玩具。”虽然我们已经见过一次面,但我预计第一次治疗依然会比较困难,因而将一些小刚比较喜欢的玩具放在了架子前面比较显眼的位置(从他母亲那里了解到,他对机械类玩具以及各种模型、武器玩具比较热衷）。但他只是看了看架子上的玩具，仍然不为所动。为了表示对他的理解和接纳，我对他说："你现在觉得很不安，你不知道要做什么。"过了一会儿，我走到玩具架子下面，打开赛车模型的开关，让赛车在跑道里开动起来。这声响吸引了小刚的注意力，我对他说："你觉得站着比较好，但是又有点想过来看一看。"小刚抬头看了我一眼，又低下头去。我向后退开一点，许久之后小刚慢慢地来到了赛车玩具的旁边。他抬头看看我，我鼓励他说："你可以玩这里所有的玩具，做任何你想做的事。"不久，小刚开始摆弄赛道里的赛车，我一边观察一边尝试和他聊天。虽然他始终没有回应我，但是他渐渐放松下来，没有一开始那么不安了。当他妈妈来接他时，小刚迫不及待地跑了过去。最初几次治疗，小刚都保持沉默，玩着同一个赛车玩具。我就坐在一边，说一些从他母亲那里了解到的关于他的事。小刚一开始在一个地方蹲着，后来开始围绕着玩具赛车跑道活动，我觉得这是一个不错的开始。

　　第四次治疗的时候，小刚已经放松多了，我像往常一样跟他聊天，而他继续玩着赛车，嘴里发出"呜呜"的声音。"赛车很有意思吧，我知道你很喜欢。""你爸爸妈妈还带你去看过比赛，是不是？"他点了点头。"你们还一起做过什么？"我问。他想了想，然后指着架子上的一个玩具。"你是要这个吗？"除了赛车之外，这是小刚要求的第一个玩具。"它叫……"我假装想不起这个玩具的名字。我看到他笑了。"大黄蜂，它叫大黄蜂。"小刚第一次开口和我说话。这是一部动画片里的角色，我把机器人玩具递给小刚。随后他专心致志地玩起了机器人，很少开口说话，直到母亲来把他接走。

　　在随后的治疗中，小刚玩起了"大黄蜂"与赛车比赛的游戏。一开始，他举着机器人和赛车赛跑。很快，赛车在跑道上就把他举着的机器人远远甩在了后面，于是他把赛车也拿在手上，让二者并排在一起，自己摆弄起来。我对他说："哦，它们是在做什么呢？""它们在比赛。"小刚说。"那你希望谁获胜呢？"我又问道。这时候小刚似乎在犹豫，又好像没听见我的问题，继续举着两个玩具奔跑着。"机器人好像比较快嘛！"我又说。小刚似乎高兴起来，说着："啪，一下就把它踩死了。"他把机器人踩在地上，又放到了赛车前面。"我是强大的大黄蜂。"小刚怪声怪气地喊着，把机器人高高地举了起来。"是的，大黄蜂很强大。"我说。小刚很喜欢这个机器人玩具，每次在比赛中都是它胜出。在动画片中"大黄蜂"是一个声带受损不能说话的机器人,我想小刚是不是觉得它与自己有着相似之处呢。

在治疗初期,我让小刚自由地玩耍,在必要的时候给予支持和解释。我并不想贸然给予指导,因为即使是在建立起良好的治疗关系之后,小刚最需要的也是增强心理能量,随心所欲玩游戏能带给小刚更多的自我控制感。同时,游戏使积累的能量得以发泄,从而避免了小刚突发的人际冲突。小刚的表现也如期待般,有了更多的自我表露,与我有了一定互动,表现得更放松了。他有时会向我说起自己在学校和家里的事情,也能够自己在架子上取玩具了。

渐渐地,小刚不满足于比赛游戏了,他找到许多机器人玩具,并把它们分成两组,玩起了机器人战争游戏,"大黄蜂"仍然是他很喜欢的一个玩具。"战争"开始不久,一组机器人一个个倒下了,只有"大黄蜂"一个还在战斗。"你觉得有点孤独。"我解释说。小刚举着"大黄蜂"努力攻击,可是另一组的机器人一个也没有被打倒。"你觉得自己很弱小。"我又说。小刚显得有些气愤,把和"大黄蜂"战斗的机器人扔在了地上。"你战胜它了吗?"我问小刚。显然,他并没有这么想。小刚很快把扔在地上的机器人扶了起来,表示它还没有失败,但选了另一个机器人作为"大黄蜂"的对手。我想,小刚选择了退缩。为了鼓励他,我问小刚:"大黄蜂的朋友们呢?"小刚指着倒下的机器人说:"它们都牺牲了,还有一些在很远的地方过不来。"我想这很可能是小刚在学校受到欺负的场景,他把这些机器人假想成自己的朋友,但它们都"牺牲"了,而爸爸妈妈又来不了,所以自己一个人很无助又很无力。"那大黄蜂能把所有敌人都打败吗?"我问他。小刚看上去有些沮丧。"你觉得战胜不了。"我说。为了使小刚多一些自我支持,我参与到他的游戏中。我作为机器人的领袖,给了他一件强大的武器,能够打倒任何敌人。小刚用我给他的玩具枪将敌人打倒,但是敌人又站了起来。"我们都在远处关注着你,你很强大。"我鼓励他。反复几次之后,小刚终于战胜了敌人。对于我的参与,小刚很惊奇,在后来的游戏中,他有时也会来寻求我的意见和支持。

在后来的几次治疗中小刚表现出了更强的控制感,他有时会假装自己倒下了,喊着"不,我还不能死",然后展现出强大的力量把敌人都打败。游戏元素也丰富起来,各种玩偶、车辆、士兵都加入到游戏中来,而小刚能在一瞬间把它们都打倒。我认为,小刚的力量增强了,他相信自己能够解决各种问题,不再害怕新的状况出现。除了战争游戏之外,小刚还经常画画,我称赞他画得好,并把他的画挂在墙上给别人欣赏。这与他在学校的待遇截然不同。

有一次,小刚画了一个机器人或穿盔甲的人,有微笑的表情,又在人的右边画了一个怪兽,比人小一点。怪兽的嘴巴是一条直线,后来又变成一个圈。"这个人是谁?"我问小刚。随后,他在人的头上加上了长头发。本来我以为他画的是机器人和怪兽战斗,就像上次画的坦克一样,但现在看起来这个人更像他的母亲。他又在人的左边画了一张床,一个人躺在上面。"这个人是在睡觉吗?"我指着床上的人问。小刚依然不回答我,只是用黑色画笔在床周围涂了一块黑色。我想这应该是晚上或者是一个黑色的房间。"在你睡觉的时候,妈妈保护着你。"我说。小刚显得有些焦虑。他又在怪兽的头上画出巨大的火焰,画满了纸上几乎所有空白的地方。小刚明显激动了起来,在纸上乱涂乱画,然后揉成一团扔在了地上。"你现在很激动。"我对小刚说。他没有回答,而是对我做了一个很凶狠的表情,发出"吼吼"的声音。小刚用力地甩动着手臂,跺着脚在屋子里转来转去。我说:"我看得出来你很生气,你想要破坏点什么。"小刚突然转身冲过来,用拳头敲打我。"我很疼,我会受伤的。"我说。他继续打我,我不说话。沉默了一段时间之后,他转而拿起一把玩具剑抽打起一个坐在地上的玩具熊。我说:"这个熊还没有名字,你可以随便叫它什么。"小刚没有回应我,但不久之后就渐渐平静了下来,沉默地坐着,摆弄着一个变形玩具,直到他母亲来接他。事后我了解到,前几天小刚的父母发生了一次冲突,而小刚的父亲在盛怒之下还打了小刚,我想这可能就是小刚愤怒的原因,因为母亲没能保护好他。当他给玩具熊起名字时,不知道到底是该对父亲生气还是该对母亲生气。

后来,在一次家庭关系的绘画中,小刚画了自己的母亲,一个很高大的形象,在最中间。显然,在小刚的印象中这个家庭的核心就是母亲,自己则小小的,在母亲身边。最后他一边画父亲,一边摇头。一开始他把父亲画得很大,在他和母亲之间,随后又重新画个小一些的,比他画的自己的形象大一些,比母亲的形象小一些,画在了母亲的另一边。我说:"你觉得父亲对你时好时坏。"小刚点点头。"你怀疑父亲没有母亲强大。"我说。小刚在父亲的头上画上了巨大的火焰,"父亲生气的时候很厉害,母亲都怕他",

说着还做了个害怕的表情。我想这个家庭的争端恐怕不少,之前小刚画的可能就是典型的场景。父母在外面争吵,而小刚在房间里听到了争吵,甚至母亲的哀求。这种不安全感可能也是他怕黑的一个原因。我想小刚不仅在沉默上与他父亲类似,而且他在人际交往方面的冲突可能也是在模仿父亲。在小刚其他的绘画中,我不止一次发现他会给自己的弱小形象加上火焰,以应对强大的对手。我向他解释说:"你觉得自己很弱小。"说完我把他的形象画大了许多,"不需要生气,你也很强大,可以战胜对手",我让他给自己的形象补充一些优点,用来增强他的自信心。

我觉得小刚的许多障碍都与这个家庭本身的问题有关,应该与小刚的父母沟通一下,同时对小刚的父亲有进一步的了解。可是,小刚的父亲以工作忙为由拒绝了我的提议。虽然小刚的母亲表示会尽量提醒他与孩子多沟通,但这仍然让我十分担忧。

在与小刚母亲的交流中,我了解到小刚在学校仍会受到欺负并与同伴发生暴力冲突。在家里的时候,母亲表示小刚的表现有所好转,偶尔发脾气,持续时间也缩短了。在治疗室的时候,他有时会踢打玩具熊,这是我专门为他准备的,希望借此发泄他积累的能量,从而减少在学校的冲突。小刚还处在恋母情结的阶段,不可避免地会对父亲进行模仿,而我能做的就是增强他的自我控制感和安全感,以更主动的方式来应对外部世界。基于对小刚绘画的解释和指导,我提出玩一个新游戏,在他画完画后我对他说:"我有一个新游戏,你要不要试试看?"他好奇地看着我。"把你画的画用故事表达出来,然后我也讲一个故事给你听好不好?"

许多心理学家认为,绘画可以作为诊断评估的一个重要组成部分,但是很少有人意识到绘画同样可以成为治疗师治疗的关键部分。有研究者曾经在案例中提出,互说故事疗法可以采用绘画。互说故事疗法可以带来更多社会化的和生动的现实感,使儿童将在现实生活中无法表达的想象以童话般的形式表达出来。绘画可以使治疗师更加接近儿童的想象和梦境世界,在那里儿童的冲突是以象征的、较少伪装的形式出现的。他们在绘画的过程中也宣泄了一部分情感和能量,为更加平稳地讲述后续故事提供了便捷。

小刚对这个游戏表现出充分的兴趣,随后就开始了他的绘画故事。"有一天怪兽出来要吃人，这时候这个人的好朋友来了，不让怪兽吃人。然后他们就跑。""他们为什么要跑呢？"我问。"因为害怕，后来他们迷路了，这里有很多岔路。他们不知道怪兽也迷路了。后来好朋友就被吃掉了。然后一声巨响把怪兽吓死了。然后这个人（活着的）就出去玩了。他不知道，其实怪兽没死，结果他就被吃掉了。后来又来了一个大人，把怪兽给打死了。""那这个故事告诉我们什么道理呢？"我问小刚。小刚想了想，说："要小心一点，不然就会被怪兽吃掉。"从故事中可以发现，小刚的攻击性很强，在故事中有很多攻击、死亡的情节，最后提到"大人"说明这可能是他在社区或者学校被同伴欺负的故事，而老师或者家长最后惩罚了那个欺负他的孩子。所以最后怪兽也死了。在故事中，小刚没有意识到自己现在的改变，还沉浸在过去的失败中，没有通过自己的能力战胜危险的意识。我也给小刚讲了一个故事："有一天，小刚和小伙伴在玩游戏，一个很坏的怪兽来了，它要抢走小刚和好朋友的玩具。小刚想，不能让怪兽抢走玩具，于是就大喊，让人来帮忙。这时候有一个很厉害的人来帮忙了，他对怪兽说，要是它抢小刚的玩具就告诉怪兽爸爸，怪兽爸爸会很生气，然后怪兽的屁股就要遭殃了。"说到这里，小刚哈哈大笑起来。我说："你知道这个故事告诉我们什么道理吗？""屁股要遭殃啦！"小刚笑嘻嘻地说。"对，怪兽的屁股要遭殃啦，故事里的小刚有很多办法不让怪兽抢走他的玩具，他一点都不害怕。"

　　治疗已经进行了十四周，小刚的表现有所好转。他怕黑的症状得到了改善。在治疗室，他不再需要我的陪伴就可以自己到房间最里面的架子上选取玩具了。母亲反映，晚上睡觉也可以关上房门了。小刚的游戏中除了机器人战争又多出了模拟射击，有时是与他自己假想的敌人战斗；有时是把各种玩具藏起来，再一一找出，把他们打倒。我认为这也是他安全感和自我得到发展的表现，他敢于直面"敌人"，不再依靠那个沉默的"大黄蜂"了。同时，令人欣慰的是小刚的母亲也作出很多努力，良好的家庭氛围功不可没。

　　为了改善小刚在学校的情况，我打算在治疗中采取一些更主动的方式。我用一只橡皮鸭子替代了原来的玩具熊。当小刚寻找玩具熊时，我告诉他，玩具熊出门了，现在一只橡皮鸭子替代了它的工作。在小刚摔打橡皮鸭子时，鸭子会发出尖锐的叫声，一开始吓了小刚一跳。我对他说："和之前沉默的玩具熊不一样，橡皮鸭子在受到伤害时会发出声音警告你，同时也是在求救,直到你停止伤害它。""它叫得真难听,"小刚说,"我要玩具熊。""因为你不想伤害它了。"我解释说。除此之外,小刚在治疗室真实地展示着他的情绪,充分利用治疗室进行游戏,信任我,与我互动,我认为我与小刚已经建立起良好的治疗关系。我参与到小刚的游戏中,以便给予他更多的支持和指导。

在最近的一次绘画故事中,小刚的故事是这样的:"有一条小鱼在水里游来游去,大鳄鱼来了要吃它。但小鱼游得很快,大鳄鱼咬不到。小鱼找了个安全的地方躲起来,但鳄鱼转了一个圈咬了小鱼一口,小鱼受伤了拼命逃跑。小鱼很害怕,就找了个海螺壳钻了进去。小鱼躲在海螺壳里就不流血了。大鳄鱼很生气,他要咬碎海螺壳吃小鱼。海螺先生回来了,他用大钳子夹住了鳄鱼的嘴巴,大鳄鱼很疼便逃走了。"在小刚的故事中,我欣喜地发现,虽然故事依然充斥着危险因素,但是小刚已经开始建立起安全感,"小鱼游得很快而不会被伤害到""在海螺壳里疗伤",同时引入了一些积极的元素来解决面临的困难,例如,故事中的小鱼会自己逃命,会利用海螺壳来保护自己。虽然最后他告诉我,小鱼应该小心,不要出来玩,但是至少他已经知道要自己小心才能避免危险。最后海螺先生赶走了鳄鱼也坚定了小刚的安全感。治疗室作为一个海螺壳既能在他遇到危险时保护他,又能为他治愈伤害,而海螺先生为他赶走了企图伤害他的外界因素。这是小刚对安全的治疗关系的一个直接反应。

反馈的故事:"一条小鱼在水里玩耍,小鱼的家就在附近。可是啊,即使是在这附近有时候也会有凶恶的鱼出现。一般情况下它们是不会来攻击小鱼的,但有时候饿了,也会跑出来找食物。一条鳄鱼看见小鱼在那里玩,正好它也饿了,就游了过来,小鱼赶紧躲开。小鱼本来经常躲在一个海螺壳里,海螺先生会用钳子把鳄鱼赶跑。但是现在来不及了,小鱼决定躲回家里去。小鱼跑回家把门窗都关好,然后心想爸爸妈妈快点回来。鳄鱼把门撞得很响,但一会儿就安静了。原来小鱼的爸爸回来了,小鱼爸爸对鳄鱼说:'别看我不说话,但是你要是欺负小鱼我就把你送去警察局关禁闭。'鳄鱼害怕地逃走了。这时候小鱼妈妈也回来细心地安慰小鱼,海螺先生也来看望小鱼。"小刚的故事中一直存在危险因素,他经常自比为弱小的角色,例如小鱼,经常被鳄鱼、怪兽等强大的力量欺负、威胁。退缩和防卫成了故事的主线，并且故事的结局一般都有死亡、流血等情节。在故事中，可以清晰地感受到小刚父母十分忙碌，没有时间照顾小刚。因此，小刚把自己在外受欺负部分归结为父母没有照顾好自己，而不是想办法解决问题，避开危险因素，他感受不到自己的力量。在反馈的故事中，我不断强调弱小的动物可以通过寻找同伴、求助等方法保护自己。同时强调除了治疗室，家庭也可以提供安全的场所。父亲和母亲对他充满关爱，并且可以保护他。最后我对他表达了支持和关心，希望维持一个稳定的治疗关系。

在治疗后期小刚的情况有了明显改善，母亲和老师都觉得小刚与他人发生冲突的频率降低了很多，也能适当地与小朋友交往了。改善了退缩和孤僻的状态，现在的小刚表现得更像是一个有点内向的孩子了。在治疗过程中，小刚还在不断发展他的战争游戏。在一次游戏中，我发现"大黄蜂"这一边的机器人队伍里出现了一个新的队员，扮演着医生的角色，它把一个个倒下的机器人都"复活"了。这种整合的过程让我觉得小刚已经拥有更好的自我安慰和治愈的能力，他不再只表现出受挫或者攻击的态势，而是表现出更多情绪和功能。在过去小刚独自战斗，随时面对着失败的危险。而现在，不仅有了同伴的支持，而且能够自我治疗与恢复。有安全的治疗关系才有治愈的可能，对于他的游戏，我支持他，同时向他解释，这种安全的支持是非常重要的。同时，在原来壁垒分明的两方阵营中间出现了交叉地带，我认为这是小刚自我与环境的沟通，是成长的象征。小刚并不是完全站在了环境的对立面，而是可以与环境沟通。当我和小刚一起玩虚拟游戏时，他会时时提醒我，卧倒，趴下，还会飞扑过来帮我躲子弹，这种对他人的关心和帮助，表明小刚在与人交往方面有了很大的进步。有一次治疗结束后，小刚还主动帮我把玩具收回到架子上。这种主动沟通、分享和关怀他人的表现，也有利于小刚适应学校和社会生活。

在治疗结束前小刚的绘画故事也趋向于完善，他的故事是这样的。"有一片草地，那里住着一些蓝色的恐龙。""为什么是蓝色呢？"我问他。"爸爸说蓝色表示安静和坚强。"小刚有些骄傲地说。"它们是一家子，有一天，一条霸王龙找到这里，要吃它们。它们就拼命逃，不过霸王龙跑得快，很快就要追上它们了。大恐龙就说你们这些坏蛋，我要教训你们。然后就和霸王龙打起来了。小恐龙想了想，然后它就飞了起来。它飞到旁边的树林里面，找到了很多恐龙,它们头上都有长长的角,一起把霸王龙赶走了。"在这次的故事中,故事基调与以前相同,依然充满了危险,但是没有死亡、流血等结果,弱小的吃草的恐龙找来强援,帮助自己赶走了入侵者。同时,可以发现小刚与父亲的关系有了长足的发展,他悦纳父亲的安静,同时在说到父亲时表现出了自豪感。最关键的是,在故事中,父母与霸王龙战斗时,小刚主动去寻找帮助,与家人一起战胜了困难,这种新的家庭动力对小刚的成长是非常有利的,这也可以解释小刚表现出的强大的"飞行"力量。之后我对小刚又进行了几次治疗,并在第 20 周的时候结束了整个治疗过程。

四、结果与追踪

治疗结束后的第二个月,小刚的母亲联络我,表示小刚希望在可能的情况下与我保持联系。同时,小刚的母亲表示,小刚现在已经融入学校之中,并不再抵触课堂和同学,同伴关系改善了很多。我满足了小刚的愿望,表示可以通过网络或者电话保持联系。在整个治疗过程中,我希望能够对小刚的家庭关系进行进一步的分析和调整,以帮助他更好地成长,但因为种种因素没能进行。这也是我在这次治疗中最后的遗憾。

小刚的人际交往不适应来源于家庭:母亲能干凌厉,父亲内向不善言辞。母亲在家打点好了一切,小刚不需要自己作决定,小刚的自我与母亲的形象是混沌不分的,他对母亲的依恋和依赖阻碍了他更好地独立适应新环境。出于恋母情结,小刚模仿着父亲的行为方式,而父亲的忙碌和沉默让小刚感受不到足够的关爱,也不能理解父亲。家庭内部的矛盾和争吵成了小刚不安的来源。小刚的父母都不擅长赞扬和给予小刚支持,内心的不安和母亲的控制,造成小刚的极度无能感,觉得自己无法解决问题,不能应对突发情况。同时,他的内心存在着关于"我是谁"(孤僻而不发展同伴关系)和"我要变成谁"(交流并且发展社会关系)之间的许多冲突,而回避是小刚在学校和公共场合解决这些冲突的途径。这种破裂的人际关系带来的困扰又与模仿父亲发生冲突,造成更深的焦虑,积累的能量最终导致激烈的人际冲突。

教育和培养孩子是一件非常复杂的事情,无数父母和老师都在做这件事情,他们做的事情未必都是正确的,但他们都尽心尽力。其实很多小孩并不完全是纯粹的某种状态。正如我们在个案中看到的，每个小孩都会有自己的挣扎与责任。把他们当作大人来要求是不恰当的，把他们当作孩子忽视他们自身的能量和尊严也是不恰当的。

　　对孩子的尊重以及对孩子自尊心的保护是特别重要的，要相信孩子自己有解决问题和积极发展的能力。治疗师要在游戏室提供让孩子感觉安全的环境，使他们可以处理自己面临的问题。如果强迫孩子，非要让其去发展良好关系，则可能前功尽弃或事倍功半。因此在一开始，治疗师就将行动的自由、沟通的自由完全交给小刚自己掌握，试图激发他谈话的愿望。这样，他就不会感到有额外的压力。治疗师要帮助他发展良好的社交技巧，对于小刚的父母，治疗师与他们保持良好的合作关系，帮助他们理解小刚的行为，给他们提供支持和一些教育的方法。除此之外，与小刚老师之间的合作也是非常重要的。治疗师建议他们多赞赏和鼓励小刚，给予他更多的支持。

　　在本案例中，家庭治疗环节的缺失给小刚的治疗带来很多不稳定的因素。幸运的是，小刚的母亲起到了沟通和协调的作用，并且沟通的效果很好，使家庭动力得以发展，小刚最终恢复了健康。但是如何在家庭沟通中做得更好，通过家庭治疗帮助个案成长仍是一个需要治疗师考虑的问题。

本 章 小 结

　　本章通过小刚的案例，分析了心理动力学取向的游戏治疗过程。在治疗的早期阶段，治疗师的主要任务是和小刚建立良好的治疗关系，力图通过游戏创造一个让小刚感到安全和被接纳的环境。在游戏的过程中治疗师几乎不给予引导和干预，而是注重游戏表达的隐喻，对小刚表达出来的情绪作出相应的解释，让他理解自己，也让他感到治疗师能理解他。随着治疗的开展，小刚在游戏中有了更多的自我表露和展示。治疗师除了共情式解释外，还进行适当指导。治疗师并没有进行结构化的游戏设计，因为孩子会自发地在游戏中再现生活经历，重复体验这种创伤从而掌控它。事实也是如此，小刚的游戏和绘画反映出他的困惑和问题。治疗师要做的只是适当解释和指导。在和小刚建立起良好的治疗关系后，治疗师采取了更主动的治疗方式,以帮助小刚更快地适应学校生活,改善人际关系。最终,令人高兴的是小刚成功地回到了学校,并健康地成长着。

推荐阅读

杰洛德·布兰岱尔.(2005).儿童故事治疗.成都:四川大学出版社.

Landreth,G. L.何长珠,陈信昭,陈碧玲译.(2004).游戏治疗新趋势.台北:五南图书出版有限公司.

Landreth,G. L.高淑珍译.(1994).游戏治疗——建立关系的艺术.台北:桂冠图书公司.

Schaefer, C. E., & Cangelosi, D. M.何长珠译.(2007).游戏治疗技巧.成都:四川大学出版社.

第三章 荣格心理学取向的游戏治疗

本章导引

1. 从荣格心理学取向的视角来看,儿童的行为异常是如何出现的?

2. 儿童出现行为异常之后,父母的态度和做法是什么? 哪些是有帮助的,哪些是需要改善的?

3. 荣格心理学取向的游戏治疗过程是怎样的?

第一节 荣格学派的理论概述

人物专栏 荣格

卡尔·古斯塔夫·荣格(Carl Gustav Jung,1875—1961),瑞士心理学家,精神科医生,分析心理学的创立者。1895—1900 年,荣格在巴塞尔大学学习医学,随后在苏黎世伯戈尔茨利精神病院谋得助理医师职位。其间,荣格开始从事词语联想测验。当时,《梦的解析》刚刚出版,荣格阅读后发现他自己探索的问题与弗洛伊德著作中的理论不谋而合。随后荣格便与之通信,由于二人探索的问题一致,因此友谊迅速升温。荣格参加了弗洛伊德的精神分析运动,此后二人之间开展了亲密无间的合作。直到 1912 年二人对力比多(libido)本质的解释出现很大的差异,从而二人彻底决裂。从此，弗洛伊德将荣格的名字抹去。弗洛伊德认为，人格的驱力来自与被压抑的性欲有关的力比多。力比多不仅是精神病的生理成因，而且是人类心理意识的唯一动因。而荣格认为，力比多是个体普遍的生命能量，不仅是性欲的，而且是一种创造性的生命能量，既表现于生长和生殖之中，也表现于其他活动之中，是一种能延续个人心理生长的创造性生命力。对荣格来说，力比多是隐藏在精神后面的内驱力，实际上包括弗洛伊德的力比多。

一、荣格学派的理论

（一）荣格学派的基本理论

1. 集体潜意识

集体潜意识（collective unconscious）是荣格对弗洛伊德个体潜意识（personal unconscious）的发展。集体潜意识被荣格视为人类在进化过程中共同的精神遗传。荣格认为："集体潜意识是精神的一部分。集体潜意识的内容从来就没有出现在意识之中，因此它们的存在完全来自遗传。集体潜意识的主要内容为原型。"

2. 原型

原型（archetype）在荣格的理论中是集体潜意识的主要内容。荣格指出："原型是人类原始生活经验的总和，它们总能在生活中被感知到。"荣格认为，集体潜意识是人类在日常生活中通过某种形式继承而来的，它由原型构成。人类历史上许多重要的概念，例如哲学、宗教、科学等都可以追溯到一个或者几个原型之上。

3. 原型的意象

阿尼玛（anima）指的是男性身上具有的女性特质。阿尼玛会随着男性的成长而得到发展。一般来说，阿尼玛有以下几个发展阶段：夏娃、海伦、玛丽亚、索菲亚。这几个阶段分别指代：夏娃——母亲、海伦——性爱、玛丽亚——爱恋、索菲亚——智慧。在现实中，往往可以从男性倾慕或者接近的对象看出阿尼玛所处的阶段。

　　阿尼姆斯(animus)指的是女性身上具有的男性特质。同样,阿尼姆斯会随着女性的成长而发展。和阿尼玛一样,阿尼姆斯也有几个发展阶段:赫尔克里斯、亚历山大、阿波罗、赫尔墨斯。这几个阶段分别指代:赫尔克里斯——运动、亚历山大——自主、阿波罗——指导、赫尔墨斯——智慧。阿尼姆斯通常可以通过女性倾慕或者迷恋的对象表现出来。

　　阴影(shadow)指的是人们潜意识的心理层面,包括大多数让我们觉得难以启齿的,或者不适合向外界表达的内容。这些内容因为无法表达而被压抑形成了阴影。

　　人格面具(mask)指的是人格中习以为常的,为了生存而适应环境的部分。

　　智慧老人(wise old man)指的是有关智慧的原型意象。索菲亚和赫尔墨斯都表达了智慧老人这一原型。

　　4. 自性化

　　自性化(individuation)是一个过程,是荣格理论的核心概念。塞缪斯等人(Samuels, Shorter, & Plaut, 1986)认为:"自性化过程是以自性为人格核心的一种整合过程,它使一个人能够意识到自己在哪些方面具有独特性,同时自己又是一个平常的人。"最初,荣格认为自性化有三个特征:(1) 自性化的目的是人格的发展以及完善;(2) 自性化的发生不是在一种孤立的状态下;(3) 自性化与社会规范会存在某种对立。

　　荣格心理学的治疗过程是治疗师创设某种条件,给予个体一种适合自性化的条件和环境,然后静静地等待自性化过程的发生。

　　(二)荣格学派的治疗原理

　　荣格认为,个体的创伤隐藏在深层的潜意识之中。但是,深层的潜意识同样有治愈和修复的功能。治疗的发生就是形成治疗联盟,然后分析个体通过各种方式表现出来的潜意识。在游戏室安全的情境中,尽情地玩或者表演就是荣格理论强调的"表达"的概念。通过这种"表达",个体可以释放负面的情绪和感受,并且体验、感受正面的情绪和行为。通过这样一种方式,个体才能拥有更健康的心理。

　　自我与本我之间有着良好的关系是儿童健康发展的源泉,当自我与本我的关系在自性化和社会化过程中受到干扰时,心理异常就会发生,并且有可能导致行为失去控制。

二、荣格学派的继承和发展

荣格学派如下几位学者继承和发展了荣格的思想。

洛温菲尔德(Margaret Lowenfeld)希望有一种能和患神经症的儿童对话的方法,于是她创立了自己的儿童诊所,并在诊所里放了一些玩具和模型,希望借此作为一种中介和载体与儿童沟通。来到洛温菲尔德诊所的儿童都会自发地选择一些玩具进行游戏。后来,她又在诊所里放置了盘子,里面可以盛放水或者沙子。洛温菲尔德将这个技术称为"世界技术"(the world technique)或"游戏王国技术"。

卡尔夫(Dora Kalff)在荣格研究院学习了6年,后来又去了洛温菲尔德的诊所学习她的"世界技术"或"游戏王国技术"。完成学习后,卡尔夫开始了自己的治疗实践,并创立了自己的治疗技术。为了区别于洛温菲尔德的技术,她将自己的治疗技术命名为"沙盘游戏疗法"(sandplay therapy)。

艾伦等人(Allan & Brown,1993)运用荣格心理学取向的游戏疗法治疗了一个母子乱伦并受到性虐待的个案,并且讨论了荣格心理学取向的游戏治疗在小学咨询室中的应用。

格林等人(Green & Eric,2008)回顾了荣格心理学取向的游戏治疗在儿童性虐待中的应用,并且认为荣格心理学取向的游戏治疗是一种安全的、不评价的、有创造性的、对孩子有好处的治疗技术。伯奇等人(Birch & Carmichael,2009)则将荣格的理论与绘画治疗技术相结合并用于心理治疗。

三、荣格学派的游戏治疗

(一)游戏室的设置

一间传统的、配置完善的游戏室通常包含以下内容:安全柔软的地板、娃娃屋、代表不同角色的娃娃、桌子、一些手工劳动的材料、积木、两个沙盘(一个装干沙,一个装湿沙)、沙盘所需的玩偶,等等。游戏室可以被划分为两个基本区域:一个是有着柔软地毯的区域,这个区域被用来展现一种温暖的气氛,在这个区域内可以放置娃娃屋、柔软的动物玩偶、一张小床等;另一个区域是有着塑胶地板的区域,它给人一种坚硬的、凉爽的感觉,在这个区域内可以放置沙盘、水、厨房,以及建筑活动玩具等。这种分离感严重的区域划分主要是为了帮助儿童区别模糊的情感和个别体验,只有这样做,儿童的自我才不会被混乱淹没。

(二)治疗师的角色

荣格学派游戏治疗师的角色更像是一个观察者,运用一些非指导性的治疗技术。通过这些技术来激发儿童的创造力,从而了解儿童的内心。

治疗师的首要任务就是与儿童建立治疗联盟,治疗师应融入儿童的游戏中,以建立良好的治疗关系。治疗师应该鼓励儿童并培养儿童的表达能力,这对促进治疗关系和提升儿童的表达能力是十分有帮助的。在游戏过程中要注意游戏的象征意义,要注意多次出现的象征内容,以及这些内容真正的含义。当然,最重要的一点就是治疗师必须尊重儿童的游戏,即不干涉、不评价。

(三)游戏治疗的过程

事实上,荣格的治疗工作从未直接针对过儿童,但是他的理论和治疗方法十分适合儿童治疗。荣格的理论重视通过象征、梦,以及创造性的艺术来治疗情绪创伤,从而促进内在的发展和内心世界的重建(Kottman,2001)。

荣格学派游戏治疗的主要原则在自我—本我这一轴线上。有研究者(Allan & Bertoia,1992)认为,由于儿童婴儿时期的自我非常容易受到威胁,因此会发展出压抑、投射、幻觉等自我防御机制,这些自我防御机制的目的是促进生存和适应环境。如果有过多的威胁出现在儿童的生活中,防御机制就会变得十分固化或者根本不存在。如果一个个体产生了固化的防御机制,他的自我与本我之间就会产生一道厚实的壁垒,如此,个体会变得非常冷漠、无情,个体虽然看起来相当温顺,但是会有突发的暴力行为和异常暴躁的脾气。如果一个个体根本没有防御机制,自我与本我之间的联系就会变得十分微弱,这时个体会出现无法控制的冲动、过度的活动,以及社会化程度低的行为。

荣格学派的游戏治疗师认为,治疗的过程是透过本我的象征性语言产生自我与本我的对话,而象征性语言最好的表现形式是游戏、图画、诗歌、音乐、梦、故事,等等。我们可以看出,这些活动的内容绝大多数集中在"表达"

部分。荣格学派的游戏治疗师认为,透过包容的治疗情境,给予孩子们安全地玩、制造、实施幻想的机会,只有这样,个体才能表达和释放负面情绪,体验新的而且更加正面的感受、情绪、意象或者行为。在此之后,个体就能根据这些经验建立一种全新的内在心理生活(Kottman,2001)。

荣格学派的游戏治疗是一种动态的、有创意的、充满象征意味的治疗手段(Jung,1959)。荣格学派的游戏治疗类似于存在主义者情感上自我实现的诉求(Yalom,1995)。荣格认为,儿童会在游戏中追求一种他们与生俱来的功能,即自我整合和人格完善(Schwartz,2003)。荣格学派的游戏治疗师希望了解儿童游戏中的象征意义,也希望儿童通过游戏了解自己的象征意义。

治疗师应该保证治疗关系是一种温暖的、不评价的关系,他们也会鼓励儿童在游戏中表现出自我治愈的苗头,在荣格的理论中,这种自我治愈的苗头是儿童与生俱来的(Green,2007)。当儿童能将自我(ego)和自性(self)进行理解、整合和平衡之后,自我治愈就发生了。自我是理性的来源,自性是个体整合的核心。

荣格认为,情结和各种情绪交织在一起,并伴随着强烈的意象。一个简单的例子就是,当儿童发展出一组未解决的愤怒,最终这组未解决的愤怒会使得儿童连讲话都带有愤怒的语气。在实践中,受到创伤的儿童通常有一个很容易被识别的情结,那就是他们会在治疗室中表现出好与坏、羞愧与骄傲、谴责与救赎。

荣格学派游戏治疗的过程通常包括以下三个步骤:(1)每周保证五十分钟的治疗时间,并且给予精神上和生理上的安全保障;(2)每三周对儿童的家长或者法定监护人进行一次家庭治疗;(3)治疗师要与多学科(教育学、医学、社会学等)小组配合,给儿童提供一种基于学校和社会的整体护理。

(四)与其他治疗方法的区别

虽然目前有许多治疗理论和范式,并且它们也有相通之处,但是荣格学派的游戏治疗与其他治疗方法的区别就在于治疗师始终保持分析的态度。这种分析的态度是既包含治疗又与治疗分离的。这样做,治疗师可以使儿童的原始情绪具有意义。在治疗过程中,荣格学派的治疗师通常会允许儿童表达各种情绪和象征性行为。而且，荣格学派的治疗师认为，愤怒不像我们平时所想的那样是邪恶的，是坏的部分，因此不一定会被治疗。荣格学派的治疗师不会因为儿童需要符合社会规范就完全消除他们的负面情绪。荣格学派的治疗师会帮助儿童分析和整合他们的阴暗面，从而使儿童最终接受自己的独特性和完整性。此外，荣格学派的治疗师关注儿童的感觉层面，这点与精神动力学派不同，精神动力学派的治疗师希望进入儿童的内心世界。相反，荣格学派的治疗师会耐心地等待、观察，直到儿童自我整合的发生。荣格学派的治疗师认为，儿童心理治疗的效果取决于治疗师的潜意识。

在荣格学派的游戏治疗中，治疗师会体会儿童的无助和痛苦，并与这些无助和痛苦对话。为了更加有效地完成这一步骤，治疗师必须培养自己分析移情和反移情的能力。具体来说，就是在游戏治疗的过程中，治疗师要敏锐地察觉自己的情绪被激活的时刻，然后精确地把这些情绪表达给儿童。

（五）荣格学派常用的治疗技术

1. 连续画图

儿童每周在治疗室中画出一幅图画（Allan & Bertoia，1992）。连续画图（serial drawings）的意义在于儿童可以通过象征意义的语言激活自我治愈原型。这是因为在画图中儿童可以解决内在冲突。连续画图会放大儿童的象征符号，尤其是自我治愈的符号。

举个例子：小安是一个 10 岁的儿童，曾经遭受邻居的性侵。她经常做噩梦，无法入睡。在治疗初期，她的绘画几乎全部充满黑暗的和危险的画面。例如，半夜的猫头鹰、夜晚的村庄、鬼怪的袭击，等等。有一次，治疗师希望小安在图画中加入一些光，有光保护村庄鬼怪就不敢袭击了。在此之后，小安所有的画中都有了光。在家里，小安开始点一盏睡眠灯，于是她就可以安睡了。

2. 图画日志

图画日志（picture journaling）经常在小学儿童中使用。事实上，这是一种结合了日志记录和艺术治疗的方法（Allan & Brown，1993）。它要求儿童在治疗期间保持通过图画记日志。儿童可以用彩色的铅笔创作自己的艺术作品,治疗师则会指导儿童对重要的事件和情感进行图画创作,并且要求儿童把创作的图画带到治疗室中。

从荣格的角度来看,图画日志可以帮助儿童发现一个更加丰富的、有深度的内心世界,并且通过这样一种联系从内心冲突中提取意义。一旦自我治愈的原型浮现,儿童就会察觉它,觉得与它有某种情绪或者情感上的联系。在上述小安的例子中,光就是小安的自我治愈原型,这个原型会告诉小安她该怎么做从而自己治疗自己。治疗师认为这是一种自然的生命力量。

3. 自发作画

自发作画(spontaneous drawing)也是一种治疗技术。一般的绘画技术可以帮助儿童表达他们的想法和情感,而自发作画可以在一种安全的氛围中让儿童表达想法和情感(Green & Hebert,2006)。自发作画的目的是给儿童提供一种情感上和生理上的安全环境,在这种环境中儿童可以掌控自己的想法和作画内容。在儿童作画的过程中,可能会出现一些关键的问题,例如情感麻木和解离。这种情形出现之后,治疗师可以选择一种更为直接的技术。治疗师可以更好地了解与儿童心理健康和适应性有密切关系的事件。

当使用自发作画技术的时候,治疗师可以对儿童说:"你可以画任何你想画的。"然后儿童会自发地选择作画的内容。在这些内容中,扭曲的知觉、创伤和退行行为都会表现出来(Furth,1988)。

此外,潜意识的内容也会出现在自发作画中,儿童有时候会通过幻想表现一种内心的需求,这些象征性的或者补偿性的符号会通过自发作画显示出来,最终,它们可能会通过儿童内心的整合和平衡达到治疗的效果。补偿性的符号会成为潜意识与意识沟通的桥梁,识别这些有益的符号会激活儿童内在的治愈潜能,从而激活自我治愈原型。

第二节　临床案例介绍

一、个案问题

小玉是一个 5 岁大的女孩,当她到达游戏室门口的登记处的时候,她显得非常不安和不快乐。小玉的脸色很难看,显然没有休息好,可以明显地看出她的眼圈发黑。

　　小玉的妈妈曾带她去诊所接受诊断,小玉所在学校的老师也建议小玉的妈妈带小玉到专业的机构进行心理诊断。小玉在学校的表现十分异常,在家也表现出许多问题。

　　在家里,小玉会将她10个月大的表弟小永举起然后重重摔向墙壁。有一次,小玉的妈妈碰巧听到小玉对小永说她打算杀死他。小玉的妈妈曾经发现小玉把枕头捂在小永的脸上。不仅如此,小玉还开始谈论起她外婆和叔叔去世的事情。更令人惊讶的是,小玉的妈妈发现小玉总是想亲吻别人。还有一次,小玉的妈妈听到小玉对小永说她想和他做爱。

　　在学校,小玉的表现也不同寻常。小玉的老师建议小玉的妈妈带她去寻求专业的帮助。上课的时候,小玉的注意力只能维持很短的时间,并且会在课堂上捣乱。小玉会在上课的时候无缘无故地站起来,然后躺在地上,滚来滚去。有时候,她会在教室里绕圈跑。她难以和同学进行正常的交流,她几乎没有朋友。这些行为给老师和同学带来了极大的困扰。此外,小玉的学习成绩也十分糟糕。

　　在这些行为表现下,最终小玉的阿姨(小永的母亲惠姨)对小玉说:"我希望你滚远点。"在此之前,惠姨对待小玉的态度是十分友好的,与现在的态度简直有天壤之别,令人十分惊讶。

二、个案背景资料

　　小玉是家中的独女,她和妈妈、惠姨以及惠姨的儿子小永居住在一套公寓房里。小玉的妈妈并没有接受过良好的教育,但是拥有一份稳定的收入,以负担家中一切开支。

　　小玉的妈妈较早地结束了学习,并且开始工作。她是一位未婚生子的妈妈,她和男朋友发生了性关系,并且生下了小玉。小玉的出生并不容易,这使得小玉的妈妈在生小玉时遭受了很多痛苦。小玉在妈妈的腹中呈现横位姿势(当胎儿之长轴与母亲之长轴互相垂直,并且胎儿之肩膀或手为先露部位时,称为横位)。由于横位的胎儿会以肩膀为先露部位,胎儿容易卡在盆口的上方,故而产科大夫和小玉的妈妈都同意实施剖宫产。

由于小玉的妈妈是独自生产，而且过于年轻，因此她在小玉出生之后并没有做母亲的充分的心理准备。孩子降生带来的麻烦已经使她十分困扰，因此当小玉不停哭闹的时候，她感到十分沮丧并产生一种挫折感。这种情感使她与小玉十分疏远，这种疏远导致她们之间无法建立安全的依恋关系。

小玉、小玉的妈妈、惠姨、惠姨的儿子小永是住在一起的。在惠姨怀孕之前，她们就住在一起了。在惠姨怀孕之前，她对待小玉就像对待自己的小孩一样，她几乎宠坏了小玉。小玉还在襁褓之中的时候，大量的照料工作都由惠姨完成。由于惠姨在很大程度上扮演着妈妈的角色，因此小玉与惠姨之间的依恋关系更加紧密，仿佛惠姨才是小玉的妈妈。平时，惠姨会花很多时间陪着小玉一起玩，并且会花费很多金钱给小玉买礼物。不管小玉有什么要求，惠姨都是第一时间尽量满足她。用小玉妈妈的话说："她把孩子彻底宠坏了。"但是，当惠姨意外怀孕之后，她对待小玉的态度发生了180度大转变。随着惠姨确认怀孕，她就开始对小玉说"我希望你赶紧滚出去"之类的话。而且随着惠姨的肚子一天天大起来，她开始对小玉实施身体上的攻击行为（尽管在大人看来并不是很用力，但是对一个只有5岁的孩子来说，确实会带来恐惧感）。这种态度一直持续下去，直到小永出生后仍然继续。

三、评估诊断

小玉的问题并不是一出生就存在的，而且来我们这里寻求治疗并不是小玉妈妈的第一选择。小玉曾去精神科就诊过，但是获得的诊断结果都集中在一个特定的方面，通常获得的诊断结果是注意缺陷多动障碍（attention-deficit hyperactivity disorder, ADHD）。他们的诊断依据通常为：注意涣散、自制力弱、活动过多。精神科大夫给小玉开了一些药，这些药物能给小玉带来一定的帮助，但更多的是带来副作用。这些副作用使小玉和小玉的妈妈非常困扰，并且使小玉开始恐惧药物。

当我们倾听小玉的妈妈讲述小玉的基本情况和之前的诊断的时候，我们发现之前的诊断结果给小玉的妈妈带来了很大的挫折。精神科大夫给小玉贴上了"精神病"的标签。这种标签使小玉的妈妈感到很痛苦，即使它在一定程度上给她带来了一些好处，例如，不再被人说是个坏妈妈。可是，小玉的妈妈还是希望可以得到不同的答案。

在给小玉做能力测验的时候,我们意外发现小玉其实是个十分聪明的孩子,她有自己感兴趣的东西,并且在做认知测验的时候,小玉并没有表现得低于正常水平。

每一个坐在我们对面的人,都希望能在这里得到一个答案。事实上,每一个人都想从我们这里得到一个有希望的答案。不幸的是,有一些儿童的家长并不能获得。但是,小玉的妈妈并不是其中之一。我们告诉小玉的妈妈,小玉的问题来自早期照料的缺乏。这种缺乏使小玉没有办法在心中建立一个可亲近的母亲形象,后来在她受到伤害时也认为自己无法得到母亲的保护。与此同时,与小玉建立起亲密关系的惠姨,则给了小玉一种混乱的感觉,这种混乱的感觉使小玉感到焦虑和害怕,她不知道是否应该亲近惠姨,这种感觉也是小玉无法承受和处理的。

这些解释过于抽象,我们不知小玉的妈妈能否真正理解。而且,显然小玉的问题并不只有这些,有可能小玉的妈妈向我们隐瞒了什么。当我们给予这种解释之后,小玉的妈妈很高兴地接受了这一解释,这使我们非常欣慰。我们建议她给予小玉更多亲密的感觉。此外,我们还建议小玉的妈妈让惠姨和她的儿子搬离目前的住处。如果不能消除对小玉情绪有影响的刺激源,治疗效果就会大打折扣。

四、理论架构及设定

在荣格的游戏治疗中,治疗师要在游戏室创建一个"包容者"(the container),即在游戏室中创建一个自由的、受到保护的空间。儿童可以在这个空间里随心所欲地玩,在这个空间里,儿童可以表现出退行。儿童可以从负担过重的意识中脱离出来,拥有表达与转换痛苦体验或者感受的机会(Kottman,2001)。我们的目的是将游戏室变成儿童的"避难所",在这个"避难所"中,儿童可以表达、了解和体验自己的痛苦。

荣格理论认为,在治疗过程中,儿童已经知道如何治愈自己,并且会在游戏中自觉地走向他们该去的地方(Kalff,2004)。从荣格理论的角度来看,治疗师的任务之一是帮助儿童将他们自己体验到的混乱的感觉区别开来,并分别体验每一种感觉,这样儿童的自我就不会陷入混乱之中(Neumann,1973)。

治疗师需要了解儿童的创伤以及内心冲突,并理解儿童在游戏中表达的感受。治疗师需要将焦点放在移情与反移情的主题上,这些主题会反映在儿童与治疗师的关系中。治疗师需要帮助儿童调节内部世界与外部世界的需求,使其不至于变得过度社会化或仅仅维持现状。

由于儿童在游戏中会出现一些出格的行为,因此治疗师需要作好准备以应对这些行为。治疗师还需要容忍一般场所无法接受的行为。在游戏室,小玉可以表现出任何她想表现的行为,发泄她需要发泄的情绪(Axline,1947)。小玉的年龄太小,即便有任何的攻击行为,也无法对他人造成伤害,我们只需要注意她不对自己造成伤害就好。因此,我们对小玉几乎没有设定任何限制。

五、游戏治疗的过程

小玉总共接受了二十次治疗,分为三个阶段:第一个阶段处理小玉的焦虑感,第二个阶段处理小玉的创伤事件,第三个阶段处理我们没有预料到的问题——小玉目击或者经历的性侵犯。

(一)初期

1. 游戏室内的进展

当我们第一次把小玉带到游戏室的时候,她并不知道应该做什么。我们告诉她:"你想怎么玩就怎么玩,你可以做任何你想做的事,玩任何你想玩的玩具。"小玉还是表现得不知所措。

刚开始的时候,小玉十分努力并且全神贯注地玩游戏。其中一个游戏内容是这样的:小玉扮演一个照顾者,一位母亲。小玉挑选了几个人偶,并且给它们命名。她将人偶放在客厅的桌子旁边,边玩边说:"大家要好好等着,饭很快就做好。"小玉说自己做了很好喝的汤,她把汤分给人偶,同时分给我一份,显然我也是其中一个孩子。小玉带着怨恨对我说:"你要把汤喝完。"随后小玉就去厨房做家务了。当小玉玩这个游戏时,她明显感到非常焦虑。

对小玉带有情绪的话语的回应必须十分小心。我尽量以中性的、不带任何情绪的反应回应小玉的话语。这种情况并没有持续太长时间,因为小玉不能专注于某个游戏,她不停地从一个游戏转换到另一个游戏。

　　在随后的游戏中,小玉很快展现出极具攻击性的行为。她开始假装加热奶瓶并且表示十分担心外婆的胆固醇水平过高。她把一个娃娃当作婴儿,然后她表示:"宝宝在哭闹,一定是饿了吧。"然后小玉开始用奶瓶喂宝宝喝牛奶。她不停说着"这孩子很不听话""这孩子太麻烦了"。小玉不停地重复着这个游戏,每一次都以她无法忍受这个孩子然后彻底放弃喂养婴儿而结束。值得注意的一点是,每一次游戏小玉的愤怒似乎都在渐渐增加。刚开始玩这个游戏的时候,她只是很气馁地放弃,后来就变成用力将奶瓶放到桌面上,发出很响的声音,到了最后甚至会将奶瓶重重地砸向地面。

　　在此之后,小玉表现的主题充满了攻击性,她拿了一些黏土,然后将它们狠狠地扔在地上,不停地用脚踩。有时候,她会把黏土混上水,然后用力扔向墙壁。把整个游戏室弄得乱七八糟,十分肮脏。不仅如此,小玉还会将湿了的黏土砸向我,虽然我们可以忍受这种行为,但是每次的清洁还是十分烦人。由于我需要在小玉的面前重建一个良好的客体,因此我必须接受小玉这种直接指向我的愤怒,任其向我砸黏土,而不进行指责或者制止。

　　小玉也会将黏土捏成人的形状,把它们一个一个排在桌面上,然后用力把这些黏土小人压扁,并且发出"咯咯咯"的笑声。显然,小玉很享受这种摧毁的感觉。之后,她把自己的手当作刀刃,开始慢慢地将这些黏土人切成一块一块的。在可怜的黏土人被彻底肢解之后,小玉拿起黏土人的各个部分,假装吃下去。在小玉假装吃黏土人的时候,她会边玩边说:"我吃了你的腿哦,很好吃。"

　　在治疗初期,小玉的游戏主要体现出一种愤怒和焦虑。对小玉而言,表现出如此混乱的行为似乎是有意义的。她的所有行为都在释放她的紧张感,或许她通过这种形式吸引某些注意。对于这种行为,作为一个治疗师,我需要做的就是以中性的反应来应对她的愤怒。只要我以这种方式来应对小玉,她因愤怒而产生的行为就会减少。在治疗过程中,随着我不停地以中性的态度应对小玉的愤怒,她的愤怒情绪持续的时间逐渐缩短,强度也逐渐减轻。虽然进步是缓慢的,但是一点点进步的积累还是令人十分欣慰。

　　随着治疗的继续,小玉开始变得越来越放松,她可以进行一个游戏,并保持 10 分钟之久。小玉的游戏过程仍然没有呈现一个结构化的方式,还是用一些简单的内容来表达内心的想法和情绪。每一次治疗的主题以及游戏材料的选择都是小玉自行完成的。

到了第四次治疗，小玉开始能较长时间玩一种游戏。很显然，小玉的稳定性得到了很好的发展。在这一次的治疗中，小玉花了大量的时间修复一个坏了的窗套。修复坏窗套是一个精细且复杂的过程。小玉打算和玩具一起修复坏窗套。具体内容是这样的：妈妈（玩具指代的）没有办法修复坏窗套，于是小玉找来一个看上去更加强壮的玩具来修复它。小玉似乎通过这个游戏表达她对母亲的想法。当小玉宣布修复了坏窗套之后，她要求使用厕所。在之后的治疗中，每当小玉的焦虑明显增加时，她都会跑去上厕所。我想这或许就是她逃避焦虑情境的方法。

2. 游戏室外的进展

治疗已经开展一段时间了，小玉在游戏室外的进展也令人欣喜。在学校，小玉的不良行为有所改善，正因如此，老师们对待她的态度也渐渐变好了。她无缘无故扰乱课堂秩序的次数也减少了。她开始以较为正常的方式和同学交往，同学对待她的态度也在渐渐变好。这是一个正向的循环，是令人高兴的，因为学校的老师和同学对待她的态度可能是她焦虑和愤怒的来源之一。尽管有如此多的进步，但是在家中，小玉还是要忍受阿姨的恶意，甚至一些我们还不知道的危险。

（二）中期

在早期混乱、焦虑和愤怒的游戏结束之后，治疗进入下一个阶段。

接下来的游戏内容是对付恶魔。小玉拿了一张画纸和一些水彩画，她在画纸上画了恶魔的家，恶魔站在家门口，恶魔的家是一个燃烧着的房子。画完之后，我问小玉："你画的都是些什么呢？"我指了指小玉画的恶魔。

小玉说："这个是恶魔。"

"嗯，它是个恶魔。"我回应道，"那它后面的就是恶魔的家吗？"

"是的，这个就是恶魔居住的地方，是恶魔的家。因为它是恶魔，所以整个房子都着火了。只有恶魔可以进它自己的房子。因为恶魔不怕火。"然后小玉就开始叙述恶魔与小女孩和小男孩的关系。

她说道："恶魔会抓小孩子，抓小男孩和小女孩。""恶魔会告诉小女孩该做什么，如果小女孩按照它说的做，它就会给小女孩任何她想要的东西。"

我问道："孩子们怎么不反抗呢？"

　　小玉说："孩子们可以杀死恶魔，但是恶魔将比较强壮的孩子都碾碎了。有小孩子企图反抗恶魔，但是被恶魔杀死了，其他的孩子就不敢反抗了。"

　　"那恶魔为什么只给小女孩东西呢？为什么不给小男孩呢？"

　　"因为，因为恶魔喜欢小女孩。"

　　"恶魔让小女孩做什么呢？"我问到这里，不知道什么原因，小玉开始不说任何关于恶魔的事情了。

　　这令我感到十分不安。因为根据经验来看，这种游戏可能是在表达某种性侵犯的主题，例如，小玉画的燃烧的恶魔之家，恶魔碾碎孩子们，恶魔比较喜欢女孩子而不是男孩子。但是，从中我们也可以看出小玉的一些进步，她可以通过游戏表达她想表达的内容，表达那些无法用语言表达的想法和情绪。

　　经过十几次治疗，我们的治疗联盟慢慢建立起来了，相比治疗开始时小玉的少言寡语，慢慢地她愿意通过言语表达更多的内容。有时候小玉也会和我说一些比较严肃的事情，每当这个时候她看起来就像一个十分有经验的人。在一次治疗当中，小玉突然停止游戏，搬了一个凳子坐在我的面前，然后对我说："小孩子是可以报警的哦，警察叔叔会告诉医院的。"

　　"为什么要报警呢？"

　　"有时候，小孩子一个人在家，或者家长都喝醉了，就可以考虑报警了。"

　　"还有吗？"

　　"有时候，当妈妈打你的时候，就可以考虑报警了。"

　　小玉似乎经历过这些事情，而且显然她已经掌握了一种应对方法。但是我们仍然不能确定她是否真的经历过或者只是从学校教育中了解的，因此我们要确认以下问题。

　　"小玉，你报过警吗？"

　　"嗯。"

　　"那是什么情况呢？"

　　"有一次，我看见惠姨在打小永，就在我准备去上厕所的时候，我经过小永的房间看到的。小永只是在哭泣，惠姨就走进去打他，然后他就哭得更厉害了，然后惠姨就又打了他。"她接着说道，"她根本不想让他安静下来，当小永开始哭的时候，她就用力打他，可是小永只是个婴儿。"

这时我问她是否有相似的事情发生在她的身上，可是小玉拒绝回答。不管怎样，她可以将象征性的游戏暂停，并且开始表达她对惠姨殴打小永这件事情的看法。

在第十次治疗的时候，她开始讨论她的烧伤。当小玉还只有三岁的时候，她曾试图将炉子上的开水提下来，开水倾倒在她的身上，将她的胸口和手臂彻底烫伤了。因此，她足足住了一个多月的医院。我问她："在你被烫伤的时候，有谁能帮助你呢？""那时候，在房间里的只有我妈妈，她在睡觉。"

这段时间小玉比较喜欢玩一些和水有关的游戏，其中一个游戏是这样的：小玉会在治疗室的地板上放一块绒布和一个娃娃，然后她会开始假装加热水壶里面的水（当然治疗室里面的水都是冷的）。有时候小玉也会要求使用温水，一般情况下，我都会测量水温以保证它处在一个较低的状态。或许，稍微带一些热度的水能更好地帮助小玉。然后小玉会假装给水加热，之后会故意不小心打翻水壶把水弄到自己的腿上（水壶很小，所以水不多）。然后她会去找娃娃并且要求娃娃帮助她。可是娃娃也无能为力，于是她会跑到我这边，要求我帮助她（这样的行为在刚开始玩水的时候并没有出现）。

这时，我也会帮助她，例如帮她擦拭身上的水。这样的行为出现了几次之后，小玉就会寻求我的帮助而不去寻求娃娃的帮助。因为娃娃指代失败的照顾者，而我指代合格的照顾者。

在小玉最后一次玩水的时候，她说："妈妈当时在睡觉，如果我叫醒她，她就会帮助我。"我回答："是的。"显然，通过不断重复这个游戏，小玉将内心坏的母亲和好的母亲整合了。

通过玩水游戏，小玉可以谈论她生命中的创伤事件，并且整合她自己的创伤经历。

（三）末期

下一个治疗阶段是小玉通过游戏表达她对妈妈、惠姨以及学校的想法和感受。这时，小玉开始玩娃娃，她通过娃娃表现出她在学校的生活。小玉会用娃娃模拟上课的情形，并给每个娃娃都起了名字。在模拟上课情形的时候，小玉会找到一个叫"小莎"的娃娃，是个女孩，然后让小莎出各种状况。小玉会模拟老师的声音和腔调来批评小莎。小莎在上课的时候经常无缘无故地说话，或者在教室内走动以及突然大叫。老师显得很不耐烦和恼火，于是把小莎带到教导主任办公室。老师认为小莎的行为是很不好的，教导主任也如此认为。每次来到教导主任办公室，教导主任都会训斥小莎一番，然后就让她去墙边站着。几次之后，教导主任就会打电话给小莎的妈妈并且要求她来学校一次。小莎是站在门外的，听不到教导主任和妈妈的对话。但是小莎的妈妈从教导主任办公室出来之后，会直接把小莎带回家。回到家之后，小莎的妈妈会疯狂地殴打小莎，并且对她说："谁叫你在学校不听话，啊，谁叫你不听话！"小莎就是小玉。小莎根本就不存在，小莎这个人物完全是小玉自己想出来的。因为只有这样做，小玉才能在一种安全的环境下说出自己真实的想法和感受。小玉可以通过玩游戏来表达她自己的感受，以及她妈妈那么严厉的惩罚对她造成的伤害。小玉可以通过与代表妈妈的娃娃对话来表达自己的感受。

　　另一个在学校游戏场景中出现的内容是小莎的家。小莎的家长在喝酒，然后他们就喝醉了，接下来他们互相把衣服脱掉了，开始互相亲吻。小莎和她的弟弟就在边上看着，试图弄清楚卧室里到底在发生什么。小莎表示她不知道大人们究竟在干什么。并且每当游戏中家长喝醉之后，孩子们都会很害怕，因为他们很害怕喝醉的家长做的事情。每当小玉开始玩这个主题的游戏时，她就会变得非常情绪化，游戏中会出现不同的角色，小玉会不停地说着这些角色的感受。

　　（四）结束期

　　在最后的治疗阶段，我们用上了人体娃娃（anatomically correct doll），这种娃娃是特制的，它精确地表现了人体的解剖结构。表示男性的娃娃具有填充了蓬松材料的阴茎和睾丸，表示女性的娃娃具有用花边布做成的阴道。它们背后有一个缝紧的小口代表缩紧的肛门。胸口上缝两颗扣子代表乳头。这些玩偶可以被用来演示妈妈或者爸爸或者妈妈的新男友对小朋友做了些什么。一般孩子们会把手插进玩具娃娃身体里，扯娃娃的纱线头发，抓住娃娃的脖子使劲摇直到头被甩掉。他们对这些娃娃又打又舔又咬又吸。孩子遭受的都在娃娃身上重演。

　　我们把人体娃娃作为评估工具，用来了解到底发生了什么。小玉开始用这些娃娃模拟学校场景和家庭场景。

　　其中有一个场景是在小莎的家里。一天晚上，小莎的妈妈带回来一个男人。小莎原本在房间里面，但是她听到了动静，准备出去迎接妈妈。妈妈推开门进来了，同时还有一个男人。因为妈妈经常带不同的男人回家，所以小莎也没觉得奇怪，打完招呼，妈妈就开始和这个男人互相脱掉衣服，然后他们开始接吻。这时小莎就在旁边呆呆地看着。

"这个男人喝醉了。"小玉一边玩一边说。

然后，这个喝醉酒的男人走向小莎，并且抱起她。接下来这个男人脱掉了小莎的衣服，然后将针头插进小莎的阴道中。小莎非常痛苦并且大声尖叫着，可是没有任何人听到，也没有人来帮助她。

小玉在整个治疗过程中都在不停地玩，中间也穿插了几个前面阶段的游戏，整个阶段的主题是令人非常压抑的创伤事件。

事实上，小玉并没有直说这就是她的个人经历，但是，这个游戏发挥了一种宣泄作用。在玩了这个游戏之后她就显得十分平静，并且每一次平静下来需要的时间逐渐缩短。小玉第一次玩这个游戏的时候，花了很长时间停止喊叫，随着玩的次数逐渐增加，她缩短了喊叫的时间。到最后小玉几乎停止了喊叫，甚至只是平淡地描述事件。

六、个案治疗分析与讨论

从荣格学派的角度来看，我们认为治疗联盟的建立以及移情的关系激活了小玉的自我治愈原型，她在游戏中走向了她应该去的地方。通过游戏，小玉可以体验她遭受过的伤害。通过重复游戏，儿童可以一次次体验创伤事件。通过不断重复这些包含创伤概念的游戏，儿童可以感受到对这种创伤的支配感，以及对自己情绪和体验的控制感。这种控制感会给予儿童一定的治愈效果。通过游戏，儿童可以体验之前无法体验的或者来不及体验的混乱的情感，并将它们区分开来，依次感受。

荣格感兴趣的是儿童的游戏到底会走向何处。其实，带领儿童走向该去的地方的正是潜意识。因此，在治疗室中发生的少数几次的游戏并不能代表什么，主要是要看到儿童游戏的发展过程。重要的是，儿童的这些游戏或者表达将会变成什么样子。

从小玉的案例来看，通过游戏，她将自己由于创伤而产生的痛苦情绪表达出来。通过这种释放，她可以将这些情绪整合到自己的意识当中。从荣格学派的角度来看,如果能将自己的经历通过游戏表达出来就会产生治愈的效果。

游戏治疗是了解小玉情绪和想法的一个好工具。通过游戏,小玉可以对这些创伤事件产生一种合适的处理方法,并且对创伤事件获得一定的控制感。通过游戏,小玉还可以控制创伤事件的发展和结果。在治疗过程中,小玉开始变得爱说话,她的话语随着治疗逐渐增多,于是她开始表达自己的情绪从而得到一定的宣泄。游戏治疗可以帮助小玉掌控焦虑和其他一些负面情绪。

在治疗室中虽然可以取得进步,但是很多个案都会发生退行。那是因为,虽然个体在治疗室中可以释放或掌控一些情绪,但是一旦回到家中,情境刺激尚未消除,各种情绪又会再次打击个体。我们对小玉个案的担心也是这样的,虽然她在治疗室中开始出现一些良好的态势,但是她的所有问题并不只是来源于她自己。她的家庭环境、她的妈妈以及同住者都对她的问题的产生有一定的影响。所以,我们不仅治疗小玉,而且对小玉的照顾者——她的妈妈进行访谈。显然,她的妈妈也需要接受一些治疗,并且她十分愿意这么做。

小玉的妈妈承认她曾看到她的妹妹十分用力地殴打小玉和小永,而且这种情况不止发生过一次。小玉的妈妈也说,在照顾小玉的时候,她有时会感到十分无助和沮丧,这时,她也会对小玉进行体罚。

在接受治疗之后,小玉的妈妈带着小玉开始独立居住。小玉的妈妈也掌握了一些照顾小玉的技巧,在照顾小玉的时候,她不再感到无助和沮丧。

治疗对小玉也是很有帮助的,小玉的焦虑感明显降低,而且可以专注于自己的任务了。此外,小玉的家庭环境也开始变好,给予她负面刺激的环境逐渐改善。小玉妈妈自身的问题也逐渐得到解决,她从一个负面刺激物变成小玉的支持系统以帮助小玉一起应对问题。

本 章 小 结

我们一直认为,儿童的理解能力是没有发展完善的。有时候,我们甚至认为儿童的理解能力非常低。但是通过小玉的案例,我们发现儿童能理解的远比我们想象的多,儿童甚至能理解许多在我们看来只有大人才能理解的问题。因此,欺骗儿童实际上是欺骗自己。

事实上,荣格学派游戏治疗的效果超出我们的想象。根据荣格学派游戏治疗理论,通过游戏,儿童能很好地掌握自己的情绪和创伤。这很神奇,事实上,作为治疗师,我们并不需要具体去做些什么。儿童的自我治愈原型就可以做到,我们需要做的只是提供良好的环境然后安静地看着一切发生。

小玉身上还有许多问题有待解决,例如她可能被性侵的问题。但是,就目前的治疗效果来看,小玉的焦虑问题、多动问题、注意力集中问题都可以通过游戏治疗得到解决。

就治疗的实施而言,作为治疗师我们需要等待,因为我们不知道儿童会将游戏治疗带去哪里。但是,这或许就是荣格理论给予治疗师的一个挑战。作为治疗师,我们需要给儿童创造一种安全且温暖的环境,使自我治愈得以发生。在游戏中,我们能看到儿童的痛苦和挣扎。治疗师需要顺着儿童表达的内容,相信儿童会在游戏中逐渐表现出他们的问题。同时,在不断重复挣扎和痛苦的过程中儿童可以发展出管理和控制能力。

经过游戏治疗,小玉可以控制自己的情绪和注意力。而且我们了解到她可以通过言语表达出自己的不良感受,而不是以异常的方式发泄这种感受。

推荐阅读

Carmichae, K. D.高淑贞,魏心敏,王孟心,王世芳译.(2008).游戏治疗导论.台北:华都文化出版社.

Landreth, G. L.何长珠,陈信昭,陈碧玲译.(2004).游戏治疗新趋势.台北:五南图书出版有限公司.

Papadopoulos, R. K. (2006). *The handbook of Jungian psychology: Theory, practice and applications*. Routledge.

第四章　阿德勒理论取向的游戏治疗

本章导引

1. 阿德勒游戏治疗过程分为哪几个阶段？

2. 阿德勒个体心理学的主要观点是什么？认为人具有哪些特征？

3. 阿德勒游戏治疗的特点是什么？

4. 对于本章描述的小美的完美主义倾向，阿德勒取向的游戏治疗应如何改善？

第一节　阿德勒个体心理学理论

阿德勒游戏治疗以个体心理学的理念和策略为基础，融合了游戏治疗的原则和技术。在阿德勒游戏治疗中（Kottman，1994；Kottman & Ashby，1999），治疗师通过玩具、艺术、游戏材料与儿童交流，并采用阿德勒的个体心理学视角来理解儿童和家长。游戏创造了一种轻松愉快的氛围，为治疗师与儿童建立平等的关系提供了便利。游戏如一座桥梁，将儿童和治疗师联系在一起。游戏可以很好地体现儿童的生活风格和性格特点，特别适合不善言辞的儿童来访者。正如成人生活中工作占据了很大比重，儿童的生活中游戏占据了很重要的位置。儿童对待游戏的态度、他作出的选择，以及他对游戏的重视程度，都暗示了他对周围环境的态度、他和周围环境的关系，以及他与人交往的方式。他是主动的还是被动的，是友好的还是具有攻击性的，所有这些都在游戏中暴露无遗。游戏使治疗师了解儿童，同时促进儿童对自身想法、态度、关系等的理解。

历史文献表明,阿德勒流派的治疗师会定期到学校和家庭中与儿童一起相处,阿德勒还于1919年建立了学校心理卫生中心。尽管如此,很少有人专门讨论游戏在阿德勒流派治疗中所起的作用以及普遍使用的技术。有研究者表示,游戏治疗方法在阿德勒流派对儿童的治疗工作中可能是有帮助的,但是没有一篇文章提供关于将阿德勒的个体心理学与游戏治疗的原则与技术结合起来以系统用于儿童治疗的具体信息。为了填补这一领域的空白并使阿德勒流派的工作者有章可循,科特曼(Terry Kottman)从20世纪80年代晚期开始发展阿德勒游戏治疗。

阿德勒流派的游戏治疗师坚守如下信念:(1)所有的人都是社会嵌入(social embedded)的;(2)人具有目标导向性(goal-directed);(3)人具有创造性(creative)。

一、所有的人都是社会嵌入的

"社会嵌入"这个概念源于个体心理学的社会兴趣(Adler,1937)。人是社会性动物,所有的人天生就渴望并且需要在团体中找到归属感,这些团体包括家庭、班级、社区以及其他类型的团体。但是由于环境的作用,有些儿童未掌握融入团体的技能,在和他人的交往中不断受挫;有些儿童甚至因为习得性无助而变得孤僻离群,失去了融入团体的渴望。

在一般情况下,和普通儿童相比,参与游戏治疗的儿童的社会兴趣水平更低。治疗师的首要任务之一就是观察儿童在团体中如何与他人相处,评估儿童的社会兴趣水平。治疗师可以通过观察儿童在游戏中创造的故事情节,儿童在游戏室与治疗师及其他儿童的互动,以及向儿童的父母、老师了解儿童在游戏室外的表现从而全方面地评估儿童在团体中与他人建立联系的真实状况。在了解儿童社会兴趣水平的基础上,治疗师可以通过重塑与他人建立联系的渴望,教授建立并维持关系的技能来提高儿童的社会兴趣水平。一开始,这个过程主要发生在游戏室,在儿童与治疗师之间的互动趋于积极和稳定后,治疗师可以鼓励儿童将在游戏室学习到的相处之道运用于家庭、学校、社区等其他团体中。治疗师还可以采取和家长对话的方式,教育家长如何鼓励、陪伴儿童,如何与儿童建立关系。

二、人具有目标导向性

儿童不良行为背后隐藏的目标大致包括四类：获得关注（attention）、争取权力（power）、报复（revenge）、不适当（inadequacy）（Dreikurs & Soltz，1964）。治疗师首先要做的是发现儿童不良行为背后的目标。要实现这一目标，治疗师可以观察儿童在游戏室中的行为表现，向父母和老师咨询儿童令人沮丧的行为。治疗师可以用提问、观察和自我检查的方式探索他人（包括治疗师本人）在面对儿童的不恰当行为时体会到的情绪。例如，一个具有争取权力目标的儿童表现出的不良行为可能会使他人感觉到被剥夺，因而体验到忧伤和愤怒。治疗师可以观察儿童在被指正不良行为时的反应。揭露儿童不良行为背后的目标之后，治疗师可以通过游戏、艺术或者讲故事的方式帮助儿童获得更积极的、更具有建设性的目标，例如归属感、能力、价值感、勇气（Lew & Bettner，1996）。

三、人具有创造性

每个人都是独一无二的个体，以创造性的、独特的方式应对着生活事件。这在个体心理学中被称为生活风格（life style）。儿童一般在 8 岁之前形成自己的生活风格。儿童主要通过在各种各样的场合观察他人以及他人对其余人的反应来发展对自己、对他人以及对世界的看法，从而形成自己独一无二的生活风格。儿童主要通过自己的知觉以及建立在知觉上的结论来行动，而知觉并不一定总是准确的，因此儿童的生活风格可能存在不当之处。阿德勒游戏治疗师会使用游戏技术收集儿童生活风格的信息。了解到儿童不当的生活风格后，治疗师会帮助儿童意识到自己的不当之处，从而产生改变的动力。治疗师会和儿童一起寻找更具有建设性的关于自我、他人和世界的看法以及应对措施。

第二节　阿德勒个体心理学取向的游戏治疗技术

阿德勒游戏治疗可以被分为四个阶段：（1）与儿童建立平等关系的阶

段;(2) 探索儿童生活风格的阶段;(3) 帮助儿童理解自身生活风格的阶段;
(4) 重新定位或再教育阶段(Kottman,1994,2001)。

一、与儿童建立平等关系的阶段

阿德勒游戏治疗第一阶段的首要任务就是与儿童建立平等的关系。平等的关系是后面几个阶段产生疗效的基础。为什么学生不爱听老师的话?为什么孩子喜欢和家长作对? 这往往不是因为老师或家长说的话不正确,而是老师或家长采取了居高临下的姿态,这种权威给儿童以压迫感,使他们本能地想反抗。人都喜欢平等的感觉,儿童也不例外。阿德勒流派游戏治疗师不是以成人的姿态要求儿童服从,而是作为同伴和鼓励者与儿童在一起。第一阶段的治疗师是非指导性的,儿童在多数时候占据主导地位,治疗师紧紧跟随儿童。治疗师主动蹲下来和儿童平起平坐的态度是非常有意义的,这使得儿童信任治疗师。

一般情况下,在这一阶段儿童作出的改变可能非常少,除非他有自发地与某个成人建立关系的愿望。一种平等的关系可以带来巨大改变。治疗师也会在这个阶段与儿童的父母建立平等良好的关系。同样,治疗师不应该期望父母会立马调整养育方式,当然也不排除一个家庭之外的人怀着兴趣和尊重认真倾听父母的倾诉,这样可以促进某些家长作出改变。

阿德勒游戏治疗中与儿童建立平等关系的技术包括追踪、复述、责任返还、鼓励、界限设置、提问和回答问题,以及和儿童一起整理游戏室。

(一)追踪

追踪技术指关注儿童的行为并且用语言描述出来,以使儿童感觉到自己被关注,感觉到自己在游戏室里的行为是引人注目的。追踪技术可以促进儿童和治疗师之间关系的建立。要特别注意的是不要给玩具贴标签,每个玩具都由儿童自己赋予它意义,在不确定的情况下,治疗师可以用"它"来指代玩具(Kottman,2003;Landreth,2002)。例如,一个儿童正在把积木一块一块拼接起来,成为一长条。治疗师可以给予如下反应:"你正在把积木一块一块拼接起来,成为一长条。"治疗师不能给予如下反应:"你正在把积木一块一块拼接起来成为火车的铁轨。"因为铁轨是治疗师赋予积木的意义,这会限制儿童的想象力。

（二）复述

复述技术是指治疗师在细心观察儿童言语和非言语行为的基础上，将体察到的儿童的情绪用语言表达出来，促进儿童的自我觉察。这使得儿童感受到"我被看见了"，被看见是一种积极的体验，有利于增进儿童对治疗师的接纳（Landreth，2002）。例如，一个小女孩正在玩的玩具火车被一个小男孩抢走了，小女孩噘着嘴巴坐在那里，不哭也不闹。治疗师可以这样给出反应："你看起来很委屈，却没有力量反抗。"对感受的反馈只需用一两个词简单概括，目的是让儿童体会到他被理解了。

（三）责任返还

责任返还是指将决定权交还给儿童。每个人都喜欢对自己以及周围的事有掌控感，喜欢自己作出决定，责任返还就是为了满足儿童控制感的需要。例如，当儿童问治疗师自己应该在哪个区域活动时，治疗师可以让儿童自主选择活动区域。

（四）鼓励

鼓励包括肯定儿童自身的能力，肯定儿童的努力和进步，让儿童意识到自己对自己的责任感，感受到自己的胜任力，意识到自己的不完善并迎接挑战。阿德勒认为，鼓励可以帮助儿童理解和承认他们的能力、优势和强项（Kottman，2003；Watts & Pietrzak，2000）。例如："你画得好认真啊！我相信这将是一幅很好的作品。""你其实很有主见，瞧，这次是你自己作决定的。"

（五）界限设置

俗话说，没有规矩，不成方圆。界限设置是游戏治疗中不可缺少的环节。界限设置是指让儿童理解在游戏室里哪些行为是被允许的，哪些是被鼓励的，哪些是不被允许一旦发生将受到惩罚的。良好的界限设置能使游戏室良好运作，使游戏治疗基于现实之上。游戏室里不可缺少的界限设置有：不能作出任何伤害自己或他人的行为，不能损坏游戏室里的玩具，不准将游戏室里的玩具带出游戏室，只能在治疗期间玩游戏室的玩具。治疗师可以根据自己的舒适水平设置其他的界限，例如是否可以将水注入沙盘。界限的设置要考虑儿童的心理（Kottman，2003；Landreth，2002）。

界限设置的过程包括四个阶段：（1）游戏治疗师客观地描述界限，例如,在游戏室里伤害他人是不被允许的。(2)治疗师将感受到的儿童的情绪及其行为背后的目的告知儿童,例如,你觉得很生气,你试图通过伤害他人来证明自己的力量。(3)治疗师向儿童展现在游戏室里可被接受的替代行为,例如,我相信你一定能找到其他证明你力量的方法,比方说组装好这辆小汽车。(4)告知儿童不遵守界限将受到的惩罚,例如,若作出伤害他人的行为,这一天中儿童就不被允许玩小汽车了(小汽车是这个儿童最喜欢的玩具)。

(六)提问和回答问题

儿童会向治疗师提出各种问题,问题的类型包括四种:儿童与治疗师的关系、游戏治疗的程序、基本的逻辑问题、治疗师的个人生活。无论儿童提出什么问题,治疗师都要认真倾听并给予真诚的反馈。

治疗师向儿童提问也是建立关系的一项重要技术。通过提问,治疗师可以了解儿童生活中出现的问题、当前的事件和所处的社会环境。科特曼提出了两种提问的方法。一种是一般提问法,提问形式是"……怎么样?"例如,治疗师为了了解儿童在学校里和同学相处的情况,可以问:"你在学校里和同学相处得怎么样?"另一种是具体提问法,提问形式是"当……发生的时候,你会怎么做?"例如,对于一个患厌食症的孩子,治疗师可以问:"在饭桌上,当父母要求你进食时,你是怎么表现的?"

(七)和儿童一起整理游戏室

治疗结束后一起整理游戏室有利于儿童和治疗师之间平等关系的建立。在治疗结束前,治疗师可以告知儿童一会儿他们将一起整理游戏室。由儿童决定他收拾哪部分,治疗师收拾哪部分;先收拾哪部分,后收拾哪部分(Kottman,1994)。

二、探索儿童生活风格的阶段

在这一阶段,阿德勒流派的游戏治疗师将从儿童和父母处收集信息,尝试了解儿童的生活风格,同时尝试了解父母的生活风格。治疗师可以通过观察儿童的游戏主题、与他人的关系、艺术作品等了解儿童的生活风格。治疗师需要在家庭访谈中向父母了解儿童的出生顺序、童年往事、父母的婚姻状况、家庭价值观、养育方式,等等。通过对这些资料的整合,游戏治疗师可以将儿童的生活风格概念化。这是阿德勒儿童游戏治疗中编制治疗计划的基础,也是对儿童生活中的重要成人进行咨询的基础(Kottman,2003)。在这个阶段,治疗师是活跃的、具有指导性的探索者,治疗师提出问题,儿童和家长积极回应,从而达到探索儿童生活风格的目的。

在这个阶段,儿童和家长承受的改变压力很小,作出的改变也很小。当然也不排除单纯地增进对生活风格的了解,就会带来巨大改变的可能性。阿德勒流派的游戏治疗师对儿童以及儿童改变的能力一直持有积极的态度。

（一）家庭氛围

家庭氛围是指儿童所处的家庭环境的气氛与情调。它客观地存在于每个家庭之中,并且在很大程度上影响着生理和心理都正处于迅速发育和发展过程中的孩子。影响家庭氛围的因素有父母的文化素养、行为习惯、生活态度、思想境界、性格气质等。如果按家庭氛围粗略划分,我国现代家庭可分为正统型、冲突型、民主型、包办型、放任型。不同的家庭氛围对孩子生活风格的形成有不同影响。

阿德勒流派的游戏治疗师可以通过观察儿童玩的布娃娃、厨房用具、摆放的沙盘、描绘的家庭图等了解儿童的家庭氛围,直接询问儿童以及父母也是了解儿童家庭氛围的不错的方式(Kottman,1994,2003)。

（二）出生顺序

出生顺序,也称出生排序或出生排行,是指一个人在兄弟姊妹中的排行顺序。阿德勒认为,出生顺序会影响人的生活风格。长子和长女在头几年里会享受到家中独生子女的优越身份,等到弟妹出生后,他们会力图保持自己先前的权威和特权;排行第二的孩子常常想迎头赶上,反抗和忌妒其年长的兄姐;排行最后的孩子,始终被当作婴儿看待,他们总希望得到别人的帮助和关怀。

（三）童年回忆

阿德勒认为,童年记忆对了解一个人的生活风格是至关重要的。阿德勒认为,在所有心灵现象中,最能显露其中秘密的,是个人的记忆。一个人的记忆是他随身携带的,能使他想起自己本身的各种限度和环境的意义之物。记忆不会出自偶然,一个人的记忆代表了他的生活故事,他反复地用这个故事警告自己或安慰自己,使自己集中心力于自己的目标,并根据过去的经验,用已经试验过的行为样式应对未来。

人对童年的回忆是有选择性的,因此,这些回忆可以反映出人对自身、他人以及世界的观点。在游戏治疗中,通过童年回忆了解儿童生活风格的治疗方式通常发生在八九岁儿童的身上(Kottman,2003)。游戏治疗师既可以直接请儿童描述自己的童年经历,也可以通过间接的方式,如绘画、讲故事、沙盘等再现童年往事。通常收集 6～8 个童年回忆就足以揭示儿童的生活风格(Kottman,2003)。

(四)梦的解析

阿德勒认为意识和潜意识共同构成一个统一的整体,因此,梦能够显示一个人的生活风格。对儿童梦境的分析可以帮助治疗师了解儿童的生活风格。

三、帮助儿童理解自身生活风格的阶段

在这个阶段,治疗师会帮助儿童增进其对自身生活风格的理解,并决定是否为促进改变而努力。同时,治疗师会对父母展开工作,使父母很好地了解儿童以及自身的生活风格,了解那些可能阻碍他们成为完美父母的因素,最终产生改变的动力。这个阶段的治疗师具有多变性,有时是非指导性的,例如在促使儿童理解一种新的关系的时候;有时又是直接的、具有指导性的,例如在面对儿童关于自我、他人以及世界的长期的自我挫败的信念时,或者在指出儿童的言行之间、言语和非言语之间的不一致时。在这个阶段,儿童和父母将作出重大的改变。理解自身的生活风格将带来巨大改变。

(一)尝试性假设

阿德勒流派的游戏治疗师会用尝试性的假设而非权威的判断向儿童提供关于游戏或者言语的解释。这样做的好处是如果假设不正确,儿童就可以立马纠正治疗师。儿童的心理发展特点决定了他们不会对假设作出言语上的反应,但是,他们会用非言语行为或游戏中的隐喻表达他们的看法。例如,当治疗师的尝试性假设正确时,儿童可能会身体前倾,露出微笑的表情。治疗师通常可以对儿童的家庭氛围、出生顺序,儿童在家里和学校的表现,儿童对自身、他人和世界的认知,儿童行为背后的目标等作出尝试性假设。

（二）元信息传递

元信息传递即治疗师将观察到的儿童的非言语信息，如情绪、态度、动机等用语言描述出来，促进儿童对自我、他人和世界的了解。例如，治疗师观察到一个儿童十分抗拒父亲的亲近，甚至扬言说："他（指父亲）是这个世界上最令我讨厌的人了！我真希望永远也见不到他！"但是，事实上这个儿童特别留意父亲的一举一动，他在潜意识中是很在意他的父亲的。治疗师可以将观察到的信息告诉儿童："我注意到你很在意你的父亲，当你的父亲在游戏室时，你的目光一直追随着他。"这可以增进儿童对自身生活风格的领悟。

（三）解读艺术作品

艺术作品，如绘画、沙盘等往往反映了儿童的生活风格，治疗师可以通过和儿童一起解读这些艺术作品帮助儿童了解自己的生活风格。例如，一个儿童画了一幅家庭图，房子周围是砖垒砌成的高高的围墙，唯一的一扇门也是关着的，并且门上没有把手。治疗师可以关切地询问儿童以下问题："你们家是否很少跟外人接触？""住在这样的房子里，感觉有些压抑吧？""你的朋友是不是很少？""你的内心挺孤独的吧？"

四、重新定位或再教育阶段

在这个阶段，儿童和父母将学习新态度、新技能。儿童和父母先在游戏室通过与治疗师的互动学习新技能，之后扩展到游戏室外。这个阶段的治疗师是活跃的，像富有指导性的老师和鼓励者。在这个阶段，儿童和父母将作出最大的改变。

第三节 阿德勒个体心理学取向的游戏治疗目的、特征与范围

阿德勒游戏治疗虽分为四个阶段，但这四个阶段并不是孤立的或线性推进的，而是动态的、复杂的、交织的。在整个游戏治疗的过程中，与儿童保持良好平等的关系是治疗师要一直重视的因素。良好的咨访关系将贯穿整

个治疗过程,成为其他治愈因子发挥疗效的土壤。治疗师也不是非要完全了解儿童的生活风格后才能进入下一阶段,而是当感受到儿童准备好理解自身生活风格的某一方面并有改变的可能性时就进入第三、第四阶段。正如治疗师科特曼强调的:"治疗师永远不要被理论牵着走而忽视了直觉,直觉有时也是可靠的。"治疗师应保证自身通道的敞开,信赖自己的直觉,让改变自然而然地发生,而不是僵化地遵从四个阶段。在这个过程中,治疗师的主要目的是了解这一技术的适用范围以及特点。

一、阿德勒游戏治疗的目的

阿德勒游戏治疗的目的包括:(1)与儿童建立一种平等和谐的关系;(2)探索儿童的生活风格;(3)分别从儿童的视角和儿童生活中他人的视角,提出有关儿童问题的个人内部动力学和人际动力学假设;(4)为儿童以及儿童生活中的重要他人(主要指父母和老师)制定治疗计划;(5)帮助儿童增进对自我和环境的了解,并重新为自己的人生定位;(6)教授给儿童更有效的人际交往技能;(7)帮助儿童在现实生活中实践学会的人际交往新技能;(8)与父母和老师一起寻找并发展关于儿童的更加积极的观点,学习更多与儿童交流的方法。

二、阿德勒游戏治疗的适用范围

阿德勒游戏治疗特别适用于以下五类问题:(1)控制和权力问题,例如欺负行为、反抗父母和老师的权威、无缘无故发脾气;(2)经历过创伤,例如父母离婚、自然灾难、搬家、重要他人逝世等;(3)有消极的自我概念,例如容易沮丧、学习及生活态度消极、自我贬低等;(4)人际冲突,例如与父母、兄弟姐妹或同学有矛盾;(5)缺乏社会技能,例如建立和保持友谊存在困难。

三、阿德勒游戏治疗技术的特点

与其他游戏疗法相比,阿德勒游戏疗法具有很多独特的地方,具体体现在:(1)阿德勒游戏疗法分为四个阶段;(2)界限设置;(3)治疗师和儿童一起整理游戏室;(4)重视鼓励的作用;(5)信息收集方式的多样性;(6)泼冷水法;(7)将元信息传递作为一种交流工具;(8)强调与父母的合作。

虽然有些游戏疗法也对治疗过程进行分段,但是阿德勒游戏疗法的四个阶段是很独特的。治疗过程依次是来访者和治疗师之间建立联系,深入了解家庭系统中个人内部以及人与人之间的动力,促使认知、情绪、行为的改变,阿德勒游戏治疗的四个阶段是在这个治疗过程基础上制定的。阿德勒流派的游戏治疗师在不同阶段所起的作用是不一样的,有时是非常富有指导性的,有时又是非指导性的。例如在建立平等关系的阶段,阿德勒流派的游戏治疗师更像是儿童的同伴和鼓励者,儿童在多数时候占据主动地位,治疗师顺应儿童的特点;而在重塑生活风格阶段,治疗师又是非常富有指导性的,有时会像一名教师以教授适当的应对技能。

阿德勒游戏疗法的界限设置也是独特的。阿德勒流派的治疗师不是采取直接改变不良行为的方式,而是会考虑儿童的感受,评估不良行为背后的动机,与儿童一起制定行为改变的方向,与儿童协商违反设定的界限的惩罚(Kottman,1995,2001)。例如,阿德勒流派的游戏治疗师不会从一开始就警告儿童"不能抢其他儿童的玩具",而是在观察到儿童有抢其他儿童玩具的行为时,理解儿童的行为,挖掘儿童这一行为背后的深层含义,在此基础上与儿童一起探讨,让儿童意识到抢玩具行为的不当,并教育儿童什么是恰当的行为,告诉儿童若再次抢玩具将产生的后果,例如取消吃下午的点心。

与其他流派的游戏治疗师让儿童自己收拾地上的玩具,或者不需要收拾玩具不同,阿德勒流派的游戏治疗师会与儿童建立同盟关系,与儿童一起收拾游戏室。整个过程儿童占据主导地位,由儿童来安排整理玩具的时间进程以及负责区域。这样的设置有利于发挥儿童的主动性,促进儿童和治疗师之间平等关系的建立(Kottman,1995,2001)。

阿德勒流派的游戏治疗师重视鼓励的积极影响,会通过语言以及行动让儿童和家长意识到自己身上的资源、自身付出的努力、已取得的进步,避免沮丧、挫败等消极情绪体验。例如,治疗师会告诉儿童:"从你刚完成的临摹作品中,我注意到你是一个非常细心的孩子啊!这是一个很大的优点。""我注意到你刚才很想打人,但是你伸出的手最终没有落下去,你很努力地忍住了,你做得真棒!我为你的进步感到骄傲。"

阿德勒流派的游戏治疗师收集信息的方式也很特别。他们会从出生顺序、家庭氛围、不良行为目标、家庭资源、童年回忆、个体优越感(Kottman,2001;

Kottman & Ashby,1999)等方面全方位收集信息,使儿童的生活风格概念化。

泼冷水法是指治疗师向儿童或父母指出那些妨碍其优良功能正常发展的因素,它们往往是错误的信念和行为背后错误的目标。元信息传递是一种在尝试性解释之后立即加以使用的策略,它由游戏治疗师传递的关于儿童的言语信息和非言语信息构成。阿德勒流派的游戏治疗师基于对儿童非言语信息的观察,以及儿童对治疗师言论的反应,运用元信息传递对儿童的生活风格作出假设。这一技术可以帮助治疗师了解儿童和父母的动机、目标以及信念。

与儿童的父母保持紧密的联系是阿德勒流派游戏治疗的一大特性。虽然其他一些游戏治疗也关注父母,但是重心都放在儿童及其行为上。阿德勒流派的游戏治疗师将教育技术和咨询技术结合起来运用在父母咨询中,增进了父母在儿童行为和态度改变中的作用,父母也会学习新的更有效的技能来养育儿童,这将有力地促进儿童的转变。

四、阿德勒游戏治疗的玩具材料

阿德勒游戏治疗的治疗师会在游戏室里配备各种玩具。在治疗过程中,玩具是不可或缺的。儿童可以通过玩具探索并表达与家庭有关的感受、动力以及与他人的关系;思考不合理信念、感受到的威胁,以及过去的创伤经历;检查控制、权力和信任问题,表达他们获得意义和感受归属感的特殊方式;展示他们的创造力和想象力;形成新的更有效的认知方式和行为反应。

阿德勒流派的游戏治疗师会仔细挑选玩具和材料。他们认为,只有这样,儿童才能自由地表达他们想表达的任何感受。大致可以把玩具分成五种类型:家庭主题玩具、诱发恐惧的玩具、攻击性玩具、表达性玩具和假装幻想玩具(Kottman,2003)。

第四节　临床案例介绍

一、个案问题及背景资料

小美,一个白净瘦弱的女生,齐耳的短发一丝不乱,身上的校服也非常干净整洁。班主任老师将她带到游戏治疗室时她刚满 7 周岁，正在读小学一年级。见到治疗师时，她把头低下，治疗师很难看清她的脸，她的手指交叉着并不断变换着姿势，显得特别紧张。治疗师亲切地向她打招呼并介绍自己，她抬起头看了治疗师一眼，低声说了句"老师好"。小美来游戏室那天是 11 月 17 日，期中考试结束不久。班主任将小美带到游戏治疗室是因为小美期中考试后情绪变得有些焦躁，有时给人一种紧张的感觉，有时又有些郁郁寡欢。小美的这种表现在班级里显得很引人注目，虽然班主任和任课老师对心理学知识了解不多，不明白小美的问题在哪里，但是都凭直觉意识到小美需要帮助。

小美所在的学校是一所双语学校，从一年级就开始双语教学，期中考试科目为语文、数学和英语。小美语文和英语都考了 100 分，数学考了 94 分。这在班级里算是非常好的，但是小美很不满意。她觉得自己是个彻头彻尾的失败者，非常自责，数学没有拿到 100 分让她耿耿于怀。小美对未来怀有强烈的恐惧和焦虑，担心自己因此不能考上重点初中、重点大学，最终不能成为父母的骄傲。

据班主任老师反映，小美是一个爱学习、争强好胜的孩子，在班级里担任学习委员。小美非常在意学习成绩，每天上课都坐得特别端正，一点小动作也没有，每天的家庭作业也完成得特别认真，作业干净整齐。课余时间除了上厕所，就趴在桌子上看书写作业。小美总是努力地争取第一名，当不成第一名就显得很沮丧。一次朗诵比赛，小美得了第三名。全班同学以及老师都表示小美得奖非常棒，为班级争了光，但是小美自己不满意，责备自己，情绪低落了差不多两个星期，让老师和同学摸不着头脑，觉得不太能理解。

小美不喜欢尝试自己不熟悉的活动。体育课上，同学们可以选择的体育活动有很多，例如打羽毛球、打乒乓球、踢毽子、跳绳等，大多数同学都愿意尝试不同的活动，小美却不同，每次上体育课就只和同学打羽毛球。小美打球特别较真，似乎不打败对方不肯罢休，这使得班级里其他同学都不怎么愿意和小美在一起玩，小美显得很委屈。

小美的母亲是一名高中英语老师，父亲是航空公司工程师，常年出差在外。小美有个比她小 2 岁的弟弟。母亲要上班，小美婴幼儿时期白天由外公外婆照看，到了晚上才能跟母亲在一起。母亲和外公外婆都更偏向弟弟，弟弟出生后,他们把很多精力都放在了弟弟身上。母亲认为小美是姐姐,要承担照顾弟弟的责任。小美的母亲是一个严谨细致的女人,小美的生活完全由母亲来安排,母亲对小美提出了很多要求,给予了很高的期望,每当小美达不到要求时,母亲虽然不会打骂小美,但是会通过惩罚自己的方式来威胁小美。外公外婆和小美的母亲如出一辙,也以很严格的方式来养育小美。

小美双耳听力不是很好,需要戴着助听器生活,对此,小美一直感觉很自卑。

二、个案治疗的理论架构

有研究者(Adderholt-Elliott,1989)认为具有完美主义倾向的学生具备五个特征:害怕失败、全或无思维、拖延、工作狂、不积极。小美每次考试前都提心吊胆,没有勇气参与不熟悉的活动,表明小美极度害怕失败;小美期中考试语文和英语都获得满分,只因为数学一门得了94分就认定自己是个失败者,说明小美的思维是全或无,没有中间地带;在一些自我感觉把握不大的功课上,小美表现出拖延现象,例如,美术老师要求画一幅自画像,小美拖着迟迟未动笔;小美有时候会牺牲课间休息时间和睡觉时间做作业,表明小美有工作狂迹象;小美害怕失败,很多活动不会主动要求参与,这体现出小美有不积极的特征。显而易见,小美是一个典型的完美主义倾向的学生。

根据阿德勒的个体心理学理论,每个人在生命之初就体会到一种深切的自卑感。人的行为有两大动力:一种是夸大的、加剧的、抹不去的自卑感;另一种是不仅要得到安全、平静和社会平衡,而且力图支配他人,争取凌驾于环境之上。简而言之,即自卑与超越。当儿童的自卑感强烈到使他害怕永远无法弥补自身缺陷的地步时,危险便会接踵而至。在追求补偿的过程中,儿童不会只满足于恢复力量平衡,而是会寻求一种过度补偿,寻求一种超常规的平衡。小美因为双耳听力不是很好,从小借助助听器生活,有较强的自卑感,因而战胜自卑、追求卓越的动机也更强,具体表现为极度追求完美。

儿童不良行为背后隐藏的目标大致可以被归为四类:获得关注(attention)、争取权力(power)、报复(revenge)、不适当(inadequacy)(Dreikurs & Soltz,1964)。小美极度追求完美这一行为背后隐藏的目标应该是获得关注。虽然小美极度追求完美的行为给她带来了很多痛苦,使她丧失了儿童本应拥有的许多快乐,但是追求完美确实也给小美带来了益处,毕竟所有症状的存在都是有理由的,受难者一定正在或者至少曾经从症状中获益。小美因为作业干净整洁,按时完成任务而经常获得老师的表扬、同学的羡慕,小美这种"好孩子"的表现使得母亲没有理由指责小美,虽然母亲也极少夸奖小美。

每个孩子都渴望被关注,这种需要对小美来说尤其强烈。在小美的生命中,头两年家里只有小美一个孩子,全家人的爱都是小美一个人的。小美两岁时,家里新添了一个弟弟,小美不再独自享有全部的爱与关注。事实上,因为弟弟是男孩,而且弟弟年龄比她小,所以大部分的爱都转向了弟弟。不仅如此,母亲还向小美提出了要谦让弟弟的要求。这对小美来说是沉重的打击。小美理所当然地认为,若自己把事情做得更好些,成为一个完美的孩子,自己将获得大人更多的爱与关注。

三、游戏治疗过程

(一)与儿童建立平等关系的阶段

在与小美正式会面前,治疗师已经从小美的班主任那里获得了关于小美的第二手资料,主要包括她在学业上的表现,和同学、老师的相处情况,以及基本的家庭信息,这样的准备使治疗师显得胸有成竹。

第一次在游戏室见到小美时,她低着头,治疗师看不清她的脸,为了保持和小美一样的高度,治疗师微微弯下腰,面带微笑,用温柔的话语向小美介绍了自己,以及对她来到游戏室表示热烈欢迎。接着,治疗师邀请小美坐下来,给她倒了杯纯净水。治疗师没有在她面前表现出对她基本情况的了解,而是带着好奇与尊重邀请她介绍一下自己。游戏治疗从聊天开始,治疗师努力扮演着同伴的角色,并且尽可能问小美一些开放式问题,努力使沉默的小美多表达一些,例如:"你觉得这个游戏室怎么样?""你最喜欢的游戏是什么啊?"小美回答问题前总是会思索好一会儿,给人的感觉是在努力避免说错话。有时候小美的回应是很积极很客套的话,有时候小美一言不发保持沉默。一般情况下治疗师不会再次询问小美以沉默作答的问题,认为小美有选择是否回答问题的自由。在谈话过程中,治疗师也会适当地进行自我表露,以便使自己和小美的关系更平衡。治疗师走近小美的同时,小美也在走近治疗师。

在谈话的后半部分,小美对治疗师的信任感逐渐建立起来,她开始主动地问治疗师一些问题。例如:"老师,你上学时成绩好吗?""你最喜欢什么动物啊?""平时来游戏室的同学多不多啊?"治疗师很高兴小美会主动问这些问题,并对这些问题很认真地予以回答。治疗师将自己放在同伴的位置上与小美交往,并将小美当作一个独立的人来对待,而不是一个需要人照顾的孩子。

第一次会面的主要任务就是与小美建立平等的关系。因此,治疗师没有在第一次会面中给小美布置任务,而是把主动权交到她手中,由她来决定玩什么内容。治疗师也没有在一开始就给她设定界限,如不准损坏游戏室里的任何玩具。小美给治疗师的印象是很乖巧、很拘谨,不损坏玩具已经内化为小美超我的一部分,治疗师不需要在治疗一开始就强调这样的界限以显示治疗师的权威性。在治疗过程中,治疗师一直陪伴在小美身边,若小美作出不当行为,治疗师会立即予以指正。在不当行为发生之前,治疗师愿意给予小美百分之百的信任。

治疗师鼓励小美按照自己的兴趣选择游戏室的玩具。小美第一时间被放在游戏室中间的沙盘吸引住了,忍不住询问:"老师,这是什么啊? 我可以玩这个吗?"治疗师向小美介绍了沙盘并告诉她:"你当然可以玩! 你可以玩游戏室里的任何玩具,只要你喜欢。"小美很高兴,很投入地创作属于她的独特的沙盘艺术。在沙盘创作过程中,小美多次询问治疗师:"老师,你说这座桥放在这里好还是放在那里好?""老师,蛇是不是应该圈养起来?"对于这样的问题,治疗师没有给予小美确定的答案,而是鼓励小美自己作出决定。当小美作出决定后,治疗师对她表示认可:"没错,你完全有能力自己作出决定。"

在小美摆放沙盘的过程中,治疗师一直在旁边观看。治疗师没有做其他事情,也没有给予任何建议。每当治疗师感受到小美在寻找什么而无果时,都会询问并帮忙寻找。这使得小美感受到她在游戏室的行为是重要的,治疗师一直在关注着她。

小美摆放沙盘的过程很逼真地还原了她在生活中的真实模样。她花的时间比一般孩子长,对每一个物件的摆放都小心翼翼,在方向、角度等方面都很费心。她还多次挪动物件，不断调整着沙盘格局。治疗师注意到每一次调整沙盘格局时，小美都紧皱眉头，显得有些慌乱。好不容易完成了，小美还停留在沙盘前久久不愿离开。她的脸上是紧绷的表情，似乎对自己的作品很不满意。她有时会很担心地看看治疗师，似乎害怕治疗师给出不好的评价。每当这个时候，治疗师都会面带微笑点点头，告诉她："你做得很好。"

小美完成沙盘创作后，离治疗结束时间也不远了。治疗师告知小美，要为她的作品拍张照，以便在接下来的治疗中进行讨论。征得小美同意后，治疗师用相机记录下了她的作品。接着，治疗师按照阿德勒游戏治疗的方式，邀请小美和自己一起把物件放回原位，把沙子抚平。在一起还原沙盘的过程中，治疗师还亲切地询问小美的感受。

小美对第一次治疗给予了积极的评价，她表示很喜欢游戏室的环境，还表示跟治疗师在一起很愉快。治疗师也反馈说："你是个可爱的孩子，老师也觉得跟你相处很愉快。"客观地说，第一阶段的目标实现了，治疗师与小美建立了平等积极的关系，为接下来的治疗打下了牢固的基础。

（二）探索儿童生活风格的阶段

第二次和第三次游戏治疗的主要目标是探索儿童的生活风格。为此，治疗师还特意给小美的母亲打了电话，跟她说明用意，邀请她来游戏治疗室进行家庭访谈。小美进入小学以来，小美的母亲也逐渐感觉到小美的情绪和行为偶尔有些异常，正为此困扰不已。治疗师的邀请令她一下子看到了希望，欣喜地表示非常愿意配合小美的治疗。和小美母亲的会谈发生在小美第一次与第二次游戏治疗间隔期的某一天傍晚。治疗师先向小美母亲介绍了小美在学校的一些表现以及阿德勒游戏治疗的内涵和过程，这使治疗师获得了小美母亲的支持。接着，治疗师用半结构化的访谈形式，向小美母亲提问，了解小美家的价值观，父母的生活风格、婚姻质量、养育方式，等等。

通过与小美母亲的会谈，治疗师了解到小美母亲有很严苛的父母，小美母亲生活在有很多规矩和要求的家庭环境中，这使得小美母亲本身是个很严厉的、对小美要求很高的人。小美的父亲经常出差，这使得他在家庭中处于边缘位置，小美实际上处于三个严厉苛刻的亲人——外公、外婆和母亲的夹击下，这使得小美有些喘不过气来。小美父亲是一个比较宽容和蔼的人，小美的爷爷也是个慈祥的老人,奶奶比较严厉,但是因为爷爷和奶奶不是本地人,父亲又常年在外出差,平时接触太少,所以他们在对小美的教育上起的作用微乎其微。小美的整个生活环境是很压抑的,她需要小心翼翼地生活以避免自己受惩罚。小美的父亲常年出差,和小美母亲关系疏离,难得回家,也会因为不满家里规矩太多,妻子唠叨而选择和朋友聚会喝酒。在对小美的教育上,父亲长期缺位,小美母亲占据主导地位。

在第二次游戏治疗中,治疗师邀请小美当自己的导游,带自己参观她在第一次游戏治疗中完成的沙盘。下面是小美的介绍词:

> 欢迎您来到这个主题公园,公园的名字叫作"梦想中的美好生活"。左边是我的家,我们一家人——爸爸、妈妈、外公、外婆,还有我,正围坐在一起吃饭、聊天。每个人的脸上都挂着笑容。我们一家人相亲相爱,朝夕相处。爸爸从来不出差,妈妈也像爸爸一样对我很宽容,不会因为我成绩不好而不高兴,经常带我出去玩。外公外婆也很慈爱。右边是我所在的学校,我们正在上语文课,这是我最喜欢的课了。在学校里,老师和同学都非常喜欢我,我学习成绩很好,还经常参加课外活动。

治疗师兴趣盎然地听小美介绍她的"梦想中的美好生活",边听边点头。等她讲解完后,治疗师真诚地表示:"这样的生活真美好啊!老师也非常向往!"接着,治疗师和小美进行了下面的对话:

治疗师:为什么说这样的美好生活是梦想中的呢?

小美:(低着头,表情有些失落)哎……当然是梦想中的。因为我的现实生活完全不是这个样子的。

治疗师:哦?你能跟我讲讲你的现实生活是什么样子吗?我很愿意听你诉说。

小美:我的现实生活呢,就是爸爸常年出差在外,很少有时间陪我,我特别想念他。有时候我会梦到爸爸被坏人抓走了,这让我又惊又怕。妈妈和外公外婆都对我要求很严格,例如,吃饭一定要吃到一粒不剩,作业做错了不能随便涂改,一定要擦干净,保证作业干净工整,每次考试一定要努力取得高分,等等。在学校里,老师还是比较喜欢我的,但是不知什么原因,同学们不是很喜欢我。(说着说着,小美都快哭了。我拍拍小美的肩膀,表示抚慰。)

治疗师:你们家就你一个孩子吗?你有没有其他兄弟姐妹?

小美:我还有一个弟弟。他比我小两岁。

治疗师:哦,你梦想中的美好生活没有他吗?

小美:(瞬间有点手足无措,声音也有些颤抖)没有没有!我梦想中的美好生活当然有他啦!他是我的亲弟弟("亲"的发音特别重),我怎么可能不爱他呢?我只是不小心把他给遗漏了。我太粗心了!

按照弗洛伊德的观点,世界上没有无意义的遗忘,遗忘是潜意识内容的真实反映。治疗师能感受到小美对弟弟的排斥。小美对弟弟的态度是矛盾的,一方面,弟弟与她血脉相连,她本能地爱她的弟弟;另一方面,弟弟的出现抢走了她大部分的爱,因此她对弟弟怀有憎恨。由于强烈的道德感,小美的意识层面不允许小美表现出对弟弟的憎恨,因此这种情感被压抑到潜意识中。

治疗师邀请小美玩拼图,小美以"自己不擅长玩拼图"为由拒绝了。治疗师又邀请小美玩射击,小美表示"自己视力不太好,肯定射不好",再次拒绝。接下来治疗师再次向小美解释游戏室的使用规则:随意玩,不评判玩得好与坏。小美这才稍稍放松了些,之后她选择玩"玩偶之家"(一种角色扮演游戏,不同的玩偶可以代表不同的角色,儿童可以发挥他们的创造力。这种游戏有投射功能,往往会投射出儿童的所思所想,可以帮助治疗师了解儿童的生活风格)。小美玩"玩偶之家"的具体情形大致如下。

一个穿着漂亮裙子的女娃娃在一大群玩偶前声情并茂地朗诵《我可爱的家园》:"我可爱的家坐落在一个美丽的花园小区,这里绿树成荫,鲜花盛开……"朗诵完后,响起热烈的掌声。女娃娃向大家鞠躬,表达由衷的感激后离场。接着,又有好几个娃娃上台朗诵,朗诵篇目基本上出自小学语文课本。朗诵比赛接近尾声时,主持人公布了比赛名次。朗诵《我可爱的家园》的女娃娃只得了第三名,女娃娃显得特别失落,忍不住落下眼泪。同学们都围上去安慰她,但是,她依然止不住地哭泣,最后,同学们纷纷离去,女娃娃

依然在哭。接着,我和小美之间有了下面的对话:

> **治疗师**:(手指着朗诵《我可爱的家园》的女娃娃)这个穿漂亮裙子的女娃娃是谁呢?
>
> **小美**:她很像我。几个礼拜前我参加了学校的朗诵比赛,朗诵的就是《我可爱的家园》,只得了第三名。我是抱着一定要取得第一名的想法去比赛的。我特别伤心。
>
> **治疗师**:为什么一定要取得第一名呢?第三名已经很不容易了啊!
>
> **小美**:不!第三名是不够的,只有取得第一名,老师和同学才会更加喜欢我,他们会为我感到骄傲。我的爸爸妈妈外公外婆也会觉得很欣慰。他们都会表扬我。
>
> **治疗师**:在其他情况下,你也这么想获得第一名吗?
>
> **小美**:是的。我喜欢第一名。我特别害怕不能得第一。

朗诵比赛和这一段对话很好地展现了小美的完美主义倾向及其背后的目标——获得关注。这两次游戏治疗基本上使治疗师对小美的生活风格有了全面的了解,实现了阿德勒游戏治疗第二阶段的目标,为第三阶段和第四阶段的治疗打下了基础。

(三)帮助儿童理解自身生活风格的阶段

在了解了小美的生活风格后,治疗进入第三阶段——帮助小美以及她的家人理解她的生活风格。治疗师先请小美用三个形容词描述一下自己,目的是评估小美对自己的了解程度。小美思索了两三分钟,挤牙膏似的给出了回应:努力、听话、认真。从中治疗师感受到小美对自身生活风格的理解并不深刻,在接下来的工作中治疗师将帮助她更好地理解自身的生活风格。

当小美再一次来到游戏治疗室的时候,治疗师邀请小美依从自己的兴趣,选择自己喜欢的项目。小美参观游戏治疗室,摸摸这个玩具,又摸摸那个玩具,有时候在一个玩具前停留一会儿,踌躇一下,又去看下一个玩具。最后,她犹豫再三,选择了玩布娃娃。治疗师能感受到小美不是对其他玩具不感兴趣,只是因为感到陌生而不敢尝试,根本原因是害怕失败。不过,治疗师没有把自己的领悟直接告诉小美,而是展开了下面的对话。

> **治疗师:** 我看你在很多玩具前停留了,但又离开了,是什么原因呢?
>
> **小美:** 呃……我有点不敢玩。
>
> **治疗师:** 是什么使你不敢玩?
>
> **小美:** 我怕我玩得不好,还是不玩比较好。
>
> **治疗师:** 哦,你在其他场合也这样吗?
>
> **小美:** 嗯,差不多吧。
>
> **治疗师:** 你的同学也这样吗?
>
> **小美:** 不是啊! 他们跟我很不一样。他们敢于尝试。
>
> **治疗师:** 他们尝试后,若失败了,有什么坏的结果吗?
>
> **小美:** 也没有吧,只是游戏而已,失败了可以重新来。
>
> **治疗师:** 那为什么你不可以呢?
>
> **小美:** (陷入沉思……)

　　治疗师鼓励小美反思自己的生活风格,虽然小美才七岁,但是治疗师相信每个小孩都是聪明绝顶的,他们是解决自己问题的专家。小美的沉思是功能性缄默,她的内心正在发生变化,改变的愿望在慢慢萌芽。

　　当小美用玩偶模拟朗诵比赛时,治疗师还邀请小美进行角色扮演,分别扮演朗诵《我可爱的家园》的小女孩本人、取得第一名的同学、未取得名次的同学、同班同学、老师,站在他们的角度谈谈对朗诵《我可爱的家园》的女孩取得第三名这件事的看法。

> **小女孩本人:** 这太糟糕了。我就是想得第一名。要是知道我得不了第一,我就不参加这次朗诵比赛了。我以后都不想参加这种比赛了。
>
> **取得第一名的同学:** 我挺高兴的。取得第一名的感觉很好。但取得第三名也不错,虽然没有第一名好。
>
> **未取得名次的同学:** 取得第三名已经非常好了啊! 总比没有好。有那么多人都没取得名次呢。
>
> **同班同学:** 她好棒啊! 取得了第三名! 为我们班级争取了荣誉!

老师：她挺优秀的啊。取得了第三名的好成绩，我为她感到骄傲。

治疗师请小美感受一下小女孩本人和其他人反应的不同，请她思考谁的反应更合理。小美沉思了一会儿，对治疗师说："老师，我太不知足了。我一直都只想着得第一名，可是第一名只有一个啊！其他人也应该有机会得第一的。我不能那么自私。其实，得第三名也很不错啊。我现在明白了。"

接着，治疗师又取出小美在第一次治疗时摆放的沙盘，和她一起解读沙盘。这个过程非常有意义，小美真的非常聪明，她欣喜地告诉治疗师："老师，我想明白了！我知道为什么同学们不喜欢和我玩了！因为我太喜欢得第一名了！什么事情都要跟人比一比，还要把其他人比下去！"

治疗师还把小美的完美主义倾向以及寻求关注的动机与小美母亲进行了分享，帮助小美母亲理解小美的生活风格。小美母亲表示了理解。治疗师为小美和她母亲的进步感到高兴。治疗师感受到，治疗快要进入最后阶段，也是收获果实的阶段。对此，治疗师、小美，以及她的家人、老师都期待了好久。

（四）重新定位或再教育阶段

有了前面的努力，第四阶段的游戏治疗进行得格外顺畅。小美的母亲有很强的改变动机，她主动向治疗师咨询教育孩子的方法，还在某机构报了培训班，学习如何成为一个更好的母亲。小美母亲在育儿方式上作出了很大改变。她正在学习变得不那么苛刻。她会更多地鼓励小美、赞美小美，对小美取得的成绩表示接纳和满意。小美的母亲也更关注小美和弟弟之间的平等，不再要求小美一定要谦让弟弟，每天还会抽出时间和小美单独相处一会儿，辅导小美功课，听小美讲讲学校的事。小美母亲也在尽力做小美外公外婆的工作，小美母亲的改变也促进了小美父亲的改变，父亲变得喜欢回家了，出差时也经常给家里打电话。

家庭氛围的改变，以及游戏治疗中小美对自己生活风格的理解也促使小美发生转变。在游戏治疗室里，治疗师鼓励小美尝试各种游戏，小美从一开始犹犹豫豫地接纳到主动尝试，从一开始玩得不好手足无措到后来越挫越勇，小美新的生活风格在慢慢形成。治疗师从小美的班主任那里了解到，小美在班级里的表现也有很大进步，虽然很努力学习，但是不会那么在意是否取得第一名,小美也越来越开朗了,和同学的关系也越来越融洽。

四、个案游戏治疗讨论

听班主任老师反映,小美期末成绩虽然不是门门满分,但是小美没有表现出情绪上的焦虑或抑郁,显得很平和。不夸张地说,对小美的治疗是成功的。在治疗中,像小美这样的孩子不在少数。追求完美本来是好事,但是很可惜,他们在追求完美的道路上走得太远了。他们对自己要求很严格,"获得第一名才能获得关注"是他们的信念。他们是完美主义的奴隶,被掠夺了儿童本应该拥有的天真烂漫。这样的儿童一般生长在家教甚严的家庭中,父母一般也具备完美主义倾向。父母总是给儿童提很高的要求,一旦达不到,就会受到严厉的惩罚。

阿德勒游戏治疗对拥有极端完美主义倾向的儿童很有效,其个体心理学知识可以很好地解释这些儿童行为背后的动机——超越自卑,追求卓越。游戏疗法特别适合十岁以下的儿童,阿德勒个体心理学和游戏疗法的结合可以有效治疗具有极端完美主义倾向的儿童。在治疗中,治疗师严格遵循了阿德勒游戏治疗的四个步骤:与儿童建立平等的关系、探索儿童的生活风格、帮助儿童理解自身的生活风格、重新定位或再教育。这是治疗取得效果的关键所在,治疗师小心翼翼地践行阿德勒游戏治疗的原则和方法,尽可能展现其精髓。在治疗中,治疗师依从理论,但不被理论束缚,创造性地将理论渗透到治疗中。这使得对小美的治疗如行云流水,治疗师本人也很享受治疗的整个过程。

本 章 小 结

阿德勒认为,所有的人都是社会嵌入的,具有目标导向性和创造性。阿德勒游戏治疗可以被分为四个阶段:(1)与儿童建立平等关系的阶段;(2)探索儿童生活风格的阶段;(3)帮助儿童理解自身生活风格的阶段;(4)重新定位或再教育阶段。本章通过案例阐述,详细介绍了一个由于存在听力问题而产生自卑感并具有完美主义倾向的女孩的案例,分析了阿德勒游戏治疗的过程与方法。

推荐阅读

阿尔弗雷德·阿德勒.(2014).*儿童的人格教育*.上海：上海人民出版社.

阿尔弗雷德·阿德勒.(2016).*理解人性*.北京：北京师范大学出版社.

第五章 认知行为游戏治疗

本章导引

1. 认知行为游戏治疗的主要技术有哪些？

2. 认知行为游戏治疗适合哪些儿童？

3. 本案例中男孩轩轩的行为特点是什么？如何使用认知行为游戏治疗？治疗效果如何？

第一节 认知行为游戏治疗理论概述

认知行为游戏治疗(cognitive-behavioral play therapy, CBPT)创立于 20世纪 90 年代，是一种融合了认知治疗理论、行为塑造、情绪发展理论、精神病理学，并以一定的干预手段为基础，强调儿童来访者的主动参与、治疗过程的目标导向性和指导性的有效的治疗模式，特别适用于 2 岁 6 个月到 6 岁的儿童。在游戏治疗模式的框架下，认知行为游戏治疗融合了成人治疗中认知和行为的干预方式，通过游戏活动，治疗师可以了解儿童的想法、观点和感受，让儿童习得更具适应性的信念和行为方式，并将这些信念和行为方式运用于日常生活中。

贝克(A. T. Beck)的认知理论已经被广泛应用于不同类型的问题，包括但不限于抑郁症、焦虑症、强迫症、创伤后应激障碍、进食障碍、人际关系问题等。然而，由于贝克的理论缺乏儿童认知和情绪发展方面的相关内容，因此针对年幼儿童的认知治疗的有效性仍然是不确定的和有待论证的。认知行为游戏治疗的治疗师认为，年幼儿童的言语发展水平难以满足认知治疗的需要,正是基于此,奈尔(Susan Knell)首先发表文章,介绍了将认知行为治疗方法与传统游戏治疗整合应用的治疗模式。

根据瑞士心理学家皮亚杰关于儿童智力发展阶段的理论,处于前运算阶段的儿童(约2岁到7岁)只能借助表象进行思维活动,比较以自我为中心,在思考问题时,往往只刻板地注意到某一方面的信息,不能将事件与情境联系起来。受发育水平的限制,年幼的儿童不具有参与认知治疗所必需的认知加工能力,对儿童来说正常的事情可能在成人眼里便成为认知歪曲。在大多数情况下,儿童会将习得的生活经验累积,在日常亲子间的对话帮助下,将这些生活经验整合或重新建构为更具适应性的认知观念。例如,一个因为害怕被父母抛弃而不愿与父母分离去上幼儿园的儿童,可以通过不断重复的经验(如每天放学父母都会准时来接他/她)认识到这种恐惧是不合理的。这说明在这个阶段,儿童的认识是可以发生改变的,从发展角度看,正常的认知歪曲可以被儿童的经验重构并最终发展为合理的认知。在另外一些情况下,如果这种认知歪曲没有被重构,那么可能会导致儿童缺乏能够帮助他们应对这些情境的适当的信念。在这些情况下,儿童可以从学习更具功能性的、更适合的自我表述方式中受益,并帮助自己更好地应对这些情境。这些积极的自我表述并不是为了取代认知歪曲,而是为了促进更加适合的观念和行为。认知歪曲(如爸爸妈妈要离婚是因为我不够好)往往不会被口头表达出来,但一个学习过积极的、更具适应性的表述方式(如爸爸妈妈要离婚,意味着他们不在一起生活了,而不是因为我不够好,他们仍然爱我)的孩子将会学习到一种更积极的,也更符合现实的看待这个家庭问题的视角。这样的表述方式可以取代那些不合理的信念或成为一种代替性的或补充性的新的知觉方式。

在认知行为游戏治疗发展之前,大多数游戏治疗方法建立在心理动力学理论或来访者中心理论基础上,根据这些早期理论,游戏治疗往往是非结构性的,并且是由儿童主导的,认知行为游戏治疗则为儿童心理治疗领域提供了一种新的治疗方法。它们最大的不同就在于,认知行为游戏治疗是结构化的、目标导向的、具有指导性的,并且治疗过程是由儿童来访者和心理治疗师合作完成的,目的是让儿童来访者在游戏治疗中学会以适当的认知和行为方式应对所面对的事件和情境。玩具可以被用来模拟反驳不合理信念和建立积极的自我陈述方式,事实上,大部分认知行为游戏治疗是通过玩具材料的模拟进行的。例如,心理治疗师可以利用玩偶,塑造一个与儿童来访者有着相似问题的角色来参与治疗。在认知行为游戏治疗过程中,治疗师会鼓励和引导儿童使用语言表达自己的感受和想法,尽管儿童在一般语言能力上可能会有戏剧性的发展,但即便如此,他们表述自己情绪的词汇量仍然是有限的。此时,治疗师会帮助儿童发展一些表述自己情绪的词汇,以帮助儿童建立起情绪和行为的联结,并更好地习得更具适应性的行为。

和其他游戏治疗一样,认知行为游戏治疗的实施需要一种以支持和信任为基础的良好的治疗关系,而游戏被视作治疗中有效的干预形式和治疗手段。儿童来访者与心理治疗师共同参与,治疗师有时会扮演一个教育者的角色,通过鼓励、解释、表演和分析,主动协助儿童掌握新的解决问题的技巧和方法。认知行为游戏治疗非常强调儿童在治疗中的参与程度,并在治疗中提供了一个让儿童能够主动参与,改善自己行为或者为自己行为负责的环境。治疗中的认知成分可以帮助儿童在治疗过程中扮演一个积极的参与者,例如,可以帮助儿童识别并修正潜在的认知歪曲,使儿童体验到对自己行为的理解并感受到改变的力量。

奈尔(Knell,1993)提出了六条有利于认知行为游戏治疗实施效果的建议:

(1)认知行为游戏治疗借助游戏让儿童来访者直接参与治疗,心理治疗师可以直接处理儿童表现出的问题,而不是通过父母或老师。

(2)认知行为游戏治疗的焦点是儿童来访者的想法、感受、想象和环境因素,治疗师可以同时处理治疗过程中环境因素带来的困扰和感受。

(3)认知行为游戏治疗师有时需要扮演教育者的角色,以帮助儿童来访者使用适当的观念或行为来应对各种问题。

(4)认知行为游戏治疗的过程是结构化的、目标导向的、具有指导性的,心理治疗师和儿童来访者共同设立治疗目标,以帮助儿童向这个目标前进。

(5)在认知行为游戏治疗过程中,心理治疗师会使用现场示范的技巧,示范法使儿童习得新的行为技巧,可以强化或削弱儿童的行为。

(6)在认知行为游戏治疗中,心理治疗师会经常使用心理治疗手段对治疗效果进行检验。

<h1 style="text-align:center">第二节　认知行为游戏治疗
介入方法与技术</h1>

一、介入方法

在认知行为游戏治疗中,治疗师可以采用的介入方法有很多,其中典型的介入方法包括情境模拟和角色扮演。

（一）情境模拟

情境模拟是游戏治疗中非常重要的一种方法,在认知行为游戏治疗中,情境模拟被用于向儿童来访者示范更具适应性的应对方式,通过玩偶、影片、书本或毛绒玩具向儿童示范治疗师希望儿童最终学会的行为方式。治疗师可以在这一过程中更多地与儿童交谈,呈现更多的语言内容,帮助儿童更好地了解这种有利于问题解决的方法。

（二）角色扮演

角色扮演是认知行为游戏治疗的另一种常用方法,在这种方法中,儿童可以直接与治疗师一起练习习得的应对技巧,同时治疗师可以在与儿童来访者的互动中直接给予回应。角色扮演技术对学龄儿童更为有效,而对于年龄较小的儿童,角色扮演技术可以与情境模拟相融合,通过模拟的方式,治疗师可以指导儿童进行角色扮演,以示范有效的问题解决方式。例如,一个缄默的儿童可以观察一个不愿意说话的玩偶如何努力地尝试与其他玩偶说话,同时,儿童可以看到、听到治疗师对这个玩偶的回应。

二、治疗技术

认知行为游戏治疗的干预技术包括行为疗法和认知技术。尽管行为疗法常常被一个重要的成人(如父母、老师)使用,但在治疗中仍然可以直接使用。面对儿童来访者,治疗师会努力寻找儿童问题或者非适应性行为持续出现的原因,这样,非适应性行为才有可能得到改善。行为取向的干预技术往往包含行为上的改变,而认知取向的干预技术倾向于处理认知上的改变,因为不合理的信念会导致非适应性行为,而思维的改变也会导致行为上的改变。正如认知行为游戏治疗的名称所包含的意义,认知行为游戏治疗融合了认知治疗和行为治疗的原理,而这些技术都是与儿童的认知、情绪和社会技能发展水平相适应的。在认知行为游戏治疗过程中,心理治疗师会应用到相当多的治疗技术,其中最重要的治疗技术就是行为疗法和认知技术。

（一）行为疗法

1. 强化法

强化法是指行为被紧随其后的直接结果加强的过程,包括正强化(正确反应后给予奖励)和负强化(免除惩罚),正强化是最常见的操作疗法。强化物可以是社会性强化物,如获得关注或赞美,也可以是实质性的强化物,如贴纸等。其中,社会性强化物是最强有力的强化物之一,所有能让儿童来访者感受到自己表现出合适行为的表达或暗示,都属于社会性强化物。在认知行为游戏治疗中,心理治疗师会有目的地使用正强化物,以帮助儿童来访者习得合适的行为方式。治疗师可以直接使用正强化,如在每一次游戏中对以适当的方式玩耍的儿童给予表扬,也可以间接使用正强化,如鼓励儿童来访者探索一些特定的主题,使治疗聚焦在相关问题上。强化可以由治疗师给予,也可以由治疗师训练父母或其他重要他人给予。代币制也是一种有效的强化方法,当儿童在治疗中表现出适当的行为时,给予儿童代币奖励(如分数、贴纸),代币数达到一定等级后可以兑换一个特殊的玩具或活动。

2. 行为塑造法

行为塑造法是一种通过多次强化,旨在帮助来访者习得新的行为方式的方法。行为塑造的过程,也是个体从完全不会到一步步学会新行为的过程,治疗师会从个体出现目标行为的起始反应开始给予正强化。我们不能期望目标行为一下子就出现,当来访者越来越接近目标行为时,治疗师会对每一次接近目标的行为和努力给予正强化,直到最终塑造出目标行为。在认知行为游戏治疗中,心理治疗师有时候会说出假设性的语句以鼓励儿童来访者做出某种行为,如"如果你帮我把玩具捡起来我会很高兴",只要儿童捡起玩具,治疗师就会给予回应,如"你把玩具放在了架子上,这让我很高兴"。

3. 刺激渐消法

有时儿童来访者的某些符合要求的行为模式,需要在某些特定的条件下或者与某个特定的人在一起时才表现出来。例如,一个患有选择性缄默症的女孩只有在母亲在场时才会说话,在这样的情况下,心理治疗师可以使用刺激渐消的方法。治疗师会成为这一特定行为的区别刺激,可以帮助儿童来访者将特定行为从某一特定情境迁移到另一种情境中去,这样,习得的行为被迁移到了新的情境,治疗师是否在场将不再与特定行为联系在一起。

4. 消退法

消退法是指一旦得不到强化,行为发生的频率、强度将会降低,行为持续的时间也会缩短并最终停止。治疗师可以通过不给予强化来消除一些行为。在实际应用中,治疗师在使用消退技术时,往往会使用差异强化,即在不给予某一行为强化的同时,给予另一符合要求的行为正强化,这样,儿童将会停止既有的不当行为,同时习得新的适当的行为。

5. 模仿学习

模仿学习是班杜拉(Albert Bandura)社会学习理论的概念,它认为个体的行为是后天习得的,但并不一定以直接强化为动因,通过一定的榜样示范、模仿观察,个体将头脑中的表象变为实际的模仿过程,从而习得与榜样相似的行为。在认知行为游戏治疗中,治疗师可以使用玩偶、毛绒玩具等材料,通过表演故事或活动,让玩偶模拟适当的行为从而向儿童来访者展示期望的行为,接下来治疗师用言语强化和鼓励适当的行为。模仿学习为儿童提供了一个机会,可以观察榜样怎样学习新的技能以及什么是适当的行为,当儿童与榜样之间建立起正向的联结时,儿童将会模拟和再现榜样的适当行为,并最终习得这一行为。

6. 系统脱敏法

系统脱敏法由美国学者沃尔普(Joseph Wolpe)创立和发展,又称交互抑制法。沃尔普认为,如果一种抑制焦虑的愉快反应(如进食),在产生焦虑的刺激之前出现,那么这些刺激的强度就会减弱。通过这种方法,原来的非适应性的反应会被一种适应性的反应替代,从而减少焦虑或恐惧反应。在认知行为游戏治疗中,系统脱敏法通常会以这样的方式进行:儿童来访者先在治疗室内从事放松或使人平静愉快的活动,然后向儿童逐步呈现诱发恐惧和焦虑反应的刺激(年龄稍大的儿童可以想象刺激材料),直到这些刺激不再使儿童产生恐惧和焦虑反应为止。在这个过程中,治疗师可以对儿童来访者进行积极的言语反馈,鼓励和陪伴儿童,以帮助儿童降低恐惧和焦虑的程度。

(二) 认知技术

1. 认知重建法

在认知行为游戏治疗中,治疗师需要帮助儿童识别非适应性的认知观念,教会儿童以更具适应性的思维取代原来的非适应性的思维。贝克及其同事提出了一种"证据是什么"的技术,这一技术可以帮助儿童识别他们的消极观念,并建立起更具适应性的认知观念。此外,贝克还提出了"如果……会发生……"的技术,治疗师可以通过一系列的提问,让儿童意识到如果某件事情真的发生,结果会怎样,在此基础上,治疗师可以协助儿童,检验是否有不同的解释或解决方法可供选择。然而,由于儿童的认知发展水平有限,对年幼的儿童而言,要完成认知重建是非常困难的,但是,只要适当调整认知重建策略,针对不同年龄的儿童,找到一种符合他们认知发展水平的介入方法,例如让儿童来访者或治疗师表演某个场景,认知重建的技术就可以适用于不同发展水平的儿童。

2. 自我控制法

自我控制法是一种指导个体采用新的行为与思维方式,调节控制自己的行为表现的策略。通过自我控制的策略,儿童的自我控制感得到加强,儿童逐渐学会监控、评价和强化自己的适应性行为和认知观念。

3. 积极的自我表述法

重复积极的自我表述可以协助来访者建立起积极的信念以及更具适应性的认知模式,然而儿童并不能在治疗中自动生成积极的自我表述,治疗师和成人(如父母)必须为儿童树立榜样,并帮助儿童逐渐采用积极的、肯定的自我表述。对于年龄较小的儿童,治疗师可以教给他们简单而清晰的具有自我肯定性质的自我表述语句,如"我是聪明的",通过不断重复,儿童可以学会积极的自我表述方式,这将有助于儿童建立起对自我的控制感,减少消极的情感反应。

4.读书治疗

严格来说,读书治疗并不是一种认知干预技术,但在认知行为游戏治疗中,读书治疗作为一种认知技术得到越来越多的运用。绝大多数用于读书治疗的书籍会提供一个与儿童来访者有相似问题和困扰的榜样人物,介绍这个榜样如何应对这些问题,儿童来访者可以通过故事习得解决问题的方法和应对方式。尽管很多游戏治疗出版商已经出版了一些相关读物,但这些阅读材料可能无法与儿童来访者的问题相匹配,在这样的情况下,针对年龄较小的儿童来访者,治疗师可能需要专门为儿童创作合适的书,而对于年龄较大的儿童来访者,治疗师也可以在治疗过程中与儿童共同创作编写一本故事书,当儿童积极地参与创作,并与治疗师一起为故事主人公寻找解决问题的方法时,他们会逐步掌握改变认知的策略和解决问题的方法。

第三节　认知行为游戏治疗的
实施阶段

认知行为游戏治疗的过程是在关注每个儿童当前的问题和诊断的基础上发展起来的,治疗师按照治疗阶段来实施治疗,因此儿童来访者通常会经历四个阶段:导入适应阶段、评估阶段、中期阶段和结束阶段。下面我们将详细介绍治疗的各个阶段,以展现认知行为游戏治疗的过程。

一、导入适应阶段

认知行为游戏治疗师通常在会见儿童来访者的父母后被介绍给儿童,在最初的会面中,治疗师的任务之一就是帮助父母了解怎样更好地协助儿童准备第一次治疗。治疗师需要花些时间讨论对这个儿童来访者而言什么是最恰当、最有利的解释方式。

对儿童的父母来说,确定目标和作好准备是非常重要的。通常,父母会在儿童不在场的情况下先与治疗师见面,这样治疗师可以完成一次临床访谈,收集关于儿童的历史和背景资料,尤其是由父母评估的相关量表数据,这些资料可以被用来评估儿童的感受以及行为与常模的差别。与父母会面的目的通常包括诊断儿童当前存在的问题，与父母协定治疗目标，以及为儿童参与治疗作准备。治疗师需要协助父母找到一种恰当的方式，以符合儿童发展水平的语言明确而真诚地向儿童解释治疗是一个怎样的过程，不带评判也不威胁儿童参与治疗。另外，父母需要将与治疗师会面的经历正常化，例如，父母与儿童探讨他们拥有与成人会谈的能力，这可能会有助于儿童与治疗师和谐相处，同样，父母也可以向儿童描述治疗师是个多么好的人或治疗师拥有多么好玩的玩具。这里有一个关于治疗师指导父母进行解释的例子："我们很担心你，我们知道，你正在为一些事情难过，所以我们找了一个人来讨论这些事，他会和许多有不同感受的孩子一起说话、玩耍，他是个很好的人，而且拥有一间有很多玩具的房间，在那里你可以玩玩具，也可以跟他说话，下次我们去见他的时候，你也跟着我们一起去，这样你就可以跟他一起玩一起说话了。"当然，这里需要指出的是，最重要的不是提供一种绝对适用的解释方式，而是父母找到向孩子解释治疗的最佳方式。

建立治疗目标也是认知行为游戏治疗导入阶段另一个非常重要的任务，治疗师与儿童以及儿童的父母一起工作来设定目标，然后帮助儿童向这些目标前进。治疗师使用可测量的目标来引导认知行为游戏治疗过程，并以此设计达成目标的干预方式，认知行为游戏治疗师的指导性很强，他会在从父母或教师那里了解信息的基础上提供游戏话题和方向，这些信息不一定直接来自儿童。治疗师可能会有目的地使一个玩偶以特定方式和语言系统地表现儿童的行为，并清楚地表达出在某种程度上对儿童有益的行为目标，例如，玩偶可能会说："噢！当我感觉自己足够勇敢时我会迫不及待地独自走进学校！"

二、评估阶段

认知行为游戏治疗的准备阶段结束后，评估就正式开始了。在这个阶段，治疗师会运用各种工具对儿童来访者进行一次全面的测评，评估儿童目前的社会功能水平，问题解决能力和认知情绪发展水平，尤其是自我表述、归因方式、信念和假设等方面的信息，并以此为依据制定治疗方案。在这个阶段治疗师运用的评估手段包括：临床面谈或自陈量表（如儿童行为一览表、明尼苏达儿童发展量表）、智力与人格测验（如主题统觉测验、罗伯特儿童统觉测验、句子完成测验和木偶句子完成测验等）、儿童自我报告、情绪脸谱、治疗师的行为观察和学校评价等。一般情况下，评估的目标是衡量儿童的情况与同龄人正常的发展情况是否有差异，治疗师也可以在治疗过程中观察儿童的情绪表达和控制能力。了解儿童玩假装游戏的能力对于判断儿童是否适合认知行为游戏治疗模式是非常重要的。已有研究显示，游戏治疗对那些已经发展出玩假装游戏能力的儿童更为有效。认知行为游戏治疗同样适用于发育迟滞的儿童，因为认知行为游戏治疗是一种灵活并且可以随个体需要进行适当调整的治疗方式。

三、中期阶段

到了认知行为游戏治疗的中期，治疗师已经制定治疗方案，此时治疗关注的焦点是提高儿童的自我控制感、自我成就感，以及帮助儿童习得应对特定情境的更具适应性的反应。在这个阶段，心理治疗师需要在众多认知行为治疗技术和玩具材料中明确哪些是最有治疗效果的，哪些可能是不太适用的，所有治疗技术和玩具材料的选择，都是为了实现治疗目标。与此同时，治疗师必须考虑适应性行为能否泛化到普通情境之中，以及如何避免非适应性行为复发的问题，治疗师需要为这两个关键问题寻找解决方案，让儿童来访者的父母（或其他重要他人）参与治疗被认为是有效方式之一。为了让儿童将适应性行为泛化到日常情境中，并保持这些适应性行为，治疗师需要对儿童进行特定的训练，指导儿童的重要他人在适当的情境和时间正确地对儿童的适应性行为进行强化。在这个过程中，治疗师需要指出，当面临一些挫折时，儿童的行为在得到彻底改善之前，有可能会变得更糟并产生反复，这是正常的，是一个学习的过程。

儿童的改变既可能发生在治疗中结构化的部分，也可能发生在非结构化的部分。认知行为游戏治疗需要提供一种结构化和目标导向的治疗方式，同时它会有非结构化的部分，因为儿童有时会自发地携带玩具来治疗室，在认知行为游戏治疗中，这样的随机事件和更为结构化的活动之间有一种微妙的平衡，通过非结构化的游戏，治疗师可以观察儿童自发的行为和语言以了解儿童的思维和知觉，非结构化的自发行为往往是治疗中的临界点，如果没有它，治疗师将失去很多有价值的临床信息。与此同时，结构化的、目标导向的活动对于问题解决以及教会儿童更具适应性的行为也是非常重要的,如果治疗完全是非结构化的和没有目标的,那么治疗将无法取得心理教育方面的疗效。

人本主义心理学家阿克斯兰(Axline,1947)曾经为游戏治疗材料列过一份至今仍被广泛引用的参考资料。在认知行为游戏治疗中,游戏材料是必不可少的,如果儿童愿意,他们可以和治疗师一起选择玩偶,为它们命名,治疗师会指出这些玩偶的问题,其中有些玩偶的问题是与儿童来访者的问题相似的。在游戏治疗室中,会有一个较大的空间来陈列玩偶和其他游戏材料,通常在认知行为游戏治疗中,游戏室内陈列的玩具材料包括:玩偶、娃娃、艺术材料、娃娃屋、书籍,以及各种各样的毛绒玩具。有时儿童当前呈现的问题需要一个特别的玩具,如果儿童无法灵活地使用游戏室中已有的玩具或已有的玩具无法替代这个特别的玩具,则需要重新去购买这个特别的玩具。在认知行为游戏治疗中,儿童可以看到玩具通常被放在同样的地方,这样儿童就可以知道在治疗过程中,玩具是怎样被移动和使用的。当儿童创作自己的故事书或图画等个人物品时,让儿童知道他拥有一个安全的地方(如一个带锁的抽屉)来存放他的作品是非常重要的,这会让他感受到自己的隐私得到了尊重。

四、结束阶段

认知行为游戏治疗的结束阶段将重点聚焦在适应性行为的泛化和对非适应性行为复发的预防上,同时帮助儿童处理对治疗即将结束这一现实的感受。

有研究(Braswell & Kendall,1988)指出,虽然儿童会从认知行为治疗中有所收获,但是在治疗结束后他们无法将适应性行为泛化到日常情境中。成人在儿童的生活中扮演着重要的角色,因此成人对于儿童能否将从治疗中学到的适应性行为泛化到生活中是非常重要的。例如,如果父母、老师或其他生活照料者能支持和强化儿童新的适应性行为,那么儿童将更有可能在日常生活中表现出这些行为。因此,治疗师的治疗方案需要考虑到重要成人在儿童生活中的作用,并指导他们学会在家里帮助儿童练习适应性行为,如何以及何时对儿童的适应性行为进行强化。治疗师也可以通过一些方法直接促进适应性行为的泛化,例如,创造一个与儿童日常生活相似的场景,在治疗中增强儿童对行为的自我控制感,这样也可以帮助儿童更好地将适应性行为泛化到日常生活中。

对非适应性行为复发的预防包括巩固儿童的认知行为技巧和降低儿童对治疗师的依赖两个部分。治疗师需要在治疗中突出那些能够有效帮助儿童克服困难的关键技巧,尽管退步是学习任何一种新技能的必经历程,但父母与儿童仍然需要了解出现退步时应该如何处理,在治疗方案中治疗师同样需要将这个部分考虑在内,帮助父母和儿童了解在治疗结束后会发生什么,以及当特定的情况发生时应该做什么。在认知行为游戏治疗中,这也许可以通过制作"学习功课记录册"的方法来实现,随着治疗的开展,治疗师和儿童共同记录治疗过程中的收获,当问题再次出现时,父母可以与儿童一起复习这本记录册以寻找克服困难的技巧。

在帮助儿童处理治疗结束带来的感受和影响时,理想的做法是采取一种渐进式的结束方式,这样治疗师和儿童可以有一定的缓冲时间。儿童需要对治疗即将结束这一现实,以及治疗结束后可能产生的感受有所准备,例如治疗师可以告诉儿童:"我们还有两次游戏时间,之后我们的游戏就要结束了。"在这个阶段,儿童出现一些不良感受是正常的。治疗师可以直接与儿童讨论这些感受,例如,"我们的治疗要结束了,这似乎让你感觉很难过",或者通过描述其他儿童可能有的一些体验间接地让儿童分析、体会自己的感受。认知行为游戏治疗师需要告诉儿童他很重要,并且他现在体验到的这些感受都是正常的。儿童可能会从玩偶对治疗结束表现出的感受中获益,例如,听到玩偶说"我会想念你的,同时我会很高兴听到你做得很好"。拿到一张写有治疗师名字和电话的工作名片,或者看到自己送给治疗师的卡片被妥善保存也会对儿童更好地度过治疗结束阶段有所帮助。

在治疗的最后阶段,治疗师可能会逐渐减少与儿童的会面,如从每周一次到两周一次,再到每月一次,最后到特殊时期(如新的学年开始、搬家、父母离异或再婚等)会面。这种渐进式的结束方式会传递给儿童这样一个信息,即在没有治疗师的情况下他也可以做得很好。在结束阶段,治疗师需要指出并表扬儿童在治疗中的努力和收获,如果儿童感觉问题行为可以让他再次回到治疗室,那么他可能会为了再次见到治疗师而表现出问题行为。因此,开放式的结束也是必要的,治疗师可以让儿童明白,即使没有问题也可以回来见治疗师,并且父母也会与治疗师保持联系,这样可以让儿童感受到即使治疗结束了,治疗师仍然非常关心他。

在最后一次治疗时,治疗师可以设计一个结束的仪式或举办一个聚会,这可以成为治疗结束的标志,儿童也可以为这个仪式做一些特别的计划。这样一个仪式的目的是再次强调儿童在治疗中的积极收获,强调儿童的自我控制能力和掌握的帮助自己的技巧,治疗师可以为此准备一个小小的具有象征意义的纪念品,如一张特别的证书或者治疗中对儿童帮助最大的一个小玩偶。

第四节　临床案例介绍

一、个案问题及背景资料

轩轩是一个白净瘦弱的小男孩,五岁八个月大,正在一所双语幼儿园读中班。

从读幼儿园开始,几乎每天早上入园时轩轩都会大哭大闹一番,怎么也不肯跟幼儿园老师进去,仿佛幼儿园是一个非常恐怖的地方,这种情况到了小班第二学期才有所缓解,但有时仍会出现。据幼儿园老师反映,轩轩在课堂上非常沉默,几乎不与老师互动,也不跟其他小朋友一起玩,注意力不集中,常常看着窗外发呆,有时坐立不安。做游戏时,轩轩表现得非常胆小,有时候在游戏中需要每个小朋友轮流说动物的名字,其他小朋友会非常兴奋地说出动物的名字还会模仿动物的动作,但轩轩总是不说话,即使幼儿园老师非常耐心地询问和鼓励他也没有用,他依然保持沉默。课间,当其他小朋友在一起嬉笑打闹时,轩轩几乎总是独自坐在教室的小凳子上,不会主动去玩教室里的玩具,有时看着其他小朋友玩,会流露出向往的表情,但当小朋友邀请他一起玩时,他却不理睬,久而久之,轩轩和其他小朋友的关系越来越差,班级里没有小朋友愿意和他说话。吃点心时,轩轩经常把他爱吃的点心全部抢到自己面前,不愿与小朋友分享,甚至不让其他人碰,只顾自己吃。

午睡时间,他经常在自己床上发出奇怪的声响,影响其他小朋友睡觉。上小班时有一次一个小男孩误拿了他的玩具,轩轩发现后不仅抢回了自己的玩具,而且愤怒地去咬那个小男孩的手臂,用手抓他的头发,被老师强行分开后躺在地上一边打滚一边哭闹了很久。

据轩轩父母反映,轩轩在四岁以前一直是个非常乖巧的孩子,跟别人打交道时是会有羞怯的表现,不过只要给他时间让他渐渐熟悉对方,他就能很融洽地跟对方相处,还会主动邀请对方来家里玩。但四岁以后,轩轩逐渐变得沉默,只有在和父母相处时,才会比较自如地说话,当他提出想要一样玩具而父母没有满足他时,他就会不管不顾,直接大哭大闹满地打滚,直到父母妥协把他想要的玩具拿到他面前。每天晚上,他都要缠着父母讲很久的故事,直到很晚才会睡着,即使睡着了,一听到有开门的声音就会马上醒,开始哭闹,这时必须要妈妈抱着哄才会停止哭闹慢慢睡着。当妈妈没有马上回答他的问题时,他就会对妈妈大发脾气,甚至会用拳头打妈妈,边打边说:"不要你了! 不要你了!"

轩轩的爸爸是一名 IT 工程师,为了完成国外客户的任务常常在公司加班到深夜,有时还会直接飞去国外出差,工作压力较大,因此在面对轩轩时,有时会表现得没有耐心。轩轩的妈妈也是一名高级白领,做财务工作,从怀上轩轩一直到轩轩三岁,妈妈没有去工作,在家一心一意照顾轩轩,三岁时请了保姆,专职负责照顾轩轩,但由于对保姆不满意,两年多来轩轩家已经换了七八个保姆,最短的只做了一个星期就被辞退。她们无一例外都是从农村来到城市打工的妇女,有的被辞退是因为普通话说得不标准或者话语间带着粗话,轩轩父母担心他的语言发展会因此受到影响,有的是因为常常迟到早退。有一次轩轩妈妈下午临时回家,看到保姆自顾自地在看电视,而轩轩明显哭过还一直喊饿,因此轩轩妈妈立刻辞退了这位保姆。后来才了解到,保姆经常自顾自地看电视或做私活,而对轩轩的喊叫不理不睬,每当轩轩吵闹的时候,保姆总是很严厉地恐吓轩轩说是因为他妈妈不要他了才找保姆来照顾他。

二、治疗的理论架构

根据对轩轩的观察,以及对他成长史的了解和评估,治疗师发现轩轩在很多方面都与大部分同龄孩子不同,尽管他曾经被扣上"高功能自闭症""心理发育迟滞"等帽子,但这些异常表现并没有达到儿童期精神疾病的诊断标准。像轩轩这样在某些方面与众不同,或在发展中不同于正常群体的儿童,很容易被成人从经验层面贴上疾病的标签。在学前教育领域,这一类处于边缘灰色地带的儿童被称为"边缘儿童"。边缘儿童是指生活在正常的教育机构中,在社会交往和行为表现等方面有别于正常儿童群体,在情感和社会性等方面处境不良,在一定程度上有特殊需要的个别儿童。边缘儿童的边缘性体现在焦虑情绪、一定的行为偏差、与同伴交往不畅,以及游离于群体之外等特征上。结合轩轩在幼儿园和在家里的表现,不难看出,轩轩在这几个方面都存在一定问题。

（一）情绪方面

与同龄伙伴相比,轩轩的情感较为脆弱,情绪不稳定,容易焦虑且脾气暴躁,缺乏安全感,这些可以从他抗拒和害怕上幼儿园,当要求没有被满足时歇斯底里,上课时常常看着窗外或坐立不安,晚上睡觉时容易惊醒等表现中看出。

（二）情绪表达方面

在情绪表达方面轩轩也有所欠缺,这既表现在当同伴误拿了他的玩具时他表现出极大的愤怒,他不懂得怎样去表达这种愤怒的情绪,于是他只好诉诸暴力行为;也表现在当妈妈没有对他的需求给出及时的回应时,他内心的不安全感被激发,害怕妈妈会像保姆说的那样不要他,但他不知道怎样表达,于是,他只好通过攻击妈妈来表达他内心的害怕和担心。

（三）行为方面

轩轩最开始是作为正常儿童进入幼儿园的,除了在入园时表现出严重的分离焦虑外,其他方面与同龄伙伴并无区别。随着集体生活时间的延长,轩轩逐渐表现出一些明显与众不同的行为,例如上课注意力不集中,时常看着窗外,坐立不安,午睡时发出奇怪的声响,以及暴力行为等。

（四）同伴交往方面

在与他人交往的过程中,轩轩表现出较强的以自我为中心的特点,不顾及别人的想法和感受,也不顾及当时的情境,例如在午睡时发出声音影响到同伴休息,吃点心时自顾自把所有爱吃的点心全部拿到自己面前不许同伴一起吃等,这些行为导致轩轩常常遭到同伴的拒绝和排斥,不能与同伴一起交流或一起做游戏。轩轩一方面想与同伴一起玩,另一方面由于自己的自卑和胆小,社交技能的缺乏,不敢主动融入集体。轩轩无法清楚地表达自己的想法和感受,当遇到问题时,往往用嘴咬、手抓、拳打等攻击性方式来伤害同伴,这也导致与同伴间的沟通不畅,同伴也不愿意与他一起玩耍。

（五）游离群体方面

尽管轩轩在幼儿园已经读到中班,但他对幼儿园的集体生活存在明显的不适应,他对上幼儿园仍然存在着抗拒和害怕的情绪,对幼儿园的活动缺乏兴趣,当其他儿童与老师在语言、身体动作、目光等多方面进行互动时,轩轩好像根本没有看到这些,也没有兴趣与老师进行互动。当老师试图用特别的方法对轩轩进行个别教育时,例如对轩轩更有耐心,更多地鼓励他,或让他坐在老师身边等,轩轩依然不为所动,久而久之,老师也逐渐失去了耐心,这导致轩轩更加游离于群体之外。

从认知行为理论的角度来看,尽管轩轩这种与众不同的行为给他带来了困扰,使他游离于同伴群体之外,并常常体验到失败的感受,但同时他的表现也让他得到了父母更多的关注和妥协。事实上,父母的回应方式在某种程度上强化了轩轩的不良行为,例如,当轩轩为了一个玩具而哭闹不止时,父母的做法是满足他让他得到这个玩具;当轩轩在课堂上表现出问题行为时,他获得了老师和同伴的关注,尽管这种关注在后期已经减弱,但在轩轩问题行为的形成阶段,这些关注起到了重要的作用。此外,保姆严厉地恐吓轩轩说是因为父母不要他了才让保姆来照顾他,这个经历已经内化为轩轩内心的不合理信念,即"父母不要我,父母不爱我",结合他索要玩具和幼儿园的经历,这个信念可能已经发展为"我只有表现出特别的行为,才会得到别人的关注",或者"只有表现出问题行为,我才能得到父母多一些的关爱"。这些非理性的信念以及外界环境给予的刺激和强化,在很大程度上影响了轩轩的行为选择。

三、游戏治疗过程

对轩轩的治疗一共进行了十五次,为期五个月,其中包括三次访谈和评估工作。前十二次是每周一次，之后两次是每两周一次，最后一次则间隔了一个月。在对轩轩进行认知行为游戏治疗的同时，治疗师也会定期与轩轩的父母和老师见面，以便了解轩轩的相关信息以及提供有效的支持和建议。在设计治疗方案时，治疗师设计了一些带有不同问题的小动物玩偶，其中有一只不敢跟别人说话常常躲在一边，但很想跟大家交朋友的小青蛙，一只很焦虑常常发脾气的愤怒小鸟，还有一只有很多朋友的小老虎。在治疗过程中结合认知行为的技术，通过故事的发展来帮助这些小动物克服它们的困难，这样可以让轩轩不必直接面对自己的问题，而是从这些小动物通过自身努力克服困难的过程中理解自己存在的问题，从小动物身上学到应对困难的适应性技巧。

（一）第一阶段：导入适应阶段

这一阶段的主要目标是向父母和幼儿园老师了解轩轩的成长历程和背景资料，同时协助父母找到让轩轩来参与治疗的适当的方式，治疗师以临床访谈的形式完成了对轩轩背景资料的收集，在访谈最后与父母共同讨论出一个适合轩轩的邀请方式：告诉轩轩这是一个游戏，他需要在每次游戏时完成不同的任务，当他完成所有的任务时，可以从治疗室选择一个玩具带走。收集到的其他的成长历程和背景资料已在第一部分呈现。

（二）第二阶段：评估阶段

在评估阶段，治疗师使用了两种技术来完成对轩轩的评估。一种技术是与轩轩的父母进行第二次访谈，由他们填写一份儿童行为量表（Achenbach & Edelbrock，1983），这是一份标准化的量表，主要被用于筛查儿童的各种行为问题，适用于4～16岁的儿童。在对轩轩的评估中，被评为"有时候如此"的项目有：精神不能集中、坐立不安活动过多、喜欢缠着大人或过分依赖、怕上学、觉得自己无用或有自卑感、神经过敏容易激动或紧张、不肯说话。被评为"经常如此"的项目有：需要别人经常注意自己、不与其他儿童相处、害羞或胆小。虽然轩轩在这份评估量表的一些项目上得了分，但是从量表的计算结果上看，轩轩其实并没有心理病理上的问题。另一种技术则是通过最初两次与轩轩的游戏活动对其进行评估，在这两次活动中，治疗师允许轩轩在治疗室内自由地探索环境，选择他喜欢的玩具进行游戏，而不加以指导，目的是让轩轩尽可能地熟悉这个治疗环境，能在这个环境中感觉到安全感，并与治疗师建立信任感。

同时，在轩轩自由活动的过程中，治疗师会在某些时候过来询问，通过对游戏过程的观察和询问的互动，治疗师评估轩轩的自我表达能力、可能存在的不合理信念等。例如，当轩轩主动拿起游戏架上的一只愤怒的小鸟时，治疗师询问他是不是玩过这个游戏，喜不喜欢玩这个游戏，小鸟为什么要去打小猪，小鸟打小猪时可能在想什么，等等。通过这个过程，在最后设计游戏方案时，治疗师将这只小鸟列入了游戏材料。在游戏过程中治疗师发现，当出现一些稍有难度的任务时，如将玩偶的手脚摆成特定的姿势，轩轩尝试了一两次后失败了，此时他会自言自语"我不想做了，不行的"，并恼怒地将玩偶扔到一边，当试图引导轩轩说出扔掉玩偶的感受时，轩轩只说"不要它了"，从这些行为表现可以看出，轩轩缺乏表达情绪和感受的技巧，除了存在攻击行为外，轩轩还缺乏宣泄情绪的方法。另外，很明显，轩轩内心有一个"父母不要我，父母不爱我"的信念，使得轩轩在面临挑战时选择退缩，并将这样一种非理性信念泛化到所有人身上，变成"别人都不喜欢我"。这种非理性信念以及外界环境给予的刺激和强化，在很大程度上影响了轩轩的行为选择。

第一次游戏：轩轩不愿意单独进入治疗室进行游戏，直到母亲坐在治疗室看着他，才进入治疗室进行游戏。在游戏过程中，轩轩将各个玩偶摆放在沙盘的不同位置上或者把它们摆放成不同的姿势，除了从玩具架上取玩具放到沙盘上之外，轩轩并不热衷于探索治疗室的环境。当发现玩具架上有热门游戏"愤怒的小鸟"中的小鸟时，轩轩兴奋地向妈妈展示这个玩具，并模仿游戏中小鸟飞出去打小猪时的声音。由于玩具架上没有游戏中的小猪，因此轩轩另外找了一只塑料小猪来代替。在整个游戏过程中，轩轩一直在模拟"愤怒的小鸟"的游戏过程。

第二次游戏：这一次游戏，轩轩一来就自己走进治疗室，开始寻找他感兴趣的玩具，最后他找到了一个玩具电话、一部玩具手机和几幢漂亮的房子，将它们都摆在沙盘里（房子旁边放着电话，一直将手机拿在手里），然后开始在玩具区搜寻，不时地会问"妈妈呢？"当治疗师回答"在门外"时，就会走到门口去看看妈妈是不是真的在。当治疗师询问他拿在手里的是什么，可以用来做什么时，轩轩回答是手机，可以找爸爸。

（三）中期阶段

经过前两次的访谈和自由游戏,结合收集到的轩轩的各种资料,治疗师制定了这一阶段的实施方案。轩轩的非适应性行为主要体现在情绪管理和与同伴交流两个方面,这些问题与其内心的不合理信念有关,考虑到轩轩目前的认知能力,治疗从行为角度入手,帮助轩轩学习一些适应性的应对方式。治疗师使用了一些存在不同问题的小玩偶,一只不敢跟别人说话常常躲在一边,但很想跟大家交朋友的小青蛙,一只很焦虑常常发脾气的愤怒小鸟,一只有很多朋友的小老虎。游戏的过程就是结合认知行为游戏治疗的技术,帮助这些小玩偶解决自身的问题,治疗师通过行为塑造的方式,一步一步引导小动物学会与人交流,学会控制自己的情绪,同时"鼓励"这些玩偶用语言表达出自己的情感。

第三次游戏:这次游戏与第二次游戏相似,轩轩虽然不再要求妈妈一定要坐在治疗室内,但要求妈妈一定要在治疗室外,这样他一开门就能够看到她。游戏开始不久,轩轩打开门没有看到妈妈,于是他将手上的小鸟扔在地上,然后坐在地上开始哭,直到妈妈出现,抱住轩轩,解释自己刚刚是去了厕所他才停止哭泣,但轩轩再也不肯继续玩游戏,妈妈被再次请进治疗室,之后的游戏过程就是轩轩向妈妈一个个地介绍玩具架上的玩具,并热衷于让妈妈和治疗师向他购买这些玩具。通过这次游戏,治疗师与轩轩之间建立起了熟悉感和信任感,这对接下来的治疗过程很有帮助。

第四次游戏:治疗师向轩轩介绍了游戏中的玩偶,以及它们遇到的问题,并告诉轩轩,接下来他们要共同帮助这些玩偶解决问题。在这次游戏中,治疗师设计的情境是这三只玩偶正和其他玩偶在幼儿园的教室里玩,然后治疗师询问轩轩,接下来小老虎会怎么样,小鸟会怎么样,小青蛙又会怎么样。在回答小鸟会怎么样时,轩轩说小鸟想跟每个小玩偶玩,可是小玩偶都不喜欢它,都不愿意跟它玩,然后小鸟就发火了,从身体里发出很多子弹,去打那些玩偶,小青蛙在一边哭,因为也被打了。小老虎跟它的朋友们在一起,没有做什么特别的事。治疗师对轩轩在想象故事情节上的努力作出了肯定和鼓励,然后询问他小鸟为什么要和每个小玩偶玩,轩轩一边摆弄小鸟的嘴巴,一边回答说就是因为小鸟想跟小玩偶玩。

第五次到第八次游戏:这四次游戏还是在之前的情境中进行,小鸟在被其他玩偶拒绝后,觉得非常受挫,于是来找小老虎,希望小老虎可以陪它玩。小老虎答应了,提出和小鸟在治疗室内玩送外卖的游戏,小鸟打电话给小老虎叫外卖,小老虎负责送上门。轩轩扮演小鸟,治疗师则扮演小老虎。游戏开始之后,小老虎和小鸟进行了好几轮送外卖活动,包括几次小鸟对小老虎送来的外卖乱发脾气的行为,每当小鸟乱发脾气时,小老虎都会微笑着问小鸟:"嘿,我知道你不满意,可是能不能告诉我你对什么地方不满意?"这时候,小鸟会给出答案,比如"送来的玩具很丑""你太慢了""爸爸不在家,我不能收外卖,等爸爸回家了你再来吧""你来得太晚了,我要上学去了"等,从轩轩通过小鸟的角色说出来的这些答案中可以看出,一方面轩轩很渴望爸爸在身边陪伴他,给他安全感;另一方面,尽管轩轩在班级里处于边缘地位,不愿意去幼儿园,但事实上他也渴望可以与同伴在一起。在游戏过程中,治疗师会强化轩轩为主动参与游戏作出的努力,对小鸟表现出的与人交流的行为表示肯定,同时借小老虎的嘴告诉小鸟,当觉得不舒服的时候,可以用语言表达,这些表达会被别人听到,同时别人会帮助它找到方法使它觉得舒服一些。经过几次不同模拟情境的强化练习,轩轩在治疗室中通过乱发脾气来表达自己内心感受的行为减少了。

在第七次治疗结束后与轩轩妈妈的会谈中,治疗师建议她,当下一次轩轩无理取闹要玩具时,可以向轩轩表达自己已经了解他的需要,知道他很难过,但他的要求超出了合理范围,自己不会满足他,但依然爱他,会陪着他克服不太舒服的感受。

第九次治疗:在这次治疗开始之前,轩轩妈妈向治疗师反映,昨天轩轩在学校里哭泣,原因是小朋友提到了爸爸,而轩轩的爸爸正好出差去了。轩轩在哭时说想爸爸。因此,这一次的治疗临时改为在治疗过程中,通过电话,引导轩轩说出对爸爸的感受。在治疗开始时,治疗师拿出电话,告诉轩轩今天他们要玩一个打电话的游戏,并询问轩轩最想打给谁,轩轩的答案是最想打给爸爸。在打电话过程中,轩轩问了很多诸如"爸爸你什么时候走的? 出差的地方有没有好玩的玩具? 有没有太阳公公? 是不是坐飞机回来? 坐在飞机上是不是能跟太阳公公打招呼?"等问题,治疗师就在电话另一头模拟爸爸的回答。最后,当治疗师再一次问轩轩,还有没有其他问题时,轩轩才问爸爸什么时候出差回来。在打电话结束后,治疗师询问轩轩,给爸爸打过电话之后感觉怎么样,轩轩说爸爸礼拜五就回来了,爸爸会给他带一个小玩具。这时治疗师对轩轩在电话中表达情感和需要的行为进行强化,对他在这个游戏过程中的努力进行肯定,同时告诉他想念爸爸的情绪是正常的,想念爸爸是因为爱爸爸。另外,在这次治疗过程中治疗师发现,轩轩使用语言来表达自己的情绪和需要的能力显著提高,尽管在治疗过程中治疗师尚未对这一块进行特别处理。

第十次到第十二次治疗:这三次治疗主要集中在那只不敢说话的小青蛙身上,在开始情境扮演前,治疗师询问轩轩,还有哪只小玩偶没有说话,轩轩指了指这只小青蛙。治疗师又问轩轩,这只小青蛙想不想跟大家说话,轩轩回答说想的。接下来,治疗师邀请轩轩一起来帮助小青蛙,鼓励这只小青蛙跟它的同伴说话。在这个过程中,治疗师扮演的小老虎承担了鼓励还不够勇敢的小青蛙跟大家一起玩游戏的责任,轩轩负责带着小青蛙,在他觉得小青蛙有足够的勇气跟同伴说话时,扮演小青蛙来跟小老虎对话。每一次小青蛙说话的时候小老虎会给予赞美和鼓励,增强小青蛙主动跟同伴说话的信心。

（四）结束阶段

由于时间的限制,从第十三次治疗开始,治疗师提醒轩轩关于这次游戏治疗的结束时间,并逐渐将游戏治疗的重点转移到对已学技能的巩固和对结束治疗的感受的探讨上。在巩固技能方面,治疗师争取到了幼儿园带班老师的支持,由老师在班级活动中扮演小老虎的角色,让轩轩在游戏与现实生活之间能有一个过渡,也可以有一个缓冲期,在治疗还未结束时,治疗师可以与轩轩共同探讨幼儿园中发生的事情。在结束治疗的感受方面,在第十四次治疗快结束时,治疗师交给轩轩一个特别任务,告诉他玩偶们即将毕业,它们需要一个毕业仪式,所以请轩轩帮忙想毕业感言。第十五次治疗时,由治疗师扮演那三只小玩偶,分别向轩轩进行自我介绍,告诉轩轩,它们在这半年的学习中学到了什么,并且很高兴可以认识轩轩,相信轩轩可以在生活中做得和它们一样好。同时,小玩偶们向轩轩承诺,它们会继续努力解决自己的问题,当轩轩想要找它们玩的时候,可以把它们叫出来。在小玩偶们自我介绍完毕后,治疗师邀请轩轩向这半年来一起学习玩耍的小玩偶们赠送一句话。轩轩对小老虎说的是"小老虎,你真好,我很想跟你做朋友",

对小鸟说的是"小鸟，小猪也好可怜，我们下次不要打它了好不好"，对小青蛙说的是"小青蛙，你要勇敢点，像小老虎一样，有很多朋友"。最后，治疗师让轩轩在治疗室内选择一样玩具带走，轩轩选择了那只小老虎，因为他和小老虎已经是朋友了，想邀请它回家继续玩。

四、结果与随访

在结束治疗半年后，治疗师来到轩轩所在的幼儿园，并从幼儿园老师那里了解到，虽然轩轩在班级里仍然比较沉默，但当需要做游戏时，轩轩开始主动参与，也有了几个可以一起说话，一起组成小组进行游戏的伙伴。在情绪管理方面，现在轩轩已经能够做到午睡时即使睡不着也保持安静，吃点心时愿意将点心分享给同伴吃，哭泣的行为已经不再发生，虽然偶尔还是会发脾气，但是能很快恢复，也不再攻击同伴。

从轩轩的父母那里了解到，这半年来，小老虎一直躺在轩轩的床上陪他睡觉，轩轩不像以前那样容易惊醒了，几次试图用哭闹要挟父母买玩具的行动失败后，在家里哭闹的行为也少了。在这个过程中，父母也作出很多改变，例如，当爸爸要出差时，不再突然消失，而是会告诉轩轩出差的时间、回来的时间、去的地方，等等，并且保证每天都给轩轩打一个电话。妈妈开始学着将更多的时间花在陪伴轩轩上。当轩轩表达自己的情绪时，父母会给予强化，并表示他们了解轩轩的感受，表达他们的理解等。父母的这些改变，在很大程度上帮助轩轩建立起了安全感，有助于他采取更具适应性的行为来应对生活中的问题。

五、个案治疗的讨论

治疗师对轩轩这个边缘男孩的治疗目标有两个：一是帮助轩轩积极参与同伴活动；二是帮助轩轩学习控制和表达情绪。从结果来看，这两个目标虽未全部达成，但轩轩的状况已经有了一定程度的改善。在整个治疗过程中，治疗师使用玩偶处理轩轩的问题，将治疗过程寓于游戏过程，使轩轩更加理解治疗中发生的故事，也更有兴趣参与。玩偶们向轩轩示范了很多适应性技巧，并且从轩轩的整个变化以及在结束治疗仪式上他对玩偶们的赠言中可以看出，他对玩偶们的行为有积极的回应。

　　另外，在治疗过程中，治疗师使用了大量的鼓励和正强化。从第一次游戏治疗开始，治疗师就一直致力于创设一个安全的、有利于开展治疗的环境，鼓励轩轩对治疗室进行自由探索，并对轩轩表现出来的好奇心和探索行为进行正强化。在正式游戏过程中，治疗师不断对轩轩的努力进行正强化，并鼓励轩轩积极参与游戏。在与玩偶的情境扮演互动过程中，治疗师利用玩偶向轩轩示范鼓励和正强化，从治疗的后半阶段可以看出，轩轩在与玩偶们对话时也会自动地使用正强化技术，当他努力向玩偶们给予正强化，而玩偶们也积极回应他时，轩轩开始越来越喜欢用这样的技术。

　　遗憾的是，由于时间限制，治疗没有进一步开展下去，以便将轩轩目前已经掌握的正强化的方法与他的自我认知相结合，调整早年生活经历，尤其是被保姆忽视和恐吓的那段经历带给轩轩的一些非理性的信念和认知。如果治疗可以继续下去，那么对轩轩的治疗效果可能会更好。

　　通过认知行为游戏治疗，儿童可以在游戏过程中理解自己的行为和潜在的想法，结合认知行为技术，儿童的认知和行为得以改变。在讨论游戏治疗时，对游戏治疗效果的评估是一个不容回避的话题。在针对边缘儿童的认知行为治疗中，结合轩轩的个案，起到关键作用的可能有以下三个因素：

　　（1）在治疗过程中，原本处于边缘地位的儿童得到了治疗师一对一的持续积极关注。

　　（2）治疗室中专用的游戏室、玩具材料和相对比较稳定的人际关系，给边缘儿童创设了一种建立秩序感的条件和支持性的心理环境，这帮助儿童重新建立了安全感。

　　（3）玩偶的介入，为儿童来访者提供了学习的榜样，通过互动，边缘儿童逐渐意识到自己存在的问题，治疗师创设条件让他们改变。

　　虽然目前已经有充足的临床证据表明，问题行为的频率在治疗中和治疗后确实会发生改变，但影响治疗效果的变量有很多，因此很难证明这些改变就一定来自认知行为游戏治疗。认知行为游戏治疗的疗效如何，尤其是认知行为游戏治疗对边缘儿童的疗效如何，仍然需要有更多的实证研究，以便找出在治疗过程中，哪些是对治疗有效的因素。

本 章 小 结

认知行为游戏治疗是一种专为儿童设计的融合了认知理论和行为技术的治疗方法。认知行为游戏治疗的特点是直接以治疗目标为导向,结合儿童发展理论,以认知行为治疗理论为基础进行干预。在干预过程中,治疗师通过游戏间接地将更具适应性的认知和行为传达给儿童,由此,儿童习得了积极的行为,达到治疗目标。在认知行为游戏治疗中,榜样示范、角色扮演和行为强化是常用的干预手段。本章介绍了对幼儿园中班男孩轩轩的十五次认知行为游戏治疗,通过治疗,轩轩改善了原先贴有"高功能自闭症""行为障碍"标签的行为,学会积极的自我强化,逐渐摆脱了不合理的认知信念。

推荐阅读

莱德利,马克斯,汉姆伯格.(2012).认知行为疗法.北京:中国轻工业出版社.

第六章　亲子游戏治疗

本章导引

1. 你的孩子经常发脾气、说谎、胆小、学习态度散漫、没有自信心吗？这时你会束手无策吗？

2. 你参加过孩子学校或者社区里面组织的亲子活动吗？

3. 你在周末休息的时候有跟孩子一起做游戏的习惯吗？

4. 在与孩子的游戏过程中，你是怎么做的呢？

很多父母愿意花很多钱为孩子买吃的、穿的、玩的，他们认为满足孩子的物质需求就是最好的。即便如此，他们仍然表示在与孩子沟通方面存在问题，有时候他们根本不了解孩子在想些什么，要些什么。家长们不妨想一想，有多少时间你是和孩子一起度过的，当你和孩子在一起的时候，你真正地体会过他们的感受吗。

现代社会对父母有较高要求，一方面要不断地调整自己适应社会、适应工作，确保自己的饭碗不被别人抢走；另一方面要想办法获得更高的经济收入，让自己的家人生活得更好。于是，繁杂的工作占用了大部分的时间，回到家只想着休息，忽视了孩子的需求。多次以后，孩子再也不会表达他对你的想法或者情感需求了。

很多实证研究证实早期亲子关系将对一个人一生的人际交往、心理健康等方面产生深远的影响。我们也发现，在现实生活中，越来越多的儿童表现出攻击、抑郁、自闭、恐惧等问题，这些情况不能仅靠专业人士来改善。我们希望通过临床案例介绍，传授给父母一些与孩子一起做游戏的技巧，让他们也成为孩子问题的治疗者。

第一节　亲子游戏治疗的理论概述

一、亲子游戏治疗简介

亲子游戏治疗(filial therapy),也称亲子关系促进治疗(parent-child relationship enhancement therapy),它是以父母为辅助对象的辅导活动,在辅导过程中训练父母学习个人中心治疗取向原则,借此增强家庭成员之间良好的互动以及鼓励他们多了解自己和他们的孩子,父母在儿童中心游戏治疗取向治疗师的督导下,和孩子进行亲子游戏,使父母成为改变孩子的最重要的辅助力量。

人们都说家庭是儿童的第一所学校,儿童最早接受的教育就是来自家庭。在家庭教育中,父母扮演着不同的角色,各自的作用也是不可替代的。在古代,人们就已经肯定了父亲在家庭教育中的地位:"养不教,父之过。"随着现代社会的高速发展,人们受到各种社会压力和社会因素的影响,母亲渐渐被认为是孩子家庭教育的主导者。

对孩子来说,游戏就是他们的语言,玩具是他们的工具。"亲子游戏"这个名词,相信很多人都听说过,同时很多人抱有这样的想法,即认为只有那些有问题的孩子才需要治疗,有些父母认为孩子有问题就应该找专家或者专业人士,质疑玩玩具如何能治疗孩子的问题。那么,亲子游戏治疗和平日里的亲子玩玩具做游戏具体有什么区别呢?

日常亲子玩玩具做游戏虽然是互动的,但比较随意。在游戏中,有时孩子发挥主导作用,有时父母发挥主导作用,但是父母较少探究孩子在游戏中的每个动作、每句话背后隐藏的意思。亲子游戏治疗则有别于日常的亲子游戏,亲子游戏治疗是在一种安全的环境下让孩子发挥主导作用,父母在旁聆听以了解孩子的心声,让孩子能够自由地、安全地、可持续地向明白他内心世界的人(尤其是父母)表达心事及需要。

阿克斯兰(Axline,1969)和格尔尼(Guerney,1983)指出,通过专业的指导,父母可以成为改变孩子的重要力量。虽然很多实证研究都证实父母在改变孩子中起到的作用,但是运用这种观念的亲子游戏,并没有像预期那样被广泛应用。究其原因,一种解释是,很多治疗师认为父母不论在身体上还是心理上,都很难成为游戏治疗中儿童的伙伴,他们只是依赖其他的专业知识来处理父母的状况。

通过个案,治疗师希望让实践工作者看到使用亲子游戏治疗的好处。格尔尼夫妇曾指出,亲子游戏治疗提供了一个游戏治疗的好方法,将治疗师的角色拓展到家长和家庭中(Guerney,1983;Guerney & Guerney,1985)。举例来说,曾经有一个家庭暴力的案例。来访者是一位年轻的女性,婚后不久丈夫便对来访者实施家庭暴力,更不幸的是来访者9岁的儿子目睹了父亲殴打母亲的整个过程,此后儿子在家里和学校都表现出一定程度的攻击性。治疗师要求父母参与孩子的治疗过程,不仅是要让父母认识到他们在孩子生命中的重要性,更是要强烈地告知父母,他们给予孩子的应该是正向的积极力量而不是负面的破坏性力量。父母应该建立一种对亲子关系饱含期待的态度,这种态度将引导他们接受新的知识,获取专业的帮助。同时,这个方法需要明确的示范,以及对亲子间互动的观察,从而使父母接收到的不是模糊的建议,而是透过游戏情境中的观察反馈提出的明确的指示。跟父母空谈如何处理孩子的问题,远不如让他们实际行动起来。

亲子游戏治疗的最终目标是通过游戏的媒介作用,教导父母如何与他们的孩子互动。亲子游戏治疗要能处理父母在特定游戏情境中,对责任、目标、困难等问题的关注,理解孩子想要表达的东西,并持有同理心。在亲子游戏治疗的过程中,父母在学会对孩子进行给予的同时,也能在治疗中体验到被理解和接纳的感受。亲子游戏治疗对父母的另一个好处是,他们学会了一种没有标准化要求的、灵活的方法。对父母来说,尤其是那些想要掌控孩子的父母,比较困难的是,如何在游戏过程中变得较为接纳孩子。在反馈的过程中,亲子游戏治疗师总是会强调父母的正确行为,并针对重要的部分进行正确反馈,这样能够使父母更好地处理状况,以及更好地接纳孩子。

二、亲子游戏治疗的发展历史及有效性

(一)亲子游戏治疗的发展历史

训练父母在儿童活动中发挥治疗的功效最早可以追溯至1909年,弗洛伊德成功地指导了一位5岁男童的父亲在游戏过程中对孩子作出适当的回

应;1949 年巴鲁克(Dorothy Baruch)提倡在家中进行有计划的游戏活动,这样能够促进亲子关系;1957 年富克斯(Natalie Fuchs)使用阿克斯兰创立的游戏治疗模式,发表了一个很成功的家庭游戏治疗的案例;1959 年莫斯塔卡斯(Clark Moustakas)针对家庭游戏治疗提出了对父母重要性的看法(Landreth,1991)。直到 20 世纪 60—70 年代,训练父母成为儿童的辅导代理人,才以一个系统的主张出现。

亲子游戏治疗最早是由格尔尼夫妇在 1964 年创立的,该游戏治疗依据儿童中心游戏治疗理论,训练父母成为游戏的代理者,在家中与有行为偏差和情绪困扰的孩子进行固定的、受督导的家庭游戏活动。最初亲子游戏治疗是针对 10 岁以下,具有严重情绪和行为问题的儿童设计的治疗模式。

后来,兰德雷斯在格尔尼夫妇的基础上进一步发展了亲子游戏治疗。他认为,亲子游戏治疗是指受过游戏治疗专业训练的治疗师演示治疗的过程,并训练父母成为治疗师的代理者,让他们在家中对儿童进行治疗,并接受治疗师督导的一种独特方法。父母被教授一些基本的儿童中心游戏治疗的技巧,例如回应性的聆听、发现孩子的情感需求、帮孩子建立自信等。父母要学习如何创立一种可以促进亲子关系的不加评判的、理解的、可接受的环境,以促进个体的成长以及儿童与父母之间关系的改善。他还将治疗的对象逐渐扩展到一般儿童的父母、幼儿教师、小学教师,以及与儿童相关的培训人员上。

范弗里特(VanFleet,1994)把亲子治疗重新命名为"儿童关系改善家庭治疗"(child relationship enhancement family therapy,CREFT)。儿童关系改善家庭治疗师对儿童的父母进行训练,教他们如何实施以儿童为中心的游戏治疗。心理治疗师教家长如何实施具体的游戏治疗,并在实施游戏治疗的过程中对儿童父母进行督导。在取得一定成效之后,父母在家中继续对孩子进行游戏治疗,并定期到治疗师那里进行咨询、汇报情况,治疗师给予相应的反馈和督导意见,以提高父母的游戏技能。儿童关系改善家庭治疗理论的基础有两个:(1)游戏是儿童表达自己,学习新技能,吸收新经验,培养问题解决能力和应对能力的媒介。亲子游戏治疗师认为,游戏能够对儿童的健康发展和自我认识起到很大的作用。(2)父母能够学会为自己的孩子实施以儿童为中心游戏治疗的必要技能。父母是儿童的第一养护者，是儿童生命中具有重要意义的人，对儿童的影响非常深远。在父母掌握了游戏治疗的技巧之后，治疗效果持续的时间会更长，并且是永久性的。虽然亲子游戏治疗最适合面向 3～12 岁的儿童，但范弗里特认为，亲子游戏治疗也适用于青春期的孩子。

（二）亲子游戏治疗的有效性

亲子游戏治疗提供了一种游戏治疗的好方法，让治疗师将他们的角色拓展到父母和家庭中（Guerney，1983）。

早期有关亲子游戏治疗的研究多数集中在母亲身上，因为她们通常是儿童最直接的照顾者，对儿童的问题最有体验，是寻求帮助最多的人。斯托弗和格尔尼（Stover & Guerney，1967）进行了一项研究，在研究中母亲学习亲子游戏治疗的方法，并且在游戏过程中改善孩子的行为。这项研究有 50 名母亲参与，历时长达三年，研究结果显示，在亲子游戏治疗中所有孩子的主要困难水平都得以降低，并且多数变成非问题类型。他们在 1971 年的报告中指出，那些经历了亲子游戏治疗的儿童能够更合理地表达自己的攻击性情绪，更接近现实地与他们的母亲进行谈话和分享。此外，他们还认为，通过训练母亲获得游戏治疗必要的技巧，这些技巧可以帮助母亲更合理地表达自己的情绪，实现对孩子的自我引导，以及表达自己对孩子情感和行为的关注。

在此之后，许多关于亲子游戏治疗的研究不断出现，在这些研究中父母同时参与亲子游戏治疗，结果显示，孩子的问题减少了一半多。斯瓦纳科（Sywulak，1979）指出，亲子游戏中父母改善最显著的是对孩子的接纳度。而且，森修（Sensue，1981）在斯瓦纳科研究的后续跟踪调查中发现，这些效果持续三年到五年之久，甚至跨越了三代。格拉斯（Glass，1987）在研究中发现，父母在亲子游戏治疗中显示的接纳度的确可以影响孩子未来的自我概念。有研究者（Glazer-Waldman et al.，1992）认为，通过亲子游戏治疗，父母能学会如何与孩子互动。科特曼认为，在亲子游戏治疗中父母可以在没有压力的环境下，学到一个与孩子互动的新的、独特的方法。当父母学会与孩子进行具有治疗功能的游戏时，他们的孩子就可能从游戏治疗中获得好处，并且可以进一步学习与父母进行更为正向的、接纳的互动。研究发现，有父母参与的亲子游戏治疗的效果比单独由专业治疗师进行的游戏治疗的效果更好(Bratton,Ray,Rhine,& Jones,2005)。

有研究者(Glover & Landreth, 2000)将亲子游戏治疗作为一种干预手段,研究了它对印第安父母的影响。研究结果表明,通过亲子游戏治疗,父母增强了对孩子的同理心和接纳度,正向改变了父母的压力,同时孩子的自我概念水平得到了提高。元(Yuen,1997)对移民加拿大的中国父母进行亲子游戏治疗训练,结果显示,父母的压力水平显著降低,对孩子的同理行为增加,儿童的问题行为减少,自我概念增强。周和兰德雷斯(Chau & Landreth,1997)认为,亲子游戏治疗适用于不同文化背景中的儿童和家庭。

此外,布拉顿等人(Bratton & Landreth,1995)研究了亲子游戏治疗对单亲家庭的影响,泰夫(Tew,1997)研究了亲子游戏治疗对慢性病儿童家庭的影响,哈里斯和兰德雷斯(Harris & Landreth,1997)研究了亲子游戏治疗对母亲入狱服刑家庭的影响,兰德雷斯和勒伯格(Landreth & Lobaugh,1998)研究了亲子游戏治疗对父亲受刑家庭的影响,科斯塔斯和兰德雷斯(Costas & Landreth,1999)研究了亲子游戏治疗对非亲生父母性虐待儿童家庭的影响,卡莱和兰德雷斯(Kale & Landreth,1999)研究了亲子游戏治疗对有学习困扰的儿童及其父母的影响。这些研究都表明,亲子游戏治疗在减少儿童问题行为的同时减轻了父母的压力,增加了父母对儿童的接纳和同理行为。斯托弗和格尔尼(Stover & Guerney,1967)研究发现,没问题的孩子也和那些有问题的孩子一样,行为得到了很大改善。有研究者(Spivak & Cianci,1987)发现,父母的参与可使孩子表现出更多的自我控制和自我管理行为。

在国内,很多实证研究也证明亲子游戏治疗对于提高父母对孩子的接纳程度,改善亲子关系具有积极作用,对于儿童情绪问题和行为问题具有一定的治疗效果(万国斌,潘伟智,韦臻,张丹丹,2007)。在单亲家庭中,亲子游戏治疗同样可以作为一种干预治疗方法改善儿童的心理和行为问题(高峻岭,Ho,2002)。此外,有研究者探究了亲子游戏治疗在具体的情绪和行为问题方面的作用,如儿童多动症(韩南南,2011)、攻击行为、情感调整障碍、家庭暴力和性虐待(韦耀阳,马小琴,2008)。

与许多训练模式不同,亲子游戏既是一项干预治疗,也是一种预防的方法。即便对于那些没有问题的孩子，亲子游戏治疗也能使他们获益。

三、亲子游戏治疗的目标

亲子游戏治疗能使父母和孩子从中获得很多益处。最主要的益处也就是亲子游戏治疗的核心目标：加强父母和孩子之间的关系联结。父母和孩子之间强大的关系纽带，有助于营造一种健康的家庭氛围。在这样的家庭氛围里，家庭成员觉得自己是这个大家庭珍贵的、有价值的组成部分。通过这种新吸收的经验，家庭成员能更接近彼此的内心，寻找处理当下和未来挑战的更适宜的应对策略。

通常父母最初参加亲子游戏培训，是希望获得减少孩子核心问题的技巧。在亲子游戏培训的过程中，父母能够获得的技巧有：认识儿童情绪的技巧、反应式倾听的技巧、传递了解和扩展意义的技巧（同理心）、帮助儿童建立自尊的技巧、提供自由和设定限制的技巧、接纳孩子想象力的技巧。

虽然亲子游戏治疗的一个常规目标是减少问题行为，但是它还有一些其他的目标以提高家庭功能。范弗里特（VanFleet，1994）将亲子游戏治疗的目标分为儿童要达到的目标和父母要达到的目标。儿童在亲子游戏治疗中要达到的目标包括：（1）不受限制的认识和积极的情感表达；（2）提供被倾听的途径；（3）培养有效的问题解决与应对能力；（4）提高自信心和自尊心；（5）减少问题行为并发展积极的行为。儿童的父母在亲子游戏治疗中要达到的目标包括：（1）提高对儿童发展的认识，增强对孩子感受的敏锐性；（2）更好地理解儿童的需求和想法，以便更好地接受他们；（3）认识到游戏对于自己和孩子健康情绪管理的重要性；（4）学习如何鼓励孩子进行自我引导、自我负责和自我依靠，提高孩子的自信心；（5）改善养育技能，提高养育自信，增强父母对孩子的关心和责任感。根据儿童中心原则，父母要学会接受和重视孩子的独特性。亲子游戏治疗帮助父母对自己和孩子更加宽容，使养育孩子的期望更加贴近现实。

四、亲子游戏治疗的使用条件

当决定使用亲子游戏治疗时，我们首先需要了解，什么样的个案可以使用亲子游戏治疗，以及需要得到治疗师、父母什么样的配合，才能达到亲子游戏治疗的预期效果。

（一）对父母的要求

亲子游戏治疗要求父母中必须至少有一位能够参与到亲子游戏治疗的过程中，并且一旦进入治疗程序，就得有规律地参与。如果父母常以各种理由缺席（例如生病、出差、开会，等等），亲子游戏治疗就可能不适合他们。其实，在现实生活中，父母不能参与的问题比较普遍，如果遇到这样的个案，选择那些不需要父母参与的治疗方案比较适宜。

在采用亲子游戏治疗的过程中，治疗师需要了解父母心理层面上的配合度。如果父母在内心深处有严重的困扰，就不应该采取亲子游戏治疗。但是，治疗师不应该把那些没有情绪困扰的父母排除在外，这是因为他们并不是反对将孩子交给治疗师，而是对自己要参与治疗持有反对意见。这时就需要治疗师通过努力，帮助父母克服这种想法，说服他们参与治疗是有可能的。真正无法配合游戏治疗的是那些有严重的精神、情绪困扰的父母。这些父母虽然也可以在游戏治疗过程中得到一些收获，但是与其他正常的父母相比，他们想要在游戏治疗过程中学习技巧是比较困难的，因为他们很难具备执行亲子游戏治疗技巧的心理能量。部分有轻微问题的父母（例如拥有恐慌、焦虑等），能基本处理这些工作，并且他们能从治疗师那里获得帮助和支持。格尔尼（Guerney，1976）曾归纳得出最适合参与亲子游戏治疗的父母是拥有中等收入及高中以上（含高中）文化的父母。

（二）什么类型的儿童适合亲子游戏治疗

科特曼（Terry Kottman）和谢弗（Charles Schaefer）在《游戏治疗实务指南》（*Play Therapy in Action: A Casebook for Practitioners*）一书中指出，使用亲子游戏治疗，治疗师首先要知道哪些儿童适合亲子游戏治疗，并且可以达到治疗师期望的治疗效果。选择对儿童实施亲子游戏治疗，即选择了以儿童为中心的游戏治疗取向。

亲子游戏治疗适用于绝大多数儿童，而不仅仅是情绪适应不良的儿童。亲子游戏治疗已被成功地应用于以下问题：攻击行为、虐待、焦虑、抑郁、孤独、排泄障碍。并且适用于领养儿童家庭以及离异家庭、单亲家庭、有暴力行为的家庭等。

除了以上两点关于实施亲子游戏治疗的要求，实施亲子游戏治疗的治疗师还必须具有专业的亲子游戏治疗的理论知识和丰富的儿童中心游戏治疗的实践、督导经验。在亲子游戏治疗的过程中，要能教授父母进行游戏治疗的技巧。父母在家中进行亲子游戏治疗时，需要选择合适的地点，使游戏活动有足够的空间进行并具备隐蔽性。

五、亲子游戏治疗的实施程序

根据参与人数与治疗方案的不同，亲子游戏治疗主要分为两类：团体亲子游戏治疗和个案亲子游戏治疗。

（一）以团体形式实施的治疗

兰德雷斯将格尔尼夫妇的低结构长期的团体训练模式修改为固定 10 周的结构化团体治疗方案。这样的团体通常包含 6～8 位父母，治疗每周进行一次，每次两个小时。

第一周：治疗师参与到团体之中，与父母一起讨论养育问题，描述亲子治疗的目标，以及讨论在游戏中理解孩子世界的重要性。

第二周：治疗师组织父母学习以儿童为中心游戏治疗的基本原则。父母将获得一张玩具清单，并说明只有在进入游戏单元时，才能让孩子玩这些玩具。游戏单元不应该被门铃或电话干扰而中断。

第三周：父母将被告知有效的沟通技巧，包括八点要与不要的说明，例如，要让儿童自己主导、不要称赞儿童等。此外，在进行下一次会面前，治疗师将选择两名家长在家中拍下有关儿童亲子游戏治疗的录像。

第四周：父母报告自己在家中进行游戏治疗的情况，并且所有父母一起观看两名家长带来的录像。本次会面的重点是增强父母的技巧。此外，在进行下一次会面前，治疗师将选择四名家长带来在家中拍下的有关儿童亲子游戏治疗的录像。

第五周：操作与第四周基本相同。

第六周至第九周：操作与第四周、第五周相同。除此之外，父母将通过与养育相关的主题讨论巩固学到的技能和原理。治疗师还将把设限、给糖原理（给予选择权）和如何建立儿童的自信等技巧教授给父母。

第十周：团体培训结束，治疗师对父母取得的进步给予肯定，鼓励父母继续进行亲子游戏治疗。

　　治疗师通常喜欢以团体方式进行亲子游戏治疗,这是因为参与的父母可以从所在团体中获得支持。

　　(二)以个案形式实施的治疗

　　科特曼和谢弗认为,亲子游戏治疗应该包括五个步骤:

　　(1) 治疗师示范治疗游戏给父母看,这些游戏适用于父母及其子女,也就是说,父母和孩子可以一起玩。

　　(2) 在治疗师的督导下,父母练习与孩子做游戏。

　　(3) 父母独立与孩子做游戏,治疗师则在每周固定的会面中,对父母提出反馈。

　　(4) 治疗师鼓励父母将治疗室中的技巧,类化、转移到任何适合的实际生活场景中去。

　　(5) 治疗师和父母针对此次治疗进行评估和计划。

　　在亲子游戏治疗过程中,通常会有一段"特别时间",这是为了让父母和孩子有共同相处的时间,在此期间,父母扮演的是一个接纳者的角色。从第四周开始,治疗师将尝试教授父母一些亲子游戏治疗的技巧。通常治疗师也会推荐一些书籍供父母参考,如《教养:技巧训练手册》(*Parenting: A Skills Training Manual*)(Guerney,1988)等。

　　范弗里特(VanFleet,1994)认为,亲子游戏治疗的实施过程要按照以下顺序进行:治疗师对儿童进行测评,对父母进行训练(包括实施亲子游戏治疗的基本技能),第一次游戏治疗(即模拟游戏治疗,由治疗师扮演问题儿童),父母在治疗师的督导下进行游戏治疗,父母在家中进行游戏治疗,技能回顾,结束。

　　亲子游戏治疗师鼓励父母将家中所有的孩子一起包含进游戏治疗,这样可以避免子女间因争夺父母的关注而彼此忌妒,避免让那些有问题的儿童感觉自己被孤立。

　　六、家庭中的亲子游戏治疗过程

　　初期,治疗师会让父母和儿童在咨询室中进行亲子游戏,并记录下游戏过程中亲子互动的情形,以便进行观察。对父母在亲子游戏中的表现给予反馈,并与父母讨论,如何在家中进行亲子游戏治疗。

　　当父母掌握了亲子游戏治疗的方法和技巧时,便可以在家中进行亲子游戏治疗。治疗师会对父母提出希望他们记录下自己在家中与儿童进行亲子游戏治疗的情况和感受，因为这样不仅可以帮助父母更好地将在游戏中习得的技巧和态度应用到现实世界中去，而且便于治疗师给予反馈和指导。

通常情况下，在与治疗师的会面中，父母呈现在家中进行亲子游戏过程的顺序如下：

（1）在治疗师观察时，父母与孩子进行15分钟亲子游戏治疗（通常每次会面有两次这样的过程）。

（2）治疗师和父母讨论游戏过程的反馈（感受），治疗师给予鼓励。

（3）治疗师和父母讨论现实生活中孩子的状况、亲子关系，以及父母自身的问题。

（4）治疗师计划下一次的会面，必要时布置作业让父母在家中完成。

在家中进行亲子游戏治疗，方便父母与孩子进行亲子游戏，这样他们就只需每两周或每三周到治疗师这里进行短暂的演示，游戏治疗过程中遇到问题可以打电话给治疗师。这对那些路途遥远、交通不便的家庭来说，大大节省了路途上的时间。

但是，如果父母在家中找不到合适的场所进行亲子游戏，那么可以在合适的时间来咨询室进行亲子游戏治疗。

七、亲子游戏治疗中的注意事项

（一）不要求父母双方同时参与亲子游戏治疗

亲子游戏治疗的过程不能缺少父母和孩子，当然最理想的状况是父母双方都参与到游戏治疗中来。现实社会中，由于种种原因，父母同时参与只是一个不切实际的理想状态。但这不影响我们使用亲子游戏治疗，有研究（Stover & Guerney，1967）发现，当只有母亲参与亲子游戏治疗时，就可以取得临床上的明显改善，即便父亲只是一个旁观者。

（二）确保不停止与孩子之间的游戏活动

对只育有问题儿童的家庭来说，压力相对小很多。但有些家庭孩子比较多，除了问题儿童之外，还育有其他子女，这对父母来说压力可能就比较大，父母可以通过轮流隔周的方式，与问题儿童进行亲子游戏治疗。但是一定要保证能持续地进行亲子游戏治疗。

（三）治疗师要与父母保持联系，进行反馈督导

无论亲子游戏治疗是在治疗室进行，还是在家中进行，治疗师都要与父母保持联系，至少每两周与父母碰一次面，给予父母一定的指导和反馈。这样可以帮助父母打消心中的顾虑，将亲子游戏治疗坚持下去。

同时，可以在联系的过程中发现问题。例如，如果父母由于某些客观的因素放弃或中断了亲子游戏治疗，那么治疗师可以及时将问题儿童转介给专业人员进行游戏治疗。

第二节　临床案例介绍

根据以往的实践经验和理论资料，我们相信，亲子游戏治疗能够取得意想不到的效果。为了更清晰地向大家演示亲子游戏治疗师如何改善儿童的问题行为和情绪，改善父母对孩子的接纳情况，我们将以个案的形式而不是团体辅导的形式呈现治疗过程。虽然我们对团体亲子游戏治疗中家长的相互反馈给予很多的肯定和认同，但是我们认为个案更具体，更直观，更有助于理解和掌握。

一、个案问题及背景资料

芳芳和圆圆是一对 6 岁的可爱的双胞胎姐妹。初次来咨询时，姐妹俩是在妈妈和外婆的陪伴之下。令治疗师感到惊讶的是，姐姐的体格比妹妹要大上很多，而且姐妹俩并没有表现出像其他姐妹那样的亲密。据姐妹俩所在幼儿园的老师反映，姐姐和妹妹在学校里不愿意听从老师的安排，而且不与其他的小朋友一起玩耍。大家都在操场上做早操的时候，唯独姐姐芳芳不参加，任凭老师如何劝导都不管用。在姐姐的影响下，妹妹圆圆也渐渐地不愿意参加早操活动。更让人吃惊的是，芳芳居然咬了同班的小朋友明明。在家里芳芳也出现了一定程度的攻击行为，会摔东西、撕扯毛绒玩具，更有甚者，会打人，事后不仅没有反省反而咯咯地笑。

除了姐姐的问题之外，妈妈还比较担心妹妹圆圆的情况。妹妹刚出生时体质比较弱，考虑到带两个孩子的压力，妹妹就一直跟着外婆生活。妈妈会在周末带着姐姐去看望妹妹，或者带姐妹俩出去玩，但是妹妹经常生病，

实际上出去的次数并不是很多。后来要读书了，圆圆不得不回到父母身边。这样的改变让圆圆有点不适应。妈妈也不知道如何跟圆圆沟通。

妈妈的情况比较复杂，与爸爸的结合并不被家里人看好。但是妈妈年轻气盛，外加一点叛逆，以及突然怀孕，使得家里人不得不勉强接受爸爸，帮他们操办了婚礼。爸爸是某家公司的物流部经理，妈妈在一家外企做人事助理的工作，两人的收入除去平时的开支，每月可以有 5 000～6 000 元的余额存进银行。他们住在祖父母留给他们的老式的阁楼里，但是随着两个孩子的降生，他们明显感受到空间的拥挤，夫妻俩有换一个大一点的房子的想法。但是两个孩子的支出已经令他们的生活日益拮据，更不用说是在房价如此高昂的城市换上一个大一点的房子，夫妻俩的压力越来越大。尽管双方父母会给予一定的经济支援，但是夫妻双方都觉得不是长久之计。

妈妈比较擅长绘画，一次偶然的机会，她发现了一个做手机壳的商机，于是她便利用下班的时间，做起了淘宝手机壳的生意，正常情况下她每天能做 3～4 个手机壳，周末时可以做 10～20 个，这样下来，收入比她上班的工资还要高。妈妈和爸爸商量后就决定辞职在家里专心做淘宝手机壳的生意，这样也比较方便照顾孩子。可是，随着手机壳生意日渐兴隆，妈妈生意上的事情已经自顾不暇，有时候想不出新品，脾气会变得很暴躁。当芳芳在边上想要妈妈陪她一起玩的时候，如果不能得到母亲的回应，芳芳就会在沙发上又蹦又跳，这时妈妈就会很烦躁，有时候甚至将她锁在房间里让她自己玩。妈妈也意识到自己的这种处理方式存在问题，但是她就是难以控制自己。妹妹圆圆搬来之后，妈妈更觉得自己接近崩溃的边缘。

二、治疗的理论架构

在第一次的会谈中，妈妈非常迫切地希望改善姐妹俩和这个家庭存在的问题。但是她以自己没有时间为由，拒绝参与亲子游戏治疗，而是希望只对孩子进行游戏治疗。在治疗师的耐心讲解和劝说之下，妈妈终于答应每周六抽出一定的时间来治疗室（因为家里实在找不到合适的空间与双胞胎进行亲子游戏，在条件允许的情况下，治疗师安排他们到游戏治疗室进行亲子游戏）与双胞胎女儿开展亲子游戏治疗。同时治疗师表示希望下一次会谈，双胞胎的爸爸也能参加，这样就可以共同决定在游戏治疗过程中需要解决的问题,以及游戏治疗的一些相关知识和技巧。

第二次会谈,治疗师很欣慰地看到妈妈和爸爸带着双胞胎姐妹如约而至。首先,治疗师对妈妈和爸爸对这个家庭负责任的行为表示了肯定。接着大家一起探讨了目前这个家庭存在的问题,制定了希望通过亲子游戏治疗达到的目标:(1)学会如何与孩子进行交流沟通,尤其是如何与刚刚回归家庭的妹妹圆圆建立起正常的亲子关系;(2)让姐姐芳芳学会控制情绪,改善她的社交技巧;(3)让姐妹俩认识到,我们每个人扮演着不同的角色,会受到一定的约束,需要参与一定的活动;(4)帮助姐妹俩建立良好的关系,明白她们是一家人,而不是争夺爸妈疼爱的敌人,避免姐妹之间相互忌妒的问题;(5)妈妈要学会控制自己的情绪,掌握正确对待孩子需求的技巧。这些目标也得到了妈妈和爸爸的认同。

接着,治疗师向孩子的爸爸妈妈介绍并解释了亲子游戏治疗的过程,并强调他们必须学习新的与孩子互动的技巧,同时治疗师可能会教给他们一些额外的技巧,例如,特殊的社交技巧、结构化家务活动等。

最后,再次强调请父母安排好时间,以确保周六能按照约定到治疗室与双胞胎姐妹进行亲子游戏。考虑到这个家庭情况的特殊性,治疗师希望将两个孩子的游戏放在同一间游戏室进行。

三、亲子游戏治疗过程

(一)由治疗师示范游戏过程和游戏督导过程

1. 爸爸妈妈的治疗

在接下来的两周的治疗中,第一周由治疗师进行游戏过程的示范,第二周治疗师进行游戏过程的督导。

在与圆圆进行游戏的过程中,爸爸妈妈感到非常惊讶和感动。他们观察到圆圆表现得很积极、开心,就像同龄的孩子那样充满了好奇心。这与家里面那个胆怯、畏缩的圆圆形成鲜明的对比。在后面的督导过程中,爸爸妈妈对圆圆的表现很诧异,希望从治疗师这里得到帮助,如何让圆圆敞开心扉,像今天这样表现得活泼、开朗、积极,这是他们在家里很难看到的。

妈妈直接向治疗师表达了需要得到帮助的想法,希望改善姐姐芳芳的攻击行为,以及让姐妹俩学会遵守规范。她希望了解姐妹俩具体行为背后的意义(例如在游戏过程中,当治疗师关注妹妹圆圆的行为时,姐姐芳芳抱起玩具熊敲击地板,企图制造大的声响)。通过讨论,治疗师和妈妈一起分析这一行为,芳芳是希望通过这些行为,引起治疗师的关注,同时她有一种被冷落的感觉。妈妈认同了这一观点,妹妹圆圆刚回到这个家的时候,爸爸妈妈把主要的精力投入到妹妹的身上,这段时间姐姐芳芳的脾气变得比平常暴躁。并且每当芳芳发脾气的时候,爸爸妈妈就会转而去安慰她,这个过程实际上在无形中强化了芳芳的攻击行为。

爸爸妈妈很用心地学习亲子游戏治疗的技巧。治疗师建议他们要是有时间可以到治疗中心开设的亲子游戏家长培训班去听课,在那里同其他家长一起进行沟通交流。这样有助于提高他们在游戏建构过程中的能力,使用同理心接纳他们的孩子,以及在训练过程中学会如何设定规范。

最后,治疗师提醒他们需要给孩子传递正向的行为和能量,孩子的很多行为和思想都是从父母身上习得的。

2. 姐姐芳芳的治疗

芳芳挑选的玩具有毛绒熊、芭比娃娃和枪等。在芳芳进行游戏的过程中,引起治疗师关注的是她与芭比娃娃的游戏,一般的孩子会帮娃娃穿上漂亮的衣服,梳理头发。但是芳芳扯断了芭比娃娃的头发,扭转芭比娃娃的身体。如果发现大人们在关注她,她会更起劲地扭转芭比娃娃的身体。她还进行水枪射击的活动,需要的时候她也会寻求大人的帮助。

另外一个值得注意的地方是,当治疗师专注于妹妹圆圆的游戏时,芳芳似乎感觉被冷落,她试图通过制造出声响以引起治疗师的关注。

3. 妹妹圆圆的治疗

在刚进入游戏室时,妹妹圆圆有点胆怯,只是静静地站着。过了一会儿,治疗师走到圆圆身边,蹲下来问道:"这里有圆圆喜欢的玩具吗? 圆圆可以把它们取出来一起玩吗? 它们在这里太孤单了。"得到治疗师的鼓励之后,圆圆慢慢地从游戏筐里取出一大一小两个泰迪熊。她让大熊面对着小熊坐在一边,让小熊独自玩耍。

治疗师:圆圆,在玩耍的是熊宝宝吗?

圆圆:是的。

治疗师：那坐在边上的那个是谁呢？

圆圆：是熊妈妈。

治疗师：为什么熊妈妈不陪熊宝宝玩呢？

圆圆：妈妈忙，她在想家里的熊姐姐呢！

治疗师：那让我们一起问问熊妈妈好吗？熊妈妈你现在可以跟熊宝宝一起玩吗？

圆圆：（满脸期待地看着熊妈妈。）

治疗师：我听到熊妈妈说，她现在工作忙完了，熊爸爸在照看熊姐姐，她可以跟熊宝宝一起玩耍了。圆圆，你听到了吗？

圆圆：嗯，我也听到了。（捂住嘴巴笑了起来。）

治疗师：那我们让熊妈妈和熊宝宝一起玩，好吗？

圆圆：好的。

可以看出，圆圆内心还是很渴望有妈妈的陪伴的，但是又有一些胆怯。

（二）督导下的亲子游戏过程

1. 父母与孩子的游戏治疗过程

经过前两周的游戏过程示范和一次督导练习，治疗师建议父母与孩子一起练习，治疗师只是在一旁进行观察，结束后给予反馈。

首次与孩子的亲子游戏，妈妈被安排与妹妹圆圆一起玩，爸爸则被安排与姐姐芳芳一起玩。由于妹妹圆圆刚回归这个家庭，因此治疗师希望妈妈能先跟她建立好关系。在之后每周的亲子游戏中，则由父母轮流与芳芳、圆圆玩。在游戏过程中，父母不断提高他们与孩子互动的技巧和能力，当他们用同理心对孩子作出反应的时候，可以感觉到孩子很满足、很舒服。妈妈也很开心，她表示这是妹妹回归这个家庭以来与她相处得最开心、最亲近的一次。她对通过亲子游戏让妹妹尽快回归家庭很有信心。妈妈兴奋地表示，希望治疗师给她推荐关于亲子游戏的书籍，她想要了解更多。她感觉目前游戏治疗的效果很好。

爸爸表示，在刚开始的亲子游戏中，他很担心自己做不好，因此有点畏首畏尾。但是结果表明，他在游戏过程中作出了很多很好的回应，而且很多时候他都明白孩子需要的是什么。他能以同理心去对待芳芳，并在游戏中学会了对芳芳作出一些规范限制。同时，爸爸表示，他将同理心运用到工作中,同样取得了很好的效果。这大大激发了爸爸对亲子游戏的热情,他对这次的亲子游戏治疗抱有很大的期待。

可以看出,这对年轻的夫妇已经接受了亲子游戏治疗,并且相信它能够改善他们家庭目前存在的问题。以下是从妈妈第一次和圆圆,以及爸爸第一次和芳芳在治疗中心进行的亲子游戏治疗过程中摘取的记录。

妹妹圆圆与妈妈的第一次游戏治疗过程:

圆圆	妈妈	督导过程
刚进游戏室的时候,圆圆有点不知所措,她拉着妈妈的手,问要做些什么。	妈妈回答她可以在游戏室里做任何她想做的事。	在督导的时候,治疗师建议妈妈不用过早地给予孩子建议,应该让她表达自己的想法。同时要回应孩子的不确定感。此外,要提醒妈妈给予限制"你可以做几乎任何你想做的事"。
刚开始时圆圆玩姐姐上次玩过的洋娃娃。她帮娃娃换衣服,整理头发。	对于圆圆回头看向妈妈的举动,妈妈作出的回应好像在说:"妈妈看着你呢,你放心玩吧!"	建议了解孩子行为背后的真实意图后再作回应,实际上,孩子希望妈妈看到自己的成果,给予肯定。
过了几分钟,她发现了放在角落里的积木,她要求妈妈跟她一起搭城堡。	妈妈对孩子的请求作出了回应,"好的,妈妈跟圆圆一起搭一个圆圆公主居住的城堡"。之后基本上由妈妈完成了城堡的搭建工作。	我们首先肯定了妈妈对孩子需求的回应,但是亲子游戏治疗是一个以孩子为中心的治疗过程。这个过程需要他们的参与,表达他们的想法。对于孩子的请求,妈妈可以回应:"好的,圆圆希望妈妈做些什么呢?做圆圆的小助手吗?"

姐姐芳芳与爸爸的第一次游戏治疗过程：

芳芳	爸爸	督导过程
第一次与爸爸一起玩游戏时芳芳就选择了充气锤，并且敲击着墙壁。	爸爸回应说："你好强壮，你的力气真大。"	在督导的过程中，治疗师表示很高兴爸爸有这样的感觉，并建议他从芳芳的角度给予回应。如："芳芳，当你敲击墙壁的时候是不是觉得你很有力量，很强壮?"这样听起来就不会让芳芳觉得是爸爸对她的评价，而是她自身的感受。
敲击了一会儿墙壁后，芳芳玩起了其他玩具，水枪、玩具汽车、拼图游戏等。在游戏过程中芳芳问了很多问题。	爸爸站在芳芳的身边陪着她，玩拼图游戏的时候会说："芳芳想一下，怎样才能把它拼好呢?"	治疗师很开心爸爸对芳芳作出了回应。爸爸一直陪伴在芳芳的身边，会给芳芳一些提醒，治疗师也建议爸爸留给芳芳一些自主活动和思考的时间。对于芳芳的提问，爸爸应该回应孩子问题背后的感受，而不是问题本身。
"爸爸，妈妈陪着妹妹在做什么?""你们是不是很喜欢妹妹?"	爸爸回答："妈妈在跟妹妹玩游戏，就像爸爸跟芳芳一起玩游戏一样。""爸爸妈妈喜欢圆圆就像喜欢芳芳一样，因为你们都是爸妈的好宝贝。"	根据芳芳提出的问题，治疗师可以明显地感受到芳芳有一种不受宠爱的担忧，同时对妹妹和妈妈的游戏很好奇和向往。对于这样的心情应该给予同理心，同时可以鼓励芳芳和妈妈以及妹妹一起玩。"爸爸也

（接上页）

芳芳	爸爸	督导过程
		好奇妈妈和圆圆的游戏，我们下次和妹妹、妈妈一起做游戏，好吗?"爸爸对后面一个问题的回答让治疗师感到很开心。因为这让芳芳明白她在爸爸妈妈心中的地位没有变，妹妹也不是她的敌人，而是她的好伙伴、好姐妹，是这个大家庭里的一员，这很重要。

2.芳芳和圆圆在游戏中的进步

在这个家庭接受亲子游戏治疗两周后，父母反馈孩子改变了很多，芳芳发脾气的次数明显减少，圆圆也开始融入这个家庭，能够表达自己的想法。姐妹俩之间相互忌妒减少了，能够一起玩耍。姐姐甚至会将自己喜欢的故事书借给妹妹。学校的老师也表示姐妹俩在学校有了明显的进步。

接下来治疗师安排六周的时间让父母轮流陪芳芳和圆圆玩，两周的时间让他们四个人一起玩。芳芳和圆圆都探索了更多的新游戏，有时候她们会表现出一定的攻击行为，但是一会儿又变得很放松，能尽情地投入游戏，享受游戏带给她们的愉悦感。有一次在与妈妈的游戏中，圆圆让妈妈扮演病人，自己则扮演护士。她会询问妈妈扮演病人的感受，安慰病人，告知病人该打针了，该吃药了。圆圆从小体质就很差，经常生病去医院，这其实是她现实生活的写照。

芳芳在与父母做游戏的过程中，逐渐减少了对水枪、充气锤等有一定攻击性的玩具的选择，她最近迷上了画画，因为她在学校的一次绘画作业中被评为第一名，受到了老师的表扬，这让她感到很开心。当她向父母展示自己的作品时，会感到很骄傲。除了需要帮助的时候，芳芳很少直接让父母参与她的游戏。

在后面两次一家四口共同参与的游戏中,姐妹俩已经可以分享玩具,彼此之间争执抢夺的行为已经明显减少。

3. 父母的反馈

妈妈现在已经基本掌握了回应孩子的技巧,经常通过一些包含同理心的提问来回应孩子行为背后的感受。比如:"你是不是……""你很开心……""你很好奇……"尽管有时候她还是会错过姐妹俩的一些感受,但是基本上已经可以做到我们所要求的。

在与姐妹俩的游戏中,爸爸对姐姐芳芳的反应更多,他说自己应该已经可以给芳芳设定行为限制了。有时芳芳表示:"我很生气,我想打你。"爸爸的回应是:"我感觉到了你很生气,但是不管你怎么生气都不可以打人,不过你可以打这个垫子。"用设定限制代替责备,这样降低了孩子接收到负面情绪的可能性。

父母也指出孩子在其他方面的进步。两个孩子渐渐能够接受同理的反应。姐妹俩在学校的表现也比之前好很多,芳芳不再攻击小朋友,姐妹俩也融入了其他小朋友的团体,出席早操活动。

治疗师对父母目前的表现给予了肯定,同时提醒他们进一步加强和巩固之前学习的亲子游戏技巧。

(三)家庭独立进行游戏治疗:后续督导

在经过了八周的训练,对游戏过程有一定准备和了解的基础上,治疗师决定让父母尝试在没有治疗师在场的情况下进行亲子游戏。父母表示希望能够在第一次独立进行游戏后,尽快得到治疗师的反馈。治疗师也叮嘱父母将他们与孩子的游戏过程记录下来。

第一次独立进行亲子游戏之后,父母表示在整个过程中他们对自己能够独立开展亲子游戏治疗感到很满意。两个孩子在游戏过程中比较放松,大家度过了美好的亲子时光。

在第一次独立进行的亲子游戏治疗中,爸爸和芳芳扮演了老师和学生的角色。妈妈则与圆圆进行了钓鱼游戏。以下是父母第一次独立与孩子进行游戏治疗后督导的摘录:

爸爸与芳芳的第一次单独游戏治疗:

芳芳	爸爸	督导过程
"你坐在这里",芳芳让爸爸坐在她对面的小凳子上。前面是一块已经擦干净的黑板,她手里拿了一支粉笔。	爸爸按照芳芳的指示坐在了小凳子上。	爸爸的表现很自然,按照指令扮演芳芳分配给他的角色——小朋友明明。
芳芳开始她的教学活动:"有谁能描述一下小狗是什么样子的吗?"(她将目光转向了爸爸)	"你希望我回答问题吗?"	治疗师告诉爸爸如果不确定自己的角色,就去问孩子。
"是的,明明,你跟我们说说小狗是什么样子的。"	"我们家的小狗有四条腿,圆圆的眼睛,卷卷的毛。"	在角色扮演过程中,我们给予适当的反馈,但是要留给孩子思考、发展的空间。
"很好,小朋友们会画小狗吗?"	"这个太难了。"	爸爸的表现很自然,按照指令扮演芳芳分配给他的角色。
"明明,你会吗?"	"不会。"	爸爸回应了芳芳通过肢体、面部表情传达出来的愉悦的感受。他觉得当他回答不会的时候,芳芳应该很开心。对于这一点,治疗师表示认同。
"好的,今天老师就教大家如何画小狗。"芳芳愉悦地继续着她的教学活动。		当孩子发现自己有能力做某件事情的时候,他们会变得更加自信,增强自己的自我效能感。

这是芳芳在幼儿园的真实写照。芳芳遗传了妈妈的绘画天赋,在绘画方面表现得很突出,在最近班上的绘画比赛中得了第一名,受到了老师的表扬,这让

她开心了好久。治疗师也建议在生活中,对于孩子的进步和成长,父母应该给予肯定,帮助她们增强自信。

妈妈与圆圆的第一次单独游戏治疗:

圆圆	妈妈	督导过程
"妈妈,我们玩钓鱼的游戏可以吗?"	"好的,你可以按照你的想法做。"	让孩子主导治疗的过程,通常会告知孩子:"你几乎可以在这里做任何你想做的事情。"暗示这里还有一些限制。
"你可以帮我把这条鱼捡起来吗?"	"那条鱼离你更近。"	我们不建议父母帮助孩子做那些他们自己可以完成的事情。这样会增加他们的依赖性。父母应该鼓励孩子亲力亲为:"我想你可以先放下鱼竿,捡一下鱼不会耽误你很多时间。"
"可是我正忙着放置鱼竿。"	妈妈还是听从指挥,捡起了掉在地上的鱼。	
"妈妈,看,我钓到鱼了!"	"我看到了,你很开心钓到了鱼,并且你很想与我分享你的成果。"	根据圆圆通过语言、肢体动作、神情传递出来的信息,妈妈给予了反馈,孩子乐于接受这种反馈。同时能鼓励孩子多表达自己内心的感受。
"可是,我是怎么钓到鱼的呢?"	"你似乎很好奇,你是怎么将鱼钓上来的?"	对于妈妈没有直接给孩子答案这一做法我们很开心。不随意回答孩子的问题,留给他们自己思考、发现的空间。

（接上页）

圆圆	妈妈	督导过程
"妈妈，姐姐会玩钓鱼游戏吗？"	"圆圆想知道姐姐会不会玩钓鱼游戏，圆圆可以自己问姐姐呀！"	治疗师很高兴妈妈能有这样的反应。这就像是在鼓励圆圆与姐姐进一步接触，培养她的人际交往能力和表达想法的能力。
"我们可以多玩一会儿吗？"	"圆圆想再玩一会儿，游戏玩得很开心。今天的时间到了，我们可以下次再玩。"	严格按照时间的要求，不能因为孩子的请求就延长游戏时间。给孩子时间限制，延迟满足她的需求，会使她更重视游戏过程。

（四）独立在家进行游戏治疗并持续接受间断的督导

每个亲子游戏最终都要回归家庭，这个家庭也不例外。经过三个月的治疗中心的亲子游戏治疗，治疗师评估了这个家庭的整体情况，建议将亲子游戏转入家里进行。同时，治疗师要求父母记录游戏治疗过程，并与治疗师保持联系，要求父母每隔两周与治疗师进行一次会面。

父母整理了家里的阁楼，腾出了一个空间供他们和孩子在里面进行游戏。在进行游戏之前，他们花时间整理布置了一下阁楼，放了一些姐妹俩平时喜欢的玩具在里面，还放置了一张小课桌，这都是为了使家中的游戏治疗取得更好的效果。

在每隔两周的会面中，治疗师会查看父母的游戏过程记录，对他们的反应作出反馈。父母对姐妹俩目前的表现很满意，芳芳心情不好的时候不再大吼大叫，乱摔东西；圆圆也慢慢地融入这个家庭，虽然有时候她仍然表示想回去跟外婆一起住。但是随着姐妹俩从幼儿园毕业，父母开始担心，面对小学的新环境，姐妹俩的问题会重新出现。对于这点治疗师表示赞同，也建议他们继续坚持亲子游戏治疗，帮助姐妹俩克服对新环境的不确定感，尽快适应小学生活。

四、结果与随访

最后一次督导结束后三个月,治疗师接到了妈妈打来的电话,她对治疗师的帮助表示感谢。芳芳和圆圆进入小学一个月了,目前姐妹俩适应得很好,老师也反映姐妹俩在学校表现不错。姐姐芳芳在绘画方面仍然表现得很出色,老师表示想让芳芳代表班级参加市绘画比赛。全家人对此都很开心。

妈妈表示他们仍然坚持每周与孩子进行亲子游戏,并且进行得很顺利。在家里每个人都可以表达想要玩游戏的想法,为此全家还一起制定了游戏的日程安排。妈妈说她感觉很奇妙,以前她总觉得忙没有时间陪孩子玩,但是在与两个孩子进行了亲子游戏后,她想花更多的时间和孩子们在一起。

再次接到妈妈的电话是在一年之后,现在姐妹俩对新学校适应得越来越好,融入了学校,交了很多好朋友,她们还积极参加学校的各项活动。在这个学期的考试中,姐妹俩都取得了很好的成绩。这样的改变让她很欣喜,使得她向周围的朋友们推荐起了亲子游戏治疗。

五、个案治疗的讨论

在接到这个家庭个案的时候,治疗师就已经决定采用亲子游戏治疗来处理这个家庭存在的问题。这个家庭存在的不仅仅是孩子的情绪和行为问题,父母对孩子的教养方式、与孩子之间的沟通方式也存在很大的问题。对于芳芳的行为,父母不知道如何加以限制约束;对于妹妹的回归,父母不知道如何与之建立好关系;对于姐妹俩之间存在的不确定感、忌妒心理,父母也不知道如何处理。这些方面都促使治疗师对这个家庭采取亲子游戏治疗。

这个个案的成功,离不开父母和孩子的努力。我们很开心父母能够信任和配合治疗师,能够坚持进行亲子游戏治疗。这个个案同时表明亲子游戏治疗在处理父母和孩子之间问题这一方面确实能够发挥作用。如果采用其他的治疗方式,这个家庭存在的问题也能得到改善,但是我们相信亲子游戏治疗取得的效果更高效、更长久。

本 章 小 结

父母是孩子重要关系的联结者，早期亲子关系的好坏，将对孩子的一生产生重要的影响。孩子的很多行为和情绪问题往往来源于父母无法正确理解孩子的感受。亲子游戏治疗就是将父母由家长的角色发展为孩子行为和情绪问题治疗师的过程，由父母对孩子的问题进行矫正。这是一个正向的、自然的过程，能对孩子的行为和情绪问题产生正向的影响，父母和孩子都将从中获益。

本章主要介绍了亲子游戏治疗的基本情况、组织实施的形式、操作的程序、游戏的技巧等相关知识，并且呈现了一个亲子游戏治疗的案例。希望这些内容能够帮助到那些正面临着孩子行为和情绪问题的父母，让更多的家庭从亲子游戏治疗中获得益处。

推荐阅读

加利·兰德雷斯.(2011).*游戏治疗*.重庆：重庆大学出版社.

叶贞屏,叶贞雯.(2008).亲子游戏辅导团体疗效研究.*台北市立教育大学学报*,39,105 - 134.

第七章　家庭游戏治疗

本章导引

1. 家庭对儿童发展具有重要意义，你知道家庭游戏治疗具有什么功能吗？

2. 家庭游戏治疗的主要方式和过程是什么？

第一节　家庭治疗理论概述

一、家庭治疗的界定

家庭治疗将家庭作为整体，从系统、动态的视角看待家庭成员的心理问题。家庭治疗包含着对人类行为的全新思维模式，其基础完全建立在家庭成员的人际框架上。家庭不仅仅是一个分享特定物理和心理空间的多个个体的集合体，更是一个动态的社会组织或系统。它强调家庭成员之间的网络及关系，而不是内在的心理活动，许多个人治疗和游戏治疗的关键因素，在家庭治疗中同样重要，但家庭治疗推动力的焦点还是家庭人际网络。

如今，如果父母为抑郁的孩子寻求帮助，那么许多治疗师会选择会见孩子的父母。如果 10 岁的孩子抑郁，那么治疗师有足够的理由认为这个家庭可能出现了什么问题。或许是孩子的父母关系不好，孩子担心他们会离婚；或者在妹妹出生之后，他发现自己失去了父母的宠爱。

家庭治疗脱胎于控制论与系统论。家庭治疗师认为，可以把每个家庭看作一个自然的社会系统，拥有自己的成员、财产、规则和角色分工。家庭是一个有力量的内在系统，同时包含着动态与平衡。每一个家庭系统本身是社会的一部分,是社会环境这个巨大的开放系统中的一个子系统。家庭这一开放系统具有以下三个特征。

(1)全体。家庭不是单个家庭成员的集合,而是相互联系、相互支撑的单位。作为家庭系统一部分的任何家庭成员的改变都将影响其他家庭成员。如果母亲因为下岗而变得沮丧,那么她的情况会影响所有的家庭成员。

(2)反馈。如果把家庭比作一个黑箱,那么所有输入黑箱的数据,都将被此黑箱修正。正反馈使家庭系统发生改变,负反馈使家庭系统趋向平衡。健康的家庭既需要负反馈,也需要正反馈来维持平衡。例如,如果母亲批评儿子,她的丈夫却说,对孩子不要那么粗暴,那么孩子会继续他的错误行为,直到父亲意识到自己在这件事情上的态度对孩子的成长并没有好处从而加以调整,孩子的错误行为才会得到改善。此外,根据发展心理学的观点,家庭规则会伴随着孩子的成长而不断调整,当孩子逐渐成长时,他们将被赋予更多的自由。

(3)动态平衡。生命有机体是积极的、有创造性的。生命有机体力图维持组织平衡,但是并非完全固守现状。家庭治疗师借用动态平衡的概念来解释自己与接受治疗的家庭的互动。对家庭治疗师来说,家庭成员之间的互动比家庭目前状态的原因或结果有着更为深刻的意义。为达到治疗目标(例如,帮助孩子摆脱学习障碍),家庭治疗师会介入家庭系统。治疗师认为,自己的参与可使处于不平衡状态的家庭拥有重新回归平衡的可能性。

家庭治疗师认为家庭问题常常受到儿童早年的失调及创伤体验的影响。家庭中儿童的行为与其他家庭成员的行为是交互影响的。从这种观点出发,家庭中每个成员的行为和其他成员的行为是相关联的。这与儿童是受一些内在因素的困扰而产生问题的观点不同。

家庭治疗师采用联系而不是孤立的思考模式,把互不关联的事件看作存在因果关系的循环的系统的一部分,正如上面举的例子,如果母亲批评儿子,她的丈夫却说,对孩子不要那么粗暴,那么孩子会继续他的错误行为。家庭治疗师会指出这是一个互动的模式。相反,个人治疗师会将孩子的错误行为归因于孩子的特定人格或者行为模式。

家庭治疗师把家庭视为对个人发展最有影响力的因素。这与以内在精神力量为基础的个人治疗截然不同。

当家庭成员之间的关系不能支撑他们之间关系带来的压力时，一个由两个人组成的情感系统（例如，妻子和丈夫）会逐渐演化成三个人或四个人的系统（取决于家中孩子的数量）。孩子常常承担家庭中父母之外那部分的负荷。妻子和丈夫的矛盾可能影响他们作为父母起到的作用。父母的权威会有分裂的可能，父母双方中的任何一方都有可能通过孩子来攻击对方。家庭治疗师的职责是指出这一隐藏的模式，使父母双方意识到自己通过孩子攻击对方。

每一个系统都有特定的规模和限制，从而使系统能够有效运转。在家庭中，如果特定的规模和限制没有发挥作用，那么症状常常会在孩子的身上产生。例如，一个具有品行障碍的孩子常常是父母之间矛盾的产物。在幼年时期，父母因自身的矛盾而疏于对孩子进行管教，致使孩子处于被忽视的地位。父母威信的缺失是孩子行为问题的主要原因。家庭治疗师通常把单个家庭成员的问题视为整个家庭系统出现问题的结果。"替罪羊"通常是家庭中能够承担整个家庭重担的人。而在个人治疗中，治疗师通常把问题集中在出现心理失调的家庭成员身上。

二、家庭治疗与个人治疗：两种方式

从传统意义上讲，个人心理治疗是心理功能失调的唯一治疗模式。这种治疗观点认为，心理功能失调的原因在于个人内部。根据这种治疗模式，治疗是建立在治疗师与来访者彼此信赖与支持的一对一关系之上的，目标是让来访者发生改变，增强来访者的自我效能感，进而帮助来访者更有效地应对环境。

家庭治疗是一种完全不同的治疗模式，它根植于家庭关系，而不是个人与心理治疗师之间的互动。家庭治疗师通常认为个人的心理功能失调是整个家庭的问题。因此，家庭治疗师尝试通过家庭改变心理功能失调的个人。

家庭治疗的方式与过程要求所有家庭成员都置身于问题背景之外，从更宏观的角度去看问题。咨询过程包含对家庭关系及互动模式的再定义，从而使家庭达到改变与治疗的目的。然而，直到今天，个人治疗与家庭治疗这两种治疗模式之间的冲突依然存在。在某种程度上，通过个人治疗实现

的单个家庭成员的改变也可以被看作家庭治疗的一部分,因为任何家庭成员的改变都会使整个家庭系统有所回应。

三、家庭游戏治疗师的焦点

使用家庭治疗的方法需要孩子的参与,这会给家庭治疗师的治疗带来挑战。由于采取系统的方法,因此与那些在家庭系统之外进行个人游戏治疗的人相比,家庭游戏治疗师关注的焦点有所不同。家庭游戏治疗的基本前提是,行为是每个家庭成员个人经验的体现和表达,情感是个人的情绪系统和家人之间关系的纽带。这个系统的方法通常包括以下一个或多个治疗推力。

(1)家庭治疗师关注的是所有家庭成员关注的问题,并协助他们解决问题。症状是否仅仅在孩子身上出现?这些症状背后是否隐藏着父母的矛盾?

(2)家庭治疗师倾向于制造一种有助于家庭成长的气氛,使家庭成员采取新的、有建设性的方式相处。通过家庭的成长,所有家庭成员也会经历他们自己的成长。

(3)家庭治疗师常常帮助家庭度过变化时期。例如,孩子从小学升入初中,或是孩子长大成人。家庭问题往往发生在特定的成长阶段。当孩子进入青春发育期,伴随着叛逆的行为,父母会因为孩子的突然变化而措手不及。若不进行有效而积极的应对,孩子进入青年期和成年期后,将会遇到一系列无法调适的问题。

(4)大部分父母都对孩子有很深的情感投入,因此家庭治疗师经常以孩子为切入点,通过孩子进入家庭,特别是当孩子出现症状时。

(5)良好的家庭关系有助于解决问题,因为它既是改变的基础,也是家庭成员之间信任的本质。由于家庭系统存在强大联结,家庭游戏治疗师将试图去观察孩子的游戏是否反映了家庭成员的核心情感关系。治疗师的目标是将家庭成员置于一种互相关心的模式下。

四、游戏治疗和家庭治疗

虽然理论上认为家庭疗法是一种提高整个家庭机能的方法,但儿童一般被排除在家庭治疗过程之外,家庭治疗模式主要为成人设计,这就导致有些活动儿童参与是不合适的。然而,把游戏和游戏治疗技术整合进家庭治疗中,就能创造性地解决此问题。家庭游戏疗法整合了两个理论:一是游戏疗法,它源于皮亚杰和维果茨基的理论。随后,坎贝尔(Campbell,1993)发展了该理论,并赋予它一个正式定义——游戏疗法是一种咨询干预,儿童在游戏过程中相互交流以表达内心冲突和情感。随着游戏治疗的应用和发展,目前西方学者普遍认为游戏治疗可以通过游戏给儿童创设一种温暖的、信任的,以及完全自由的氛围,让儿童在游戏中察觉自身存在的问题,挖掘自己的潜力,从而解决问题。此疗法的对象主要是儿童。二是家庭治疗(family therapy),它起源于 1950 年,由弗洛伊德(Sigmund Freud)、阿克曼(Nathan Ackerman)、阿德勒(Alfred Adler)和沙利文(Harry Stack Sullivan)等几位大师的理论发展而来,是 20 世纪 50 年代以来发展起来的一种以家庭为单位的治疗技术,是以系统观念来理解和干预家庭的心理治疗方法。随着家庭治疗的应用和发展,目前学者们普遍认同家庭治疗以整个家庭为治疗单位,促进家庭成员之间的互动和沟通,以解决问题促进家庭和谐。但现在治疗发展的趋势多为重视成人,忽视儿童。博特金(Darla Botkin)于 2000 年把二者整合为一,形成了家庭游戏治疗(family play therapy)。家庭游戏治疗是一种包含所有家庭成员(成人和儿童),通过游戏活动形式解决家庭问题,促进成员之间沟通与交流,提升家庭活力和机能的治疗方法。

第二节　家庭游戏治疗的一般技术

一、家庭游戏治疗的功能

(一)加深情感联系和交流

研究发现,游戏对成人很有治疗价值,包括提供想象思考、假装性游戏和角色扮演的机会,游戏可以削弱成人的防备心理,加深人与人之间的相互联系。许多临床医生相信,在家庭治疗中运用游戏可对治疗过程和结果产生积极影响,同时可以减少来访者对治疗环境的焦虑。每当治疗室中有人做游戏时,室内气氛往往很活跃。治疗师意识到这是一种即时的、新鲜的、机智的幽默和生命力。即使家庭正处在痛苦和创伤当中,它也能减轻家庭成员心理上的负担,通过游戏,所有家庭成员可以增进相互的了解,提高有效交流的能力。

（二）创造性地解决家庭问题

特尔(Terr,1999)对有精神创伤的儿童和成人进行了大量研究,他认为,如果不能在治疗过程中抱着游戏的心态去感受情境、规则、相关的人和物以及解决方式,那么患者被治愈的概率将会降低。游戏是治愈成人精神创伤的力量,它能对存在的家庭问题进行创造性解决。达夫(Duff,1996)发现那些参与游戏治疗活动的家庭,家庭成员之间的关系有了显著改善,家庭游戏治疗促进了家庭成员之间的交流以及问题的解决。基思和惠特克(Keith & Whitaker,1981)认为,家庭治疗中游戏的出现,可以使治疗过程充满活力,如果游戏没能参与到家庭治疗中,那么家庭疗法的效果将越来越不明显。家庭游戏治疗的出现和发展是必然的趋势,这就要求家庭治疗师不断发展并完善包括儿童在内的家庭治疗的系统方法。

二、家庭游戏治疗的目的

家庭游戏治疗的目的是帮助父母为他们的孩子营造出一种可接受的、安全的环境,在这种环境里,儿童可以充分地表达自己的感受,获得对周围世界的理解,解决问题,并建立对自己和父母的信心。孩子在家庭治疗中有一种独特的贡献,他们沟通的方式通常具备鲜明、单纯、活泼与诚实等特性。孩子游戏时的兴奋状态能使家庭的气氛变得自由与轻松,这样的气氛能够贯穿整个家庭治疗阶段,使被隐藏和压抑的情感得到宣泄,并且开启整个家庭系统未来的可能性。整个治疗过程的设计都是为了帮助父母对孩子的情感和需要进行反应,更善于解决与孩子或家庭有关的问题,使父母更加成熟。

家庭游戏治疗的重要目的之一是改变家庭无望的、充满痛苦的氛围,以及失调的家庭功能。一旦家庭成员发自内心地想要改变以往的互动模式,他们就会很快适应游戏的过程。治疗师的挑战和任务是让家庭成员享受游戏,进而信赖彼此。

如果家庭治疗缺少孩子的参与,治疗师就会遗漏很多有价值的信息。

孩子常常使用比喻或潜意识的隐喻方式进行沟通,充满了象征性的语言。孩子表达情感以及想法不必字字达意、句句准确,游戏是他们沟通的好办法。其他家庭成员也常常和孩子类似,他们不能准确而开放地表达自己的内心世界。在家庭之外,他们害怕成为受害者,希望从家庭中获得安全感。家庭游戏治疗可以提供安全的氛围,使家庭游戏治疗师有机会去寻找和激发家庭成员想要改变的动机。家庭游戏治疗师能使家庭成员敞开心扉,使那些被压抑的想法得以呈现。家庭游戏治疗通常可以使家庭成员感到非常有乐趣,在正式的治疗结束后,很多家庭仍然继续进行这种游戏活动。

三、家庭游戏治疗的原则

在家庭游戏治疗中,个别运用的、与儿童发展相适应的游戏治疗技能,必须与家庭系统治疗中运用的技能结合起来。

第一,是将家庭成员结合的原则。这个过程包括治疗师进入家庭去塑造一个新的系统。通常从自我介绍开始:"我是家庭治疗师 XXX,可以叫我 X 老师。"家庭成员自由使用他们喜欢的名字介绍自己。通常我会蹲下来和孩子打招呼,询问他们的名字和年龄,我确信下次能毫不费力地说出他们的名字。当家庭成员中有人介绍其他成员时,如女儿介绍说:"我妈妈叫我兰兰,我的大名是李小兰,我想你也可以叫我兰兰。"我会蹲下看着兰兰说:"我们今天在这里,而不是'你今天在这里'。"接着我会问每一个家庭成员他们想从这次家庭治疗中获得些什么,这会给我一个了解父母和孩子的机会,了解父母如何将治疗目的告诉给孩子。我会引导家庭成员讨论他们公开和隐藏的目标,把焦点放在整个家庭系统之上,而不是某个特定成员的症状之上。通过这种做法,我把焦点从症状上移开,并给家庭一个希望:问题的症结很快便会显现。

通过家庭来重新审视个人,我们能够探察到个人不断重复出现的交互作用模式。当我们将焦点转向个人在其中发挥作用的更广阔的背景时,我们关于那个人做了什么、他为什么这样做,以及治疗怎样改变行为的观点将会有新的思考维度。从这个新的维度来看,精神病理行为或功能失调行为可被定义为家庭成员间争斗的产物,而不仅仅是个体内部矛盾冲突的结果。治疗师开始从独立个案的层次来认识整个家庭。这样做,治疗师能够发展一个相互联结的家庭，以便重组失调的家庭功能模式，进而引导家庭成员观察和接受他们在家庭关系中的差异。家庭作为一个整体，其成员需要接纳他们本来的样子。治疗师会接纳家庭中的每一个人，治疗师的言行表现将直接影响每一个家庭成员，治疗师应该鼓励家庭动力的呈现，促进对家庭痛苦和压力的评估。

第二，设立清晰的规则和限制的原则。治疗师必须告知父母和孩子，在治疗过程中，家庭中的每个成员必须遵守规则。每一个家庭成员都会在治疗的过程中产生一定的情绪反应，焦虑甚至恐惧常常发生，在体验到这些情绪时，家庭成员必须坚持治疗。

另外一个需要注意的方面是，由于孩子天真活泼，在治疗过程中，他们常常会揭露父母的一些不为人知的隐私。父母切不可在回家后惩罚孩子。孩子在治疗期间出现违反规则的行为，父母必须当场作出反应。孩子在不知不觉中说出了家里的秘密，这个秘密可以成为现阶段家庭治疗的议题。

第三，安全氛围原则。充满安全感的家庭氛围对孩子较为有利，而营造安全的家庭氛围的方法之一，是全部家庭成员必须平等地遵从治疗师制定的规则。治疗师需要对每一个家庭成员作出善意的反馈，这是增加家庭成员之间信任感的有效方法。信任感是营造安全的家庭氛围的基础。例如，当孩子要求母亲陪他一起去公园玩耍时，他给母亲提供了一个机会去展现她对孩子的爱，这也满足了孩子亲近母亲的愿望，使孩子对母亲和家庭更为信任。充满信任感和安全感的家庭氛围是家庭成员能够毫无保留地展现自己的基础。

第四，所有成员出席每一次治疗的原则。家庭成员是家庭中不可或缺的一部分。每个成员都是家庭和谐的重要因子，这是一个通过家庭成员来平衡其内部力量的过程，目标是使家庭成为可运作并且家庭成员之间能互相影响的系统。家庭的固化可以阻止改变，但是家庭互动和游戏可以使每一个成员在一个平衡的家庭生态系统中重新体验自己，进而导致改变。孩子的智慧常常令人惊讶。他们似乎知道家庭的目标和前进的方向。孩子会使用一些不加修饰的方法来呈现家庭的需求和情感。在一个充满争吵的家庭中，父母双方谁对孩子更好一些？谁该为孩子的调皮捣蛋负责？最后，孩子在一个小桌子旁边笑着说："爸爸妈妈整天吵架，妈妈骂爸爸，爸爸骂妈妈,他们要求对方成熟,但是他们和我一样不成熟,也不负责任,其实他们可以不吵架,安安静静地和我一块儿玩。"

第五,有触手可及的玩具的原则。玩具不一定要刻意去买,也不需要很贵。可以是一些木偶、小车、布娃娃、水彩笔、蜡笔、橡皮泥、小房子、小汽车、玩具枪等。在进行家庭治疗之前,治疗师可以告知父母让孩子把自己喜欢的玩具带来。简单的游戏活动,例如玩橡皮泥,对降低父母和孩子的焦虑水平是很有用的。

有时治疗的重点集中在儿童与成人的关系上面,游戏治疗的房间设置倾向于简单、舒适和不受干扰。治疗室里没有玩具吸引着儿童进行象征性游戏,或者进入个人的幻想世界。治疗师和父母就是治疗室里最具吸引力的"玩具"。几个舒适的枕头和一块垫子就构成了一个舞台,某些活动需要在这个舞台上进行。由于治疗游戏只是简单地集中于儿童与成人之间令人愉快的相互交往,因此它的形式非常灵活,几乎可以在任何条件下进行。

第六,指导训练强调积极与正面的原则。父母对于自己的养育技能是非常敏感的,批评并不能使他们学会什么。如果父母犯了错,治疗师应该指导父母该做些什么,而不是告诉他们犯了什么错。此外,当父母正确运用技能时,或者表现出其他治疗性的行为,例如表现得温暖、真诚或者生动有趣时,治疗师应立即对父母进行表扬。在纠正错误时,指导训练也应该有选择地进行。频繁提出纠正建议可能使治疗过程充满紧张压力,父母会感觉受到过多批评,从而破坏良好的治疗关系。因此,治疗师最好适当忽略一些小错误。

第七,及时反馈与支持的原则。最有效的训练形式是在父母每一次说话后马上进行反馈。父母说一句话,治疗师对此提供反馈,父母说另一句话,治疗师又提供反馈,如此循环进行。这种节律性的形式可以帮助父母在每一句话后停顿一下,听治疗师的反馈,从而避免治疗师与父母互相说服对方,这样才能进行有效的沟通。对父母的每一句话进行指导训练还可以有效利用时间,尽快帮助父母掌握相关技能。父母接受大量特定的反馈信息,正是这种连续的、积极的训练过程使父母能够快速、有效地获得游戏治疗的技能。

第八，对父母提供支持的原则。治疗师应该找到能够满足父母需要的方法。家庭治疗师必须接受父母对儿童产生的负面情感，还要帮助父母寻找同类支持团体，帮助他们组织好自己的生活，这样他们就可以拥有属于自己的时间，并在自己休息时有其他人来照顾他们的孩子。那些小时候没有受到良好教育和照顾的父母，或许自己需要先接受游戏治疗。他们可以在角色扮演的过程中，假装成孩子，从而获得与孩子相同的体验。治疗师也可以专门安排几次治疗，以满足父母的需要。由于儿童常常会给家庭关系带来很大的压力，因此父母经常需要理解其伴侣的情感反应，并对双方的分歧进行协调。这方面的工作可以由治疗师在双向镜子后面进行讨论后完成，也可以专门安排另外的时间来进行。如果问题比较严重，那么治疗师应该建议父母接受专门的婚姻治疗或个人治疗。

第九，促进家庭成员在治疗过程中形成稳定的程序规则的原则。规范化是治疗师利用家庭互动模式来促进改变的过程。治疗师会建议父母通过建立与临床治疗相似的程序规则加强游戏的结构性。父母应该尽可能在每天的同一时间进行游戏治疗，这样儿童就可以预先知道游戏治疗的时间。这样的安排可以使儿童不再需要反复猜测或等待特别游戏时间，同时可以帮助父母合理安排时间。治疗师告诉父母，特别游戏时间的最佳材料是具有建设性的玩具，它们可以激发儿童的创造性与想象力，这些玩具包括积木、车库与汽车系列、茶具、玩具农场、娃娃、房子，还有彩笔和纸。应该尽量避免那些有固定规则的游戏（如棋类游戏）、鼓励攻击性的游戏、有限制的游戏或者不鼓励对话交流的游戏。进行游戏时，父母要挑选三种或四种玩具，然后将它们放在一个不受打扰的区域。理想的游戏区域应该是一个安静的地方（例如父母的卧室、餐厅），不会有人来打搅父母与孩子的活动。挑选好玩具之后，父母告诉孩子游戏时间到了，并通过下面的方式向儿童解释游戏规则："现在我们要进行游戏。你可以用我们面前的任何玩具做游戏，我会跟你一起玩，但是你必须遵守两条规则。第一，你必须跟我待在这里；第二，你一定要小心对待这些玩具。如果你在房间里走来走去，或者粗暴地对待这些玩具，我就会像这样转过身去，自己一个人玩。如果你回来了，或者用友好的方式进行游戏，那么我会这样转回来，重新跟你玩。谢谢你听我说这些规则。现在我们可以玩任何你想玩的东西了。"

第三节 临床案例介绍

一、个案问题及背景资料

小童是一个 4 岁的女孩,被张先生和张太太领养并一起生活,同住的还有夫妇俩的两个亲生孩子,一个 5 岁,一个 7 岁。小童出生后不久就被她的亲生父母抛弃,在孤儿院生活。小童在孤儿院生活了一年,后来这个孤儿院因为被爆出儿童性虐待丑闻而被取消经营资格。后来在多方协调下她被张先生一家领养,那时她才 2 岁 6 个月大。

张太太为了小童前来寻求帮助,她说,小童非常聪明、可爱,喜欢与人交往,但是又非常独立,有时很难进行管教,常被张太太的朋友们在暗地里说缺乏家教。她好像对大人的限制很不在乎,只做她自己喜欢做的事情,而不管大人的指导、纠正、规则或纪律。张太太特别担心的是,小童常做一些危险的事情,例如一个人在家里玩火。她还表现出一些特定的冲动性重复行为,例如往楼下扔东西。

张先生是一名海员,经常出差,当张太太带小童来寻求帮助时他正巧不在家。张先生这次出海持续 2 个月左右,因此评估和治疗过程是在他缺席的情况下进行的,治疗师计划让他参与后面的治疗过程。

二、治疗的理论架构

治疗师通过一些任务来观察小童与张太太之间的交互作用。任务包括:用玩具动物做游戏,玩一个熟悉的游戏,张太太教给小童一些事情,互相给对方涂凡士林,让小童单独待一分钟,告诉小童她是什么时候加入现在的家庭的,互相给对方戴帽子,让小童模仿张太太搭积木,互相喂食,等等。

下面描述的是她们在完成游戏中的三项任务时表现出的交互作用,以此说明评估和制定治疗计划的过程。

与孩子玩一个双方都熟悉的游戏。张太太很快开展了一个节律性拍手的游戏。她以一种有规律的方式拍手,小童有时候能跟上张太太的节奏,但是很显然,趣味性是她们关注的重点,张太太并不十分在意使小童按准确的节奏拍手。一开始，她拍得有点快，小童根本跟不上她。后来她就放慢节奏，并使拍手的节奏变得更简单，这样她们终于能在歌曲快结束时按同样的节奏一起拍手。

成人离开房间，让儿童独自在里面待一分钟。张太太不愿意离开。小童的表情很悲伤，脸在张太太的身上蹭来蹭去。张太太向她保证："小童，妈妈要到外面待一分钟……妈妈就像这样出去一下（打了一个响指），然后马上回来（又打了一个响指）。"张太太刚离开，小童就从椅子上站起来，去看装着游戏材料的信封，发现其中一个信封装有食物。她怀疑地看了几次摄像头，把食物拿在手里。张太太回来了，小童问她可不可以吃这些小饼干。张太太回答说："我不知道……让我们看一看是否能找到一张卡片，上面写着'小童吃小饼干'，也许我们能找到这张卡片。"

成人与儿童互相喂食。开始时，张太太扮演婴儿，让小童喂她吃东西。当张太太试图给小童喂东西时，她表示拒绝并自己吃东西。张太太一共努力了四次，坚持要喂东西给小童吃，最后小童从张太太拿着的饼干上咬了一口。然后她又开始自己照顾自己，吃自己手里的饼干，但是张太太成功地劝说小童又从她拿着的饼干上咬了两口。

对观察的总结：从张太太和小童的交往过程中可以看到，很显然，小童喜欢与张太太待在一起，她们已经建立起熟悉的、愉快的游戏互动方式以及对话模式。小童有时会试探环境中的限制，或者希望自己独立地进行活动。她逃避喂养活动，似乎更愿意给张太太涂凡士林和喂张太太吃东西，而不愿接受张太太的照顾。张太太很幽默，而且非常投入。她为小童的成功感到高兴，并且极其热情地给予表扬。

三、游戏治疗过程

（一）第一次治疗

在治疗室的地板上，三个彼此相隔几厘米的大枕头铺成了一条小路，通往一个由布袋做成的椅子。治疗师拉着小童的手，蹲在她的面前。

治疗师：小童，我想看看你能不能踩着这几个枕头跳过去，一直到达布袋椅子那里。我来发信号，我说"走"你就开始跳……一、二、三——走！（帮助小童安全地跳到枕头上，继续拉着她的手，保持眼神的接触。）好，我们再来一遍！

小童：（想从布袋椅子上离开。治疗师帮助小童在布袋椅子上坐下来。两个人都双腿交叉着坐，面对面。）

治疗师：现在，我们来看看今天你带来了什么。你带来了你的头发（轻轻地抚摸小童的头发。），你带来了你黑色的大眼睛。

小童：（当治疗师提到她的眼睛时，小童将双手放到自己的眼睛上。）

治疗师：噢，你知道怎么做这个游戏。我们来做"找一找"的游戏。我们一起做。（重复几次这个动作，即两个人都闭上或睁开自己的眼睛。）我有一个有趣的方法来做游戏，我要举起你的脚。（将小童的双脚举到眼睛前面，然后继续玩"找一找"的游戏。小童往后靠，并说"不"，但她还是顺从了。）现在我要看一下你的大拇指，因为我知道你在走进房间的时候撞伤了它。是这个吗？（小童点点头。）噢，我很难过你的大拇指受伤了。我们来给它涂一些凡士林，让它快点好。

小童：（背靠在布袋椅子上，显得很放松，饶有兴趣地看着治疗师护理她的大拇指。）

治疗师：我会很小心的，不会太使劲地擦它。（开始唱歌"噢！凡士林，噢！凡士林，擦在小童的手上……"）

小童：（抬起头，疑惑地看着治疗师。）

治疗师：让我们给你的另一个大拇指也涂上凡士林，那个没有受伤的大拇指。（又开始唱歌。）我想，你对我唱的涂凡士林歌有疑问。

小童：再来！

治疗师：噢，你想多涂一点。

小童：我想涂一些在我的……我可以再涂一些。

治疗师：让我们来看看，我能否把你的手弄得滑溜溜的。（治疗师在小童的一只手上涂上更多的凡士林，然后将自己的双手放在小童的手的两边，往外拉，并说："滑过去，滑过去，滑溜溜的手。"小童的手从治疗师的双手间滑出去。）

小童：多涂一点。

　　治疗师：噢，你喜欢涂很多凡士林。（小童开始在布袋椅子上扭来扭去，显得不安分起来。）

　　治疗师：我来帮你在椅子上坐好。（小童做了一个鬼脸。）你看，这样可以制造出更多的噪声。（治疗师向小童示范怎样从一边移到另一边，摩擦布袋椅子发出很大的声音。小童模仿治疗师的动作。治疗师拿起一个大枕头，把它放在小童的大腿上，作为下一个游戏要用的材料，并使小童安静地坐好。）小童，我要倒出更多的凡士林，涂在你的手上。我要用你的手制作一幅特别的图画。

　　这种交互的活动大约要持续 10 分钟，或者是常规治疗时间的 1/3。治疗师带领小童连续进行多种积极参与的活动，例如，当治疗师数三下，小童就从自己头上抓走一个装着豆子的布袋，或者进行"停止—开始"的游戏，小童随着治疗师的口令扭动自己的脚趾头。小童几乎完全躺在布袋椅子上面，保持一种放松的、婴儿般的姿势，微笑着盯着治疗师。在这次治疗中，小童很少表现出抵制。每当她变得不安静或者希望自己做什么事情时，治疗师总是鼓励她"再做一次"。治疗师发现没有必要开展复杂的游戏活动，小童显然对这些非常幼稚的游戏感兴趣，也许在她很小的时候没有这样的经历。最后治疗师给小童唱了一首特别的快节奏歌曲《你是一个特别的女孩》，替她穿上袜子和鞋子，并对她说下次还会在一起做游戏，小童的神情很放松。

（二）第二次治疗

　　第二次治疗一开始，小童就从用枕头搭成的通道爬向布袋椅子。她接受并喜欢上了检查活动，这个活动已经成为一系列特殊的仪式：她扭动自己的脚趾头，玩"找一找"的游戏，并让治疗师检查和护理她的伤口。治疗师让小童按照指示用脚将治疗师推倒，然后用手将治疗师拉起来。小童很高兴地做了两次，但是第三次时，她向后靠去，说："我不拉你起来了。"治疗师使用挑战的技巧来应对她的阻抗，说："噢，小童，我想和你一起玩，让我看看你能不能用你强壮的胳膊把我拉起来。"小童笑着将治疗师拉起来。治疗师帮助小童练习身体协调能力，她们一边唱歌一边摇摆，进行前后摇摆，左右摇摆，一会儿快，一会儿慢。治疗师称赞小童说："喔，你能摇得这么快，还能摇得这么慢。这简直太棒了！"然后她们又进行了一些其他的活动，主要是练习等候一个信号然后开始活动，这一次，小童很坚定地抵制直接的喂食活动。当治疗师拿着点心喂她时，她反复说："我要自己拿着它。"治疗师回答说："我知道你能自己拿着，但是在这里，我想为你做这些。"小童还是拒绝。于是治疗师说："噢，你很想自己拿着它，对吗？"小童点头。"如果我把点心放在手指上，你能咬一口吗？"面对这一挑战，小童一口就把整块点心咬在自己嘴里。治疗师说："我的天哪，你把整块点心都吃进去了，你的嘴里一定全塞满了。快点嚼一嚼，我都能看见它在你的嘴里，你的嘴都快合不上了。"治疗师决定不再继续就吃点心这件事与小童抗争了。她和小童躲在一块垫子下面，然后叫小童的妈妈和解释性治疗师进来。当妈妈找到小童时，她很兴奋地告诉妈妈，她刚才玩了什么游戏。

由于治疗结束的时间快要到了，治疗师拿出来一个可以挤压的果汁瓶，然后让小童坐在她的腿上。她还叫小童的妈妈紧挨着她们坐下，在小童喝果汁的时候，治疗师仔细听她吞咽的声音并观察瓶子里的气泡。很快，小童就开始恼怒起来，咬着瓶嘴，示意她想做些什么。然后小童又要求坐到妈妈的腿上。治疗师没有立即将小童放在妈妈的腿上，因为她知道小童会拒绝让妈妈喂自己。然而，出乎所有人的意料，小童依偎在妈妈的腿上，让妈妈用瓶子喂她。治疗结束时，妈妈与治疗师一起唱歌，并且在给小童穿上鞋子之前，亲吻了她的小脚。

（三）第三次治疗

第三次治疗开始时仍然进行在前两次治疗过程中形成的常规游戏活动，包括检查身体和一些温和的游戏。为了增强小童对亲密接触和拥抱的适应性，治疗师让小童坐在她的腿上，一起玩将对方吹倒的游戏，并在治疗师触摸小童脸上的特定部位时，发出有趣的声音。接着轮到小童主持游戏，由她触摸治疗师的脸并且治疗师发出有趣的声音。

张太太进入治疗室后，在治疗师的指导下进行同样的游戏活动。治疗师先将小童抱到自己的腿上，面向张太太，并帮助小童耐心等待轮到自己做动作。接下来，小童被放到妈妈的腿上，两个人一起玩将对方吹倒并发出有趣声音的游戏，就像小童与治疗师开心地玩游戏一样。治疗师鼓励张太太再做一遍，或在小童想掌握控制权时对张太太进行指导。小童依偎在妈妈的腿上,这时妈妈就用果汁瓶喂她喝果汁。一开始她接受妈妈的喂食,接着,她变得安静,看上去很伤心。她伸手想要去控制瓶子,但治疗师进行干预,把她的手拿开。小童开始扭来扭去,她说:"我想拿着果汁瓶。"后来又说:"我想把它放在我的背包里。"治疗师同意她再喝一口就可以走开,并让她知道,她的妈妈在家里还会给她喝果汁。最后治疗师与张太太一起为小童唱了一首快节奏的歌曲。

(四)第四次治疗

治疗师让小童骑在她的肩上进入治疗室,与此同时请张太太观察小童的面部表情,看她是否感到安全与舒适。当治疗师脱下小童的鞋子并拿出凡士林时,小童记起了上次的伤口并报告说:"我的脚趾没有伤口。"治疗师回答说:"好啊,我想我们确实把它护理得很好。"治疗师一遍又一遍地唱着涂凡士林的歌,同时细心照料小童的双手与双脚,模仿她的面部表情,查看她的牙齿,跟她的脚玩小蛋糕的游戏。在做这些游戏的时候,治疗师像父母对待刚出生的婴儿一样,给予小童全部的关注,观察她的一举一动并赞美她。小童陶醉在这种关注里,期待着她最喜欢的游戏("你要玩这个游戏吗?"她将自己的手捂在眼睛上,要玩"找一找"的游戏),而且当治疗师忘记游戏中的重要部分时,她会向治疗师指出来("你要唱凡士林歌吗?")。治疗师叫小童闭上眼睛,然后用一个棉花球轻轻地触碰小童的脸,让她说出碰到哪儿了。治疗师藏了三个棉花球在小童身上,然后叫小童的妈妈把它们找出来。小童的妈妈参加了她们的游戏,并且让小童感到高兴的是,妈妈找到了棉花球,还给了她一次温柔的触摸。接下来她们玩一种更具主动性的游戏,将棉花球在两个人之间吹来吹去,治疗师提示妈妈要始终保持对游戏活动的控制权。游戏结束之后,妈妈用果汁瓶喂小童,她顺从了。治疗师与妈妈一起将小童放在一块垫子上轻轻摇晃,同时唱着"摇摆—再见—小童"。小童咯咯笑着并说:"这太好玩了。"唱完歌曲并穿上袜子和鞋子之后,治疗师帮助小童站起来,她很快奔向妈妈,抬起胳膊让妈妈搂住了她。

四、结果与随访

小童和小童妈妈表现出的进步是游戏治疗的典型结果。大多数父母都汇报说,他们感到与孩子的联系更紧密了,能够更好地理解孩子的情感与行为,而且孩子自己也感觉到获得了他人的帮助、理解与支持。常见的结果还有,儿童的反抗、发脾气、愤怒以及退缩行为减少,对父母指导的合作程度与接受程度提高了。对小童而言,进步的最佳表现之一就是,她能够到父母那里去寻求快乐与照顾。

虽然小童只有 4 岁,但是这个案例描述的活动形式也适用于 6 岁或 7 岁的儿童。年龄大一些的儿童需要完成有更多变化、挑战与更复杂的任务,但是治疗的重点仍然集中在赞赏、享受快乐、积极参与、指导以及对儿童的照顾上,并帮助儿童接受这些相互作用的影响。

五、讨论

游戏治疗包括在建立安全的依恋关系以及健康的自我形象过程中所有的重要因素:结构、参与性、滋养和挑战。虽然形成一种安全的依恋关系需要很长时间,但是游戏治疗可以启动依恋关系的形成过程,并为父母和儿童提供在直接治疗结束后可以继续使用的工具。

游戏治疗的效果取决于多方面的因素:儿童的年龄、依恋关系中创伤问题的严重程度,以及儿童的恢复能力。父母是否能够承担这项艰巨的任务,他们是否有参与的热情以及行动保证也对治疗的效果具有决定性的影响。然而,家庭游戏治疗并不能解决所有的问题,在家庭游戏治疗之前、治疗期间或者治疗结束后,儿童或整个家庭也许还需要接受其他的治疗。

本 章 小 结

家庭对儿童发展具有重要影响,家庭问题常常导致儿童早年的失调以及创伤体验。家庭中儿童的行为与家长的行为是交互影响的。当家庭成员之间的关系不能支撑他们之间关系带来的压力时,一个由两个人组成的情感系统(例如妻子和丈夫)会逐渐演化成三个人或四个人的系统(取决于家中孩子的数量)。孩子常常承担家庭之外的部分负荷。

家庭游戏治疗是一种使儿童与父母建立更好的关系,发展更安全的依恋情感的有效的短程治疗方法。本章描述了对一名领养儿童小童及其父母进行家庭游戏治疗的过程,通过家庭游戏治疗父母与领养儿童之间建立起一种更好的、更加信任的关系,小童与其领养父母关系中信任感与安全感的培养,促使整个家庭形成一种愉快和稳定的状态。

推荐阅读

Goldenberg,I.,& Goldenberg,H.李正云,等译.(2005).*家庭治疗概论*.西安:陕西师范大学出版社.

Nichols,M. P.,& Schwartz,R. C.王曦影,胡赤怡译.(2005).*家庭治疗*.上海:华东理工大学出版社.

第八章 短期游戏治疗

本章导引

　　1. 在本章个案中,治疗师是如何运用短期游戏治疗方案的?

　　2. 治疗师是如何形成核心主题,制定治疗计划,引导并开展该计划,及时评估和调整治疗方案以达到既定目标的?

第一节 短期游戏治疗概述

一、短期心理治疗

(一)短期心理治疗的特点

　　"短期""焦点"或者"限时治疗"的最大特点是把时间作为一种治疗资源,对时间的明确限定可以避免治疗目标不明确,治疗过程拖沓,治疗动力不足,目标未达成时的治疗中断等。由于心理咨询的有效性一直备受质疑,因此对治疗效果的评估变得越发重要,而短期治疗的结构性特点,使得对治疗计划的制定和执行伴随着对治疗效果的及时评估,并在评估的前提下调整治疗计划,以达到预期的目标,保证了治疗的有效性。同时,在这个讲究高效的时代背景下,人们越来越追求咨询的时效性和经济性,因此同时具备多项优势的短期治疗日益受到治疗师和来访者的欢迎。

(二)短期心理治疗模式

　　短期心理治疗模式具有以下两个特点(Mann,1973)。

　　1. 时限性

　　和其他的短期心理治疗模式一样,时间限定也是该治疗模式的一大特点,在最初的 2～4 次评估会谈后,心理治疗的时间被限定在 12 个小时。在这样的时间限定下,随着治疗的开展,治疗的剩余时间慢慢减少,儿童将会体验到依附和分离的矛盾冲突,当然在治疗进程中体验到的冲突很有可能来源于过去生活中与重要他人的分离,它们在此时此地重现。治疗师在治疗过程中协助儿童重新整合这种分离体验,使儿童更有能力应对成长中的挫折与焦虑。治疗师可以在治疗开始时就告诉儿童治疗终止的日期,避免现实生活中因为遭逢突然离开而产生的被遗弃的感觉再次出现,从而阻碍儿童进入与治疗师建立的治疗关系中,同时这种设置增强了儿童的独立性和自主性,提高了儿童在治疗关系中的安全感。在治疗中获得的独立性和自主性可以帮助儿童克服对父母的病态依附,在内心矛盾得以澄清的基础上获得最大程度的自我接纳,并且消除个人内在以及和他人关系中阻碍其迈向个体化的障碍。

2. 核心主题

除了时间限定外,短期心理治疗模式还特别重视核心主题的设定,可以说核心主题贯穿于整个治疗过程之中。治疗师根据临床资料提取出核心主题,然后以一种清晰和共情的方式与儿童分享这些核心主题或冲突,让儿童体会到治疗师能够理解他的难过与痛苦。曼(James Mann)强调核心主题指向"现有的和长期忍受的痛苦",因此,核心主题应该尽量与儿童目前的症状,以及过去的心理冲突相联结,呈现出儿童的自我知觉以及与其相关的各种情感。在治疗进程中鼓励儿童探究其痛苦感受的病因,澄清并深化儿童的自我知觉,有利于强化其自我控制感。同时需要强调的一点是,在治疗过程中,我们并不会像长期心理治疗那样毫无限制地期待甚至鼓励儿童的退化行为,而是技术性地限制儿童的依赖与退化行为,治疗的焦点将集中在儿童冲突的解决和适应性的增加上,并引导他们回归到正常的发展路径上。

二、短期游戏治疗

儿童在言语表达和认知发展上还不成熟,如果局限于传统的言语沟通,会限制他们的表达和治疗效果。游戏是儿童最善于运用的表达工具,在对儿童的行为进行干预治疗时,游戏成了治疗师与儿童沟通的有效媒介。本章会在短期心理治疗模式的基础上作出一些调整和修正,与结构式游戏治疗的方式相结合,并加入认知行为矫正方法。把游戏作为治疗的媒介,通过对游戏内容的预先设定,配合治疗核心主题的开展,治疗可以达到既定的目标。短期游戏治疗的效果在治疗师与儿童的积极参与、直接互动,以及兼顾游戏和语言的前提下,可以体现得淋漓尽致。

（一）短期游戏治疗的特点

由于短期游戏治疗的时限性,治疗师会在治疗初期就把治疗的形式、治疗持续的时间,以及治疗过程的运作机制告知儿童,以免去儿童自行探索治疗潜在规则的过程。同时,每一次的治疗均已被事先计划好,治疗师会预先设计特定的场景,选择合适的玩具,并构建每次治疗的引导性情节,以便有效利用时间。每一次治疗结束后,治疗师需要就本次治疗的内容来思考和安排下一次治疗,以便实现治疗的连续性。

（二）短期游戏治疗的游戏材料

在治疗中使用的玩具或材料、特定的场景设计,以及每次治疗的引导性情节需要根据治疗的核心主题预先选定和准备好。一般来说,游戏治疗的基本材料包括各种各样的布偶或娃娃、图片、动物玩具、娃娃屋、家具、积木和画图用具等。治疗师可以选用适合儿童的,同时能够将儿童引入核心主题的游戏材料。需要特别注意的是,手指画、黏土和玩水等可能引发儿童退行行为的玩具或活动不建议在此使用。除此之外,由于短期游戏治疗的时限性,治疗师不宜采用过于空洞或宽泛的游戏,应该遵循治疗的本质及其特定的规则,限制儿童的自发性反应,约束其想象,以期在限定时间内达到既定治疗目标。基于此,治疗师应避免以下这些状况的发生:选用的游戏需要花费较多时间来设置,核心主题需要较长时间才能出现。

在治疗过程中,治疗师可以邀请儿童将家中的玩偶、机器人、玩具小汽车、飞机等有助于处理核心主题的玩具带到治疗室中。儿童和他带来的这些玩具有一段共同的成长历史,这些玩具在儿童过去的生活中有重要的意义并和儿童建立起交集。最重要的是,使用这些玩具开展治疗,可以将治疗情境扩展到儿童的现实生活中,增强并泛化治疗的效果,因为儿童可以在家中继续使用这些玩具回顾治疗内容。

（三）短期游戏治疗中治疗师的角色

短期游戏治疗很特别的一点是治疗师和儿童的关系是多维的,并且是可以转换的。治疗师既可以和儿童一起平等地玩,也可以给予对方一些批评或建议。这样有利于儿童了解治疗师对相同问题的看法以及解决取向,使儿童对事情、他人以及自己的看法变得更客观,也使其明白应该为自己的行为承担一定的责任。治疗师在治疗过程中的角色会根据临床需要而转换,他们可以是参与者,和儿童一起玩,强化治疗同盟,增强正向情感;可以是游戏事件的解释者,澄清儿童的内心世界并将其呈现给儿童;也可以是游戏故事的异议者,帮助儿童处理冲突,并且发现新的信念。

第二节 临床案例介绍

在开始正式的治疗之前,治疗师会进行2~4次评估会谈,通过系统的资料收集和诊断性会谈,治疗师可以简要地了解来访者在心理社会方面的疾病、发展史、家族史、亲子互动的情形,以及家庭成员的互动关系。同时,父母需要对儿童的心理行为进行评估,本案例使用阿肯巴克儿童行为量表(Achenbach,1981)(家长用),该量表能够较全面地反映幼儿的问题行为,具有较完整的信度和效度资料,在国内外应用广泛。不仅如此,教师也将受邀填写教师版的康纳斯儿童行为量表(Connors,1972)。在综合上述量表数据和会谈资料信息之后,治疗师与家属讨论并澄清希望达到的治疗目标,在达成一致后,治疗师向家属呈现治疗计划与游戏的核心主题。

一、个案问题

李女士(化名)描述10岁儿子小明(化名)的问题如下:

这孩子从小由我和我妈一起带大,小时候还挺乖的,三年级以前的学习成绩还算不错,在学校的表现也还过得去,我平时管他管得也相当严,对他各方面的要求都很高,可是不知道为什么到了四年级,成绩一下子就不行了,天天在家打游戏,有时候通宵不睡,放学后不回家而是到外面的电脑房打游戏,外婆不去找他,他就不回来,我平时工作也很忙,这一年又有些工作调动,可能监督他的时间不如过去多,现在都是他外婆在看着他,可是他外婆总是宠着他,他也不太听外婆的话。以前他看到我还挺怕的,现在连我的话也不听了。骂也骂过,打也打过,一点办法也没有。上个星期,他的班主任打电话跟我说他在学校和同学发生矛盾,还动手打架,班主任对他目前的情况也非常不看好,所以建议我带他来看心理治疗师。

二、背景资料

小明的母亲并没有结过婚,怀小明的时候年龄比较小,小明的生父得知李女士怀孕后就不告而别,再也没有出现过,因此小明从出生到现在从未见过生父。这个家庭的另一个成员是小明的外婆,小明的外公由于女儿未婚先孕而郁郁寡欢,在小明3岁的时候就过世了。小明的外公是钢铁厂的技术人员,工作较忙,平时无暇照顾家里,小明的外婆是家庭主妇,从小对李女士比较宠爱,李女士高中时成绩下滑未能考上大学,高中毕业后李女士的父亲给她在朋友的公司安排了一个文职工作。接下来认识了小明的生父,成为恋人后才了解到小明的生父在夜总会当服务生,并且有吸毒的嗜好,李女士知道自己怀孕后希望把小明的生父拉回正途,不料他在得知李女士怀孕后就不告而别,再也没有出现过,李女士只能独自抚养小明长大。自此之后,李女士在工作、学习上更加努力,通过夜大完成大专课程,获得会计证书。职位由当初的文职变为现在财务部的副经理,得到领导的器重,最近马上就要被提升为经理。去年,李女士的亲友为她介绍了一位男朋友,王先生(化名)和李女士年龄相仿,离异无子,是一名外企职员,一年来两人感情稳定,最近有结婚的打算。刚开始时王先生和小明相处得还不错,但随着李女士和王先生的关系越来越亲密,小明对王先生的反感越来越明显。

三、在学校的表现

小明从一年级开始学习成绩就比较优秀,在年级里一直名列前茅,李女士对小明一直要求很高,平时管得也比较严。小明的班主任陈老师(化名)的说法是小明很聪明,在学习上也比其他同学努力,比较关注成绩的排名,相比于其他同学有一份与他年龄不相称的成熟,在学校的表现一直较好,和班上其他同学的关系也还不错,但几乎没有什么特别亲密的朋友。从三年级起成绩开始产生波动,同时情绪起伏变大,从四年级开始成绩直线下滑,课堂上遵守纪律也出现问题,会在上课时睡觉或者和其他同学说话,并且近期经常和其他同学发生争执,最近一次是上周,和同学打架。班主任对小明目前的情况很担忧。教师版的儿童行为量表评估显示，目前小明在焦躁不安、害怕、引起他人注意、焦虑等项目上的得分相当高。

四、心理功能检查

完整的心理功能检查包括：询问小明的年龄、生日，实施测验的日期、年份和季节。同时，检测其高层次的知觉功能，例如，估计完成某项工作的时间，估计一些重要生活事件的时间间隔。在未来的计划方面，可以询问儿童多少岁工作，以及多少岁结婚等。

本案例的当事人小明是一位面貌清秀、高高瘦瘦的 10 岁男生，第一次见面时，他在母亲的教导下向治疗师问好。之后，在治疗师与其母亲会谈期间，他安静地待在一旁，观察咨询室里面的摆设。随后，当他和治疗师独处时，只有在治疗师提问时他才回话，而且回答很简单，之后就继续观察咨询室里的玩具橱窗，治疗师观察到他对一些卡通人物很感兴趣，于是示意他可以挑选他喜欢的卡通人物玩，他看了治疗师一眼然后询问："真的吗？"在得到确认后，他才露出笑脸兴致勃勃挑选起来。他选择了一个剑客，还挑选了一个身材魁梧的拳击选手与其对打。随后，治疗师问小明这个剑客是谁，小明说这是个武功高强的侠士，凭借一身好武艺自由自在地闯天下，行侠仗义。从随后的谈话中，我们可以了解到，小明觉得他是母亲的负担，自己对他人来说没有什么价值。当被问起为何这么认为时，小明说他的生父是因为他的到来而离开母亲的。外公也是因为他的出生而过世的。自从母亲去年和王叔叔在一起以后，更是没有时间来管他了。平时和母亲在一起时，母亲最关心的就是他的学习成绩，他认为可能对母亲来说成绩好是他唯一的价值了，但他现在成绩下滑，连这仅有的价值也荡然无存了。而且，母亲现在正和王叔叔交往，不再像从前那样关注自己的学习了，他们可能要结婚了，而他将成为他们最大的负担。从交谈过程来看，小明的心理功能完好，他的语言理解和表达与其年龄相称。小明可能存在由于担忧被再次遗弃而产生的悲伤情绪，但并未达到心境障碍的诊断标准。

五、选择治疗的标准

短期治疗有区别于其他治疗方式的特殊性，因此并不通用于所有类型的心理问题,曼曾提出一些排除的条件,他认为以下障碍不适合使用短期心理治疗模式:严重抑郁症、急性精神病、边缘型人格障碍、类精神分裂症、某些强迫症。那些依赖性强、自恋、无法很快建立治疗关系、无法忍受失落、无法迅速融入并走出治疗情境,以及无法指认出核心主题的来访者也不适合接受短期心理治疗模式。除此之外,要顺利进入短期心理治疗还需要具备以下心理能力:内省的能力、愿意作出合理牺牲的能力、心理上的觉知能力,以及认清由心理因素导致的症状的能力。当然,以上这些治疗标准不适合直接套用在儿童身上。首先,治疗师要确认儿童的心理功能是否完好,他的语言理解和表达是否与其这一年龄的认知功能相称。其次,评估儿童是否存在前面提到的那些严重障碍以及破坏行为、自杀意图、社会孤立、社会退缩等病症。同时,治疗师要评估儿童的成长史,判断其在过去的生活中是否存在一段稳定而正向的人际关系,因为对于一个经历过多重失落的孩子,通常不适合使用短期游戏治疗。评估很重要的一点是,要确认让小明接受如此密集的治疗是否安全。

本案例中小明心理功能完好并且不存在前面提到的严重障碍和病症,同时在评估会谈中我们可以发现小明具备前面提到的心理能力的发展潜质。虽然在治疗的初始阶段小明对治疗师有所抗拒,但之后随着治疗师亲切真诚地和他一起做游戏,他很快就和治疗师发展出正向的治疗关系,同时小明愿意正视自己的情绪困扰和行为问题,对治疗师拥有足够的信任,当治疗师呈现核心主题时,能够积极地参与其中,并且愿意忍受治疗终止阶段和治疗师发生的分离,把治疗过程整合进正向的成长经验之中,而不将其视为一次被遗弃的经历。

罗森塔尔和莱文(Rosenthal & Levine,1970)认为短期心理治疗对于家庭环境不稳定的来访者治疗效果有限,因此短期心理治疗也对来访者的家庭环境设置了一些特殊的标准,例如父母的参与动机、父母的应变能力、家庭本身可允许改变的能力。在小明的个案中,他的家人必须愿意并且有能力适应小明的变化从而不断调整自身的行为直至小明的问题得到改善。在对小明的评估中,我们可以看到小明及其家人对于寻求小明行为上的改善具有相当强的动机。虽然母亲对小明要求很高,并且有时工作很忙从而忽略了小明的感受,但小明的母亲和外婆始终陪在他身边,给他温暖和稳定的支持。

六、治疗的理论架构

我们将澄清小明行为问题背后的心理冲突,小明从一年级开始学习成绩就相当优秀,治疗师在评估会谈中发现小明的母亲对小明的学习成绩要求很高,而小明认为自己是他人的负累,而学习成绩是他唯一的价值,因此就像小明的班主任提到的那样,小明比其他同学在学习上更努力,这是为了体现他唯一的价值,为了能够得到母亲持久的关注和关爱。由于小明从小就没有父亲,他从外婆那里了解到父亲在他出生之前就抛弃了他的母亲,因此他认定父亲是因为自己出生而离开母亲,而自己是多余的,是母亲的累赘,在他心中有种深深的被遗弃感。从小外公对他的态度都是颇为冷淡,直至外公去世,他试图从外婆那里探究缘由,他隐约感到外公不希望他来到这个世界,同时他觉得外公是因为他才去世的。于是,这更加深了他心中的被遗弃感。在他内心深处一直隐藏着害怕和恐惧的感觉,他害怕有一天母亲也不想要他了,想将他抛弃,为了不被抛弃,为了体现自己的价值,小明一直非常努力学习,直至三年级,母亲结识了王先生,母亲没有再像从前那样对他的生活和学习如此关注了,他的学习成绩优秀与否似乎已经没那么重要了。于是,就像小明的班主任所描述的那样,小明从三年级开始成绩波动很大,似乎小明在学习成绩上的表现和母亲对他的关注程度存在一定关系。到了四年级,小明的成绩大幅度下滑,并且迷上网络游戏,夜不归宿,在校不遵守纪律,和同学关系紧张,甚至在咨询前一周和同学发生口角而动手打架。与此同时,李女士和王先生的关系越来越亲密,最近已经有结婚的打算,而且李女士的领导对李女士很器重,最近也有升职的可能,因此在情感和工作上两头忙的李女士可以抽出来关注和关心小明的时间变得越来越少。在这种情况下,小明内心的被遗弃感又被激起,同时充斥着害怕、悲伤和愤怒。当这种愤怒无法指向引起它的对象(母亲)时,可能就会转向同学(和同学关系紧张,发生口角甚至打架)或转向自己(成绩大幅度下降,网络成瘾,夜不归宿等)。根据德雷库斯和卡塞尔(Dreikurs & Cassel,1996)的观点,十岁以前儿童表现出的偏差行为的目标为:寻求注意、寻求权力、寻求报复。据此我们可以推断小明表现出这些问题行为其实是为了得到母亲的关注和爱。

在评估会谈中,小明选择了一个剑客,另外挑选了一个身材魁梧的拳击选手与其对打。当治疗师谈到这个剑客时,小明说这是个武功高强的侠士,仗着一身好武艺自由自在地闯天下,行侠仗义。这个武功高强的侠士似乎象征着小明希望自己有能力,足够强大,拥有掌控自己生活的能力,而非整天沉浸在被抛弃的惶恐中。而那个身材魁梧的拳击选手似乎象征着他在生活中面对的失落、恐惧、害怕,以及由此带来的压力,当被问及这个拳击选手看上去如此强壮,剑客是否能够打赢时,小明先是沉默了片刻,随后告诉治疗师,其实这个拳击选手外强中干,只是看上去厉害,而这个剑客是练过内功的,因此拳击选手是打不过剑客的。这个剑客的强大内功似乎象征着小明内在储存的正能量,即使在外界环境的巨大压力下,他仍有信心能够拥有对自己生活的掌控力。

七、治疗过程

在与家属讨论核心主题的过程中,要避免使用心理学或精神医学中的专有名词。要向家属说明以往的治疗模式和治疗的动力来源,使家属更加了解治疗机制,更好地配合治疗。同时,要确认儿童自身是否愿意努力投入和积极配合治疗。在向儿童呈现核心主题的过程中,要注意让儿童理解他的情况不需要长期的治疗,可以通过短期治疗改善他目前的情况,随着核心主题的出现,儿童可以具体了解问题的由来以及治疗过程中发生的改变,促进儿童对自身问题的领悟和顿悟。

1. 第一个主题

在本案例中我们将呈现两个相互关联的主题,第一个主题是让家人了解小明这些问题行为产生的内部机制和原因。小明需要母亲的爱和关注,他害怕被抛弃,害怕母亲因为王先生的出现而离开他,因此通过这些问题行为引起母亲的关注,掩盖他的恐惧,释放他的愤怒。他希望母亲可以重新把目光投注在他身上,但是母亲并没有有效地解读小明发出的讯息,对他的关心仅止于如何矫正他的问题行为和提高学习成绩。通过第一个主题的呈现,我们将得到小明家人对小明治疗过程的全力支持和配合。在对小明开展治疗的同时,小明的家人需要和小明进行一次清楚而有效的沟通,表示愿意作出调整以适应小明的改变,配合治疗的顺利开展。

2. 第二个主题

接下来,我们将给小明呈现第二个主题,在诊断性会谈中,小明表达了他对被遗弃的恐惧和愤怒。治疗师将处理小明因过去重要他人的离开而产生的被遗弃感,同时在现实生活中寻找可使小明正向成长的支持性关系,对小明的不合理信念进行调整。短期治疗本身就可以让儿童重新体验这种分离感,体会依赖和独立的矛盾,更好地整合过去被遗弃的体验和自我掌控力,使儿童更有能力面对成长中的挫折与焦虑。在治疗过程中获得的独立性和自主性可以帮助儿童克服对父母的病态依附,在澄清内心矛盾的基础上获得最大程度的自我接纳,并且消除个人内在以及和他人关系中阻碍其正常迈向个体化的障碍。

接下来是本案例中治疗师借由一个玩偶向小明呈现核心主题的对话。

治疗师：我想讲一个关于这个小男孩的故事给你听。这个小男孩从小就很聪明很听话,但他一直有一个烦恼。你猜得到是什么烦恼吗?

小明：嗯……没有人爱他吧。

治疗师：你猜错了,正好相反,这个男孩的家人非常非常地爱他。

小明：那他一定很幸福吧,那又有什么烦恼呢?

治疗师：他的烦恼是,在他还很小很小的时候,他遇到一个巫婆,巫婆对他说她对他施了魔法。

小明：什么魔法?

治疗师：巫婆对他说她将夺走小男孩心中感受爱的能力,最后所有的亲人都将离他而去。魔法很快就灵验了,你知道发生什么了吗?

小明：他的亲人抛弃他了。

治疗师：你知道是谁吗?

小明：我想应该是他的爸爸。

治疗师：为什么是他的爸爸呢?

小明：也许他的爸爸讨厌他,不愿意看到他。

治疗师：不,在这个故事中男孩的爸爸离开了,是爸爸自身的原因,和这个男孩无关。并不是这个男孩的错。

小明：那么就是巫婆的魔法显灵了，是吗？

治疗师：嗯……我也不知道，我们看看这个男孩后来又发生什么了。

小明：我猜小男孩慢慢长大，他的妈妈开始讨厌他。

治疗师：你猜错了。这个故事中小男孩一天天慢慢长大，而他的妈妈越来越爱他，但是……

小明：最后还是离开他了，是吗？

治疗师：这个故事不是这样的，虽然这个小男孩的妈妈、外婆都很爱他，但他依然感受不到她们对他的爱，总感觉……

小明：他的妈妈会离他而去。

治疗师：是的。

小明：后来呢？

治疗师：后来，小男孩一直很痛苦，总觉得魔法一定会显灵，他的妈妈一定会……

小明：离开他。

治疗师：终于小明每天的担心害怕使他一夜之间白了头发。

小明：他一夜之间变成老头了吗？

治疗师：不，他还是个小男孩，只是变成了一个满头白发的小男孩。

小明：那大家岂不是会嘲笑他，他一定很伤心。

治疗师：对，小伙伴们都来嘲笑小男孩，小男孩很伤心，但是有个人比小男孩还要伤心……

小明：我知道，是小男孩的妈妈。

治疗师：这次你猜对了，你知道为什么小男孩的妈妈要伤心吗？

小明：因为小男孩的头发变白了。

治疗师：还有呢？

小明：因为小男孩很伤心，所以妈妈伤心了。

治疗师：你说得很对，还有吗？

小明：嗯……你说呢？

治疗师：妈妈伤心是因为明明她很爱自己的孩子，可是她的孩子总是不相信她，以为她要离开他，并担心得一夜白头。

小明：是这样吗？

治疗师：是的。

小明：嗯……那妈妈确实是最伤心的了。

治疗师：嗯……接着……

小明：妈妈还是离开了。

治疗师：为什么呢？

小明：因为那个男孩让妈妈伤心了。

治疗师：不，在这个故事中妈妈很坚强，虽然她很伤心，因为她的孩子不相信她，但她绝不会放弃自己的孩子，她始终坚定地陪在孩子身边，伴他茁壮成长，给他满满的爱，让她的孩子终有一天可以相信她。

小明：她是一个好妈妈。那后来这个小男孩相信她了吗？

治疗师：是的，男孩的心渐渐动摇，终于愿意相信他的妈妈是爱他的，是不会抛弃他的，可就在这时……

小明：怎么了？

治疗师：那个给小男孩施了魔法的巫婆再次出现了。

小明：她来做什么，是想把妈妈抢走吗？

治疗师：不，这个巫婆出现在小男孩面前，化身成为天使。

小明：为什么呢？

治疗师：原来这个巫婆本来就是天上的小天使，因为看到小男孩有一个那么爱他的妈妈，所以想要考验小男孩，看这个小男孩是否能够信任自己的亲人，于是，她假扮成巫婆，骗小男孩说给他施了魔法，魔法马上就要显灵……

小明：所以这个天使从来没有给这个小男孩施过魔法，都是骗他的吗？

治疗师：是的。

小明：那这个天使太坏了，不过幸好小男孩够聪明，识破她的诡计。

治疗师：这个天使很调皮，但她也教会了小男孩一样东西啊……

小明：是的，要相信妈妈对自己的爱。

治疗师：你说得非常对。最后，天使使用魔法把小男孩的头发变回黑色，而小男孩的妈妈……

小明：我知道，妈妈更爱小男孩了，小男孩也更爱妈妈了，他再也不害怕妈妈会离开他了，因为他相信妈妈对自己的爱，他们永远快乐地生活在一起了。

第三节　短期游戏治疗的过程与基本技术：以临床案例为例

一、签订治疗契约

和来访者签订治疗契约，可以明确治疗双方需履行的责任，促使治疗顺利进行，有效减少治疗期间随意终止治疗或无故缺席的状况发生。具体并且清楚地说明治疗时程，有助于缓和治疗终止时，儿童经历的失落、失望和被拒绝的感受，避免儿童误以为治疗关系是长期的与持续性的。

治疗契约的内容包含儿童的名字、核心主题的简要描述、全部的治疗次数、每次（总共十二次）治疗的日期，以及治疗结束的确切日期。要注意规划好治疗结束的日期，避免与儿童其他生活事件相冲突而导致延期。由儿童、参与治疗的儿童家属，以及治疗师一起签署这份契约书，并把副本交给儿童和儿童家属。

同时，需要注意的是有些儿童会误把评估会谈算入治疗次数中，从而引起不适当的焦虑，因此需要向儿童特别说明。

二、家庭会谈

除了十二次治疗之外，会另外安排两次家庭会谈，家庭会谈被安排在治疗之前或之后，不占用治疗的时间，儿童也需要参与到家庭会谈中来。

三、治疗的过程

整个治疗过程包括部分重叠且循序渐进的三个阶段。在第一个阶段（治疗初期），治疗师会有计划地与儿童建立一种正向的治疗关系，并且为正遭受人际冲突与心理结构冲突而感到痛苦的儿童提供一个安全且被理解的环境,让儿童尽情宣泄,释放出之前积蓄的压力和痛苦。同时,在这个阶段,治疗师并不会解释儿童产生的移情,因为那样做可能会抑制儿童的想法。在第二个阶段(修通阶段),治疗师会以温和而坚定的方式,借由儿童过去与重要他人的关系,来比喻其与治疗师的关系,以此来解释移情。在第三个阶段(治疗终止阶段),面对治疗的结束,与治疗师的分离,儿童会重复过去的因与重要他人分离而产生的尚未解决的矛盾情感,呈现依赖与独立的选择冲突。通过治疗的终止过程与核心主题的解决,儿童会拥有更高的自觉性,更强大的自我,以及更和善的超我。

(一)第一个阶段(治疗初期)

在治疗开始阶段,治疗师将有计划地与儿童建立一种正向的治疗关系,并且为儿童提供一个安全且被理解的环境,治疗师以一种积极的无条件的接纳方式,与儿童一同探讨核心主题,让儿童尽情宣泄,释放出之前积蓄的压力和痛苦。这样的宣泄强化了正向的情感转移,加速发展了治疗同盟的关系。

1. 治疗初期的治疗过程节选

通过心情感觉树这个活动,治疗师试图让小明把积蓄在内心的情绪释放出来,帮助小明澄清自己的内心感受,并在之后的治疗中找出处理冲突的方法。治疗师告诉小明,这是一棵属于他的感觉树,他可以用五颜六色的橡皮泥捏成一个个小果子,代表不同的心情贴在这棵树上(黄色代表快乐,蓝色代表悲伤,红色代表热情或者愤怒,绿色代表忌妒或者贪婪),并谈谈令他产生这种感觉的事情。

小明没有很快开始,而是在不同颜色的橡皮泥之间犹豫了一下,稍后他先捏了一个黄色的果子贴在树上,治疗师问他是哪件事情让他有高兴的心情,小明提到自从上次评估会谈后,妈妈对他很关心,也很有耐心。之后他依次捏了蓝色、红色和绿色等不同颜色的果子贴在树上。

> **治疗师:**这里有好几颗大小不一的蓝色果子,你能和我说说这颗最大的果子代表什么吗?
>
> **小明:**嗯……我不知道能不能说得清,其实我自己也有些乱。
>
> **治疗师:**是吗?不如我们一起尝试理清这些情绪,开始时可能有些

困难,但是我们可以一步一步慢慢来,你能先描述一下这颗最大的蓝色果子代表的情绪吗?

小明: 嗯……悲伤、害怕、难过,还有一些无助……

治疗师: 感受到这些情绪时,你想到些什么?

小明: 我……想到我的妈妈。

治疗师: 嗯嗯……妈妈怎么了?

小明: 我也不知道……我感觉她要离开我了……

治疗师: 为什么有这种感觉呢?

小明: 我……不知道。

治疗师: 这种感觉什么时候最强烈呢?

小明: 嗯……可能在她有事没法陪我的时候吧。

治疗师: 上次有这种感觉是什么时候呢?

小明: 好几周之前的一个星期天,她本来答应我去看动漫展,但是后来没去。

治疗师: 发生了什么?

小明: 王叔叔来了,王叔叔的亲戚想和我妈妈见个面,于是,我妈妈就把我忘了。

治疗师: 是吗? 妈妈是怎么和你说的呢?

小明: 她说王叔叔这边有很重要的事要和她出去,今天没办法去看展览了,下次再去。

治疗师: 那你怎么想呢?

小明: 我觉得……王叔叔比我重要。

治疗师: 你觉得对妈妈来说王叔叔比你重要?

小明: 可能是吧。

治疗师: 那你问过你妈妈对她来说谁更重要吗?

小明: 没有问过。

治疗师: 为什么不问问呢?

小明: 我……不知道……我不想问。

治疗师: 那你有没有生你妈妈的气呢?

小明: 我…没有吧……我怎么会生她的气呢。她可是我的妈妈。

治疗师：好,我请你想象一下,我和你约好了下次治疗的时间,但是时间到了我没有在咨询室出现,你会生气吗?

小明：嗯……我不知道,也许你有更重要的事吧。

治疗师：是的,你猜对了,我真的有更重要的事,因为我临时决定要接待另一位比你更重要的小朋友,那么你会生气吗?

小明：嗯……可能会吧。

治疗师：为什么呢?

小明：因为是我先和你约好的呀。为什么其他小朋友比我重要呢?

治疗师：那你是有一点生气,还是非常生气呢?

小明：嗯……一点……也许会非常生气吧。

治疗师：那么在下次治疗时,你会问我些什么呢?

小明：嗯……可能会问你为什么上次没来吧。

治疗师：那如果我回答你,我上次有更重要的事,因为我临时决定要接待另一位小朋友。你会怎么回答呢?

小明：我不知道,可能不再说什么吧。

治疗师：但你心里明明已经很生气了,不是吗?

小明：也许是吧。

治疗师：好,小明,你看,这个治疗室其实是一个时光穿梭机,我一按这个按钮,我们就会立刻来到第三次咨询,变身成为未来的你和我。

小明：这我知道,你的时光穿梭机是从哆啦A梦那里借来的吗?

治疗师：是的。你真聪明,那你愿意和我一起去未来看看吗?

小明：我愿意。我们出发吧。

治疗师：好的,出发之前你需要作一些调整,因为你不再是现在的你,而是未来的你了!

小明：什么样的调整?

治疗师：当我们来到第三次咨询时,我希望未来的你可以把内心真正的感受全都告诉我,而不要藏起来,好不好?

小明：好!

治疗师：准备好了吗?请闭上眼睛! 1……2……3……好! 我们到了!

......

治疗师：我上次有更重要的事,因为我临时决定要接待另一位小朋友。

小明：可是你是先和我约好的呀。

治疗师：是这样哦……但这也不是很严重的事,你现在是在生我的气吗?

小明：嗯……是的,我生气了。

治疗师：是有点生气,还是很生气呢?

小明：是很生气。

治疗师：我不明白你为什么那么生气,你可以告诉我吗?

小明：因为你先和我约好时间了,但你没有来,我很重视和你约定的见面,但你一点也不重视,而且你没有来是因为你要见另外一位小朋友,我觉得这对我很不公平,我要求公平的对待。

治疗师：嗯……我了解到我这么做似乎伤害了你的感情,是吗?

小明：是的。

治疗师：所以,你很生气,是吗?

小明：是的。

治疗师：你希望我公平一些,像你重视我那样重视你,是吗?

小明：是的。

治疗师：小明,我必须向你说声抱歉,真的非常对不起,我当时并不知道你是这么想的,也不知道这么做会伤害到你的感情,让你这么生气,但我现在知道了,我保证以后会遵守每次和你约定的治疗时间,如果有临时状况发生也会提前通知你,你现在愿意接受我的道歉吗?

小明：好吧。

治疗师：那你现在愿意原谅我了吗?

小明：那你下次还会这样吗?

治疗师：保证不会了。

小明：那我先原谅你了。

治疗师：那你现在还生我的气吗?

小明：现在好多了。

2.*治疗的讨论*

在治疗中,我们看到小明积蓄了很多情绪压力,虽然小明对母亲的失信行为感到愤怒,但他压抑了他的愤怒,因为他更害怕母亲离开和抛弃自己。于是,他藏起了自己的愤怒,以一种懂事孩子的形象出现,希望得到母亲更多的爱,但他内心的冲突矛盾并未就此平复。因此,治疗师以治疗师与小明的关系来隐喻母亲与小明的关系,通过时光穿梭机让小明释放出积蓄在内心的能量,同时学会表达自己的情绪和情感,而不是一直压抑它,使自己的内心处在冲突矛盾中。

（二）第二个阶段（修通阶段）

在修通阶段,儿童将会感受到时间的流逝,产生对未来分离的焦虑,同时面对人际关系中出现的不可避免的不完美,当他意识到治疗同盟的关系终将以分离收尾时,阻抗和愤怒也会随之出现。治疗师需要缓和并重新组织愤怒和冲突,继续跟进核心主题的处理。

1.*修通阶段的治疗过程节选*

治疗师以"失望"为主题,让小明用画笔画出一个故事,故事中的主人公有失望的感受。小明思考了好一会儿,先是画了一个小男孩,然后画了一位长头发的女士依偎在一位男士身边,但是离小男孩很远,小明说这位女士是小男孩的妈妈,而这位男士是妈妈的男朋友。治疗师询问小明,是什么使他或小男孩感到失望。

小明:这个小男孩曾经以为他的妈妈只会爱他一个人。

治疗师:后来发生了什么吗?

小明:小男孩的妈妈爱上了别人,那个人是她男朋友。

治疗师:那么这个小男孩很失望吗?

小明:是的。

治疗师:你可以具体描述一下这个小男孩的心情吗?

小明:难过,伤心,失望。

治疗师:小男孩的妈妈爱上了别人之后,她对小男孩的爱改变了吗?

小明:嗯……改变了。

治疗师:怎么改变了呢?有没有具体的故事告诉我?

小明：以前妈妈每天下班后都会陪小男孩一起写作业，双休日会陪小男孩去公园打球，可是自从妈妈有了男朋友之后，几乎每天很晚才回家，小男孩都睡了，双休日也很少有时间和小男孩在一起。

治疗师：我看得出妈妈陪伴小男孩的时间变少了，关注也变少了。

小明：是的。

治疗师：是不是妈妈陪在小男孩身边的时间变少了，就代表她对小男孩的爱变少了呢？

小明：是的。

治疗师：这个小男孩心中的完美妈妈是怎么样的呢？

小明：嗯……当小男孩需要她时，她就马上出现在他身边。

治疗师：即使他妈妈当时正在做非常重要的事？

小明：是的。

治疗师：还有吗？

小明：妈妈只能爱小男孩一个人，不能爱别人。

治疗师：是不是做不到这些就不能算是一个好妈妈或者完美妈妈呢？

小明：是吧。

治疗师：现在这个妈妈是不是已经不能算是一个好妈妈了？

小明：嗯……至少不是完美妈妈了。

治疗师：这个小男孩爱他的妈妈吗？

小明：那当然了。

治疗师：这份爱会因为小男孩一天天长大而改变吗？

小明：不会的。

治疗师：嗯。这是一个非常爱妈妈的小男孩，请你想象一下，有一天这个小男孩长大了，变成了大人，成为一位工作上进的有为青年，但是由于工作很忙，没办法一直陪在妈妈身边，那么是不是他陪在妈妈身边的时间变少了，就代表他对妈妈的爱变少了呢？

小明：当然不是！

治疗师：为什么呢？

小明：因为他是大人了，需要工作，有很多事情要做。

治疗师：你的意思是不是因为他是大人了，非常忙，有很多事要做，所以没法面面俱到。虽然他陪在妈妈身边的时间变少了，但他对妈妈的爱一天都不曾改变过。

小明：是的。

治疗师：好的。故事继续发展，这位事业有成的有为青年恋爱了，他爱上了一位非常美丽动人的女生，深深地为之着迷，那么是不是这个小男孩现在爱上了别人，他对妈妈的爱就改变了呢？

小明：那当然不会啦！

治疗师：为什么呢？

小明：妈妈是妈妈，妈妈只有一个，孩子对妈妈的爱是不会改变的！

治疗师：即使这个男孩长大后爱上其他女生吗？

小明：是的！

治疗师：那么小男孩的妈妈会因为小男孩陪在她身边的时间变少或爱上别人而对小男孩失望吗？

小明：那当然不会啦！

治疗师：为什么不会呢？

小明：因为……妈妈会理解我，我有其他更重要的事要去做。（在这里小明无意中使用了第一人称代词，指的是他自己，但他没有发现。）

治疗师：妈妈会不会指责你不是一个好孩子，因为你没办法做到事事完美。

小明：当然不会啦！

治疗师：为什么呢？

小明：因为没有人能做到事事完美啊！

……

2. 治疗的讨论

在治疗中我们看到小明存在许多对完美妈妈的不合理信念和要求，这使得他难以面对和接受现实中真实存在着的不完美，并且表露出对现实的失望、无助甚至愤怒，最后转化为问题行为。通过以上认知的调整以及后续治疗中以咨访关系中存在的不完美为隐喻，治疗师力图让小明学会如何与不完美的事实相融合,发展出更强大的自我。

(三) 第三个阶段(治疗终止阶段)

这一阶段是具有决定性的阶段,同时最难处理。在这个阶段,儿童将要面对失落感,经历分离和真实的离开,治疗师需要帮助儿童把这些矛盾体验整合为真正的成熟事件,使儿童能够以一种积极的方式离开治疗师。成功的分离经验可促使亲密情感的发生,而不再有失望的感觉出现。重新整合过去的分离经验,并将其转化为更加正向的,较少包含气愤和自责感的全新经验。儿童在该阶段将尽力抵抗面临分离的现实和早年形成的依赖感。

1. 治疗终止阶段的治疗过程节选

治疗师以"未来的家"为主题,让小明用积木搭出一个未来的家,同时选择代表每一位家庭成员的人偶。小明开始动手搭积木,但是刚刚搭出一个造型,他就把积木推倒,重新搭建,这样重复了好几次,似乎是因为治疗关系即将结束,小明面对无法避免的分离而产生了焦虑感。

>**小明:** 我今天可能没办法完成了,时间过去了一大半。
>
>**治疗师:** 没关系。如果这次没完成,可以放在下次。
>
>**小明:** 可是下次的内容就完不成了。
>
>**治疗师:** 我可以把下次的内容适当缩减。
>
>**小明:** 那怎么行呢?那不是把计划打乱了,你不是说得按计划来吗?你这样打乱就没有效果了,不是吗?
>
>**治疗师:** 那你有什么更好的建议吗?
>
>**小明:** 我怎么会知道呢?我又不是治疗师。你应该自己想想有没有改进的方法。
>
>**治疗师:** 嗯……我现在一时还真想不到呢,你有没有什么好点子?
>
>**小明:** 嗯……好吧,我觉得……可以增加治疗次数,这样就不怕来不及了。
>
>**治疗师:** 这个提议不错,我们原计划是有十二次治疗,那么你认为应该增加几次呢?
>
>**小明:** 我也不知道,反正十二次是不够的,我们还有很多问题没处理呢。

治疗师：是吗？你觉得我们还有哪些问题没有处理呢？

小明：很多啊。比如我和同学处得不好啊，比如我的学习成绩有波动啊，比如我玩网络游戏而没时间写作业啊……反正还有很多问题。

治疗师：听上去真的还有很多问题没有处理哦！你觉得需要通过几次治疗才能处理好这些问题呢？

小明：嗯……可能三四十次吧……至少是……可能更多。

治疗师：嗯……听上去确实是，三四十次可能都太少了，因为这些问题解决了，之后可能会有新的问题产生。从一个刚出生的婴儿成长为一个独立的成年人，这期间肯定会遇到各种各样的问题和困难，体会酸甜苦辣，可能一个问题的解决伴随着一个新的问题的产生。如果我们把治疗结束的时间安排在你能够成为一个独立的成年人的时刻，你觉得这样的治疗时间够长吗？

小明：嗯……听上去还不错，那应该够长了。

治疗师：嗯……不对。我想了想还是觉得不够长。

小明：为什么？

治疗师：因为即使成年之后，进入大人的世界，你还是会遇到各种新的属于大人的问题，或许我们需要把治疗时间继续延长。

小明：不能延长了。

治疗师：为什么呢？

小明：因为总会有新的问题产生，这样治疗就永远不能结束了。

治疗师：那怎么办呢？

小明：如果有新的问题产生，我可以自己想办法去解决啊。

治疗师：即使没有我的帮助吗？

小明：我也可以找其他人商量啊。

治疗师：比如说呢？

小明：我妈妈、我外婆，还有我的好朋友们。

……

2. 治疗的讨论

在治疗中我们看到小明对即将到来的治疗结束产生的焦虑和抵抗情

绪,以及他试图增加治疗次数而表现出的愤怒和破坏行为。治疗师在这个过程中要继续给予小明支持,要让他了解治疗的效果在很大程度上来源于自己和家人的努力,让他意识到自己和家人在改变过程中的作用和价值,并在治疗结束后使这种作用和价值在小明的未来生活中继续发挥效能。

（四）最后一次治疗的注意事项

这里需要特别注意的是在最后一次治疗结束前,治疗师需要和家长以及儿童进行一个摘要式的回顾讨论,总结这十二次治疗中获得的成长和改变,同时希望这种成长和改变在整个治疗结束后,能够在儿童的现实生活中继续推进。有时,家长为了避免分离的伤痛和沮丧,而取消最后一次治疗或者缺席治疗。当遇到这样的状况时,治疗师要尽可能在这一周内重新约定时间,可以通过对家长施压,以确保家长以及儿童会来参加最后一次治疗。

（五）家庭会谈

治疗期间会安排两次家庭会谈,一般安排在第六次治疗之后以及最后一次治疗之后,家长和儿童一起参与家庭会谈,家庭会谈的目的是,伴随儿童个别治疗的开展,家人需要作出同步的和相应的调整,以支持和鼓励儿童,避免一些影响改变的不稳定因素的产生。此外,家庭会谈可以使儿童与家长建立家庭治疗联盟,把儿童在个别治疗中发生的改变推向现实的家庭生活。同时,在总的十二次治疗结束后,家庭治疗联盟可以继续支持和强化治疗效果。

很重要的一点是,治疗师需要让儿童的家人了解到,任何问题行为的改变都是家庭功能发挥作用的结果,是家人一起努力的结果。治疗师的作用仅仅是引导并催化家庭功能的发挥。一旦家庭正常发挥其功能,这个家庭就能持续运用既有资源以应对未来生活中可能出现的任何困难、压力、亲子冲突以及某些行为问题。

四、后续随访

治疗师将会持续进行六个月的随访,此后治疗才算正式结束。随访的形式与家庭会谈的形式类似,既可以和治疗师进行面对面的会谈,也可以通过电话的形式进行。目的是强化之前治疗取得的效果,加强家人之间的沟通和紧密结合,练习之前习得的技巧并保持内省,在不需要治疗的情况下继续成长改变。

本章呈现的个案由于客观条件的限制,随访是通过电话的形式进行的,通过沟通治疗师了解到小明现在情况良好,学习成绩保持稳定,在学校遵守纪律,没有出现沉溺网络游戏等行为问题,同时和王先生相处得比较愉快,家庭功能运作良好,小明的母亲李女士认为小明不需要再接受治疗了。

本 章 小 结

根据限定的标准严格地挑选合适的儿童、契合的游戏主题,以及短期的治疗模式,并将其与治疗师自身富含积极性与引导性的治疗态度完美结合,是达到短期游戏治疗效果的关键所在。

短期治疗有区别于其他治疗方式的特殊性,因此并不适用于所有类型的心理问题,治疗师需要谨慎地排除不适合短期游戏治疗的儿童,以免他们在这种密集型的治疗模式中受到伤害。只有适合短期游戏治疗的儿童才能在治疗中真正获益。游戏核心主题的选择是治疗成败的关键,选择配合治疗焦点的核心主题,排除不重要的或不能聚焦的游戏内容,核心主题应该尽量与儿童目前的症状,以及过去的心理冲突相联结,可以呈现出儿童的自我知觉以及与其相关的各种情感。通过对贯穿于整个治疗过程的核心主题的处理,强化儿童对冲突的适应和解决能力,并引导他们回归正常的发展路径。短期治疗模式迫使儿童面对治疗结束时的分离焦虑,治疗师将协助儿童重新整合这种分离体验,使儿童更有能力面对成长中的挫折与焦虑。同时,在治疗中获得的独立性和自主性可以帮助儿童克服对父母的病态依附,促使其正常迈向个体化。在短期游戏治疗中,治疗师自身具备的特质也是影响治疗效果的不可或缺的因素之一。治疗师必须愿意在重新启动儿童心中已停止运作的心理机制后终止治疗,让儿童自身及其家人接手后续的治疗工作,这样才能使治疗真正发挥作用。并非每一位治疗师都能够做到这一点,如果治疗师无法妥善地把儿童从他们与治疗师之间逐渐发展出的类似于亲子关系的快乐中解脱出来,或者无法帮助儿童处理治疗结束时的失落感,那么这位治疗师不适合使用短期游戏治疗模式。

推荐阅读

Dennsion，S. T.，& Knight，C. M.陈庆福译.(2003).*儿童游戏治疗活动*.广东：世界图书出版公司.

Gardner，R. A.徐孟宏，杜宜展，刘雅梅，等译.(2003).*故事治疗——说故事在儿童心理治疗上的应用*.台北：五南图书出版社.

Kaduson，H. G.，& Schaefer，C. E.刘稚颖译.(2002).*儿童短程游戏心理治疗*.北京：中国轻工业出版社.

Schaefer，C. E.，& Cangelosi，D. M.何长珠译.(2007).*游戏治疗技巧*.成都：四川大学出版社.

第九章　团体游戏治疗

本章导引

1. 你一定很喜欢做游戏,但你知道团体心理游戏吗? 它与平时的游戏活动有什么区别?

2. 你知道团体游戏是如何演变成心理治疗的吗?

3. 你能否体会到在一个团体中,从刚刚认识到相互熟悉,再到彼此默契,最后相互告别,这其中经历了怎样的阶段? 每个阶段你的心理变化是怎样的?

4. 要想成为一名优秀的团体游戏治疗师,需要具备哪些个人素质?

第一节　团体游戏治疗的概述

一、什么是团体游戏治疗

(一) 团体与团体治疗

团体(group)是为了一个共同的目的、利益或娱乐而联合或正式组织起来的一群人,彼此之间具有相互依赖的互动关系。这群人有着共同的目的和志趣,他们以一定的组织形式组成一个集体。

团体心理治疗(group psychotherapy)是指在团体中进行的心理治疗,是心理治疗的一种团体操作方式。治疗团体是为了解决某些共同的个人问题而组织起来的,这一团体可以被看作社会生活的一个缩影。通过团体治疗,团体成员可以使他们在团体目标和团体领导者的引领下,以自己与其他成员组成的特殊的团体为参照,更真实地观察、分析、认识自己,在与团体成员的心理、行为、情绪和情感的深度互动中获得体验,更有针对性地适应生活并解决问题。团体治疗的重点在于针对成员的一般或特殊类型的个人问题进行治疗和矫正。

(二) 团体游戏与团体游戏治疗

通常意义上的团体游戏是指在一个团体中完成的集体游戏。这些游戏主要是康乐活动,带有娱乐和体育锻炼的目的。团体游戏需要团体协作共同完成任务,以促进参与游戏的成员之间相互沟通、增进默契、增强信任。

团体游戏治疗可以被看作团体治疗与团体游戏的结合,简言之,就是通过团体游戏的手段,达到心理治疗的目的。心理治疗中的团体游戏与一般团体游戏在形式上虽然有一些相似之处,但团体游戏治疗更加注重团体成员的人际互动、团体的力量、团体成员之间经验的交流分享,以及团体成员内心体验和经验的升华。团体游戏治疗是一种体验式的治疗手段,通常由1~2名领导者主持,根据团体成员问题的相似性组成团体,团体成员在领导者的引导下进行各种有针对性的游戏活动,通过游戏过程中的体验获得自我成长,从而解决团体成员共有的发展课题或心理困扰。

专栏 9 - 1　团体游戏治疗在儿童中的运用

团体游戏治疗目前被广泛用于儿童心理和行为问题的治疗。这是由儿童自身的特点决定的,由于儿童的身心发展不完善,语言能力较弱,注意范围狭窄,传统的语言式的体验交流方式无法吸引儿童,治疗效果也会受到儿童语言发展水平的限制。著名团体游戏治疗学家兰德雷斯(Landreth,1991)认为:"团体游戏治疗是指儿童与治疗师之间的一种动力性人际关系,游戏治疗师能提供精心选择的游戏素材并且营造出安全的团体氛围,借由儿童自然的沟通媒介,实现其自身的完全表达和自我揭露(情感、观念、经验和行为)。"众所周知,游戏是儿童感受和探索外部世界的主要方式,通过游戏儿童与他人进行交流互动,发展自我和社会技能。在治疗师的专业引导下,儿童自然地参与到团体游戏过程当中,通过在游戏过程中表现出的行为表达真实的自我,认清他人,获得自我体验,从而达到心理治疗的功效。此外,正如博格和兰德雷斯(Berg & Landreth,1998)所说:"儿童在团体治疗关系中能够发现其同辈也有相同或类似问题,降低因孤独感而形成的阻隔。"团体作为儿童生活的缩影,使得儿童有机会从同辈的即时反应中获得替代性学习,发展对他人的敏锐观察,高度提升自我概念和自我价值感。

当然,团体游戏治疗作为一种生动有效的治疗方式,虽主要用于儿童治疗但不仅仅局限于对儿童的治疗,它有相当广阔的应用范围。可用于各级学校的心理健康工作,社区对居民的心理辅导工作,企业对员工的培训,医院精神科对部分精神病患者的治疗,以及司法管教机构对管教者的心理辅导等。

（部分内容引自：刘勇《团体心理辅导与训练》,2007,中山大学出版社）

二、历史与发展

20 世纪初团体游戏治疗发源于欧美国家,于"二战"时期得到发展。许多心理学家和精神病学家都对团体游戏治疗的发展作出了积极的贡献,使得团体游戏治疗得到迅速普及和发展。

（一）团体游戏治疗的探索期

美国内科医生普拉特(Joseph Pratt)是人们公认的团体心理辅导与治疗之父。20 世纪初期,由于医疗条件的限制,肺病患者得不到很好的医治,备受病痛的折磨。不仅如此,由于肺病的传染性,公众对肺病患者较为恐惧,难以接纳和理解他们,这对肺病患者的心理造成不良影响。肺病患者意志消沉,情绪抑郁。普拉特于 1905 年组织了一个由 20 多名肺病患者组成的治疗小组,采用讲课、讨论、现身说法等形式开展团体心理治疗,这是团体游戏治疗小组的雏形。普拉特的方法使得肺病患者在情感上获得了支持,他们的消极和抑郁情绪得到很大的改善。普拉特当年采用的治疗技术,有很多目前仍在使用。在此之后,不少医生对团体治疗产生兴趣,模仿和发展了早期团体治疗,并分别创立了一些专门用于团体治疗的方法。

1909 年,精神科医生兼牧师马什(Benjamin C. Marsh)开始尝试以团体心理治疗的技术治疗精神病人,他是第一个把团体游戏治疗方式引入精神病治疗与康复工作的精神科医生。1920 年,莫雷诺(Jacob Levy Moreno)创造了一种团体心理辅导与治疗的新形式——心理剧。1932 年,莫雷诺在他的一篇文章中首次使用了"团体心理治疗"这一术语。20 世纪 30 年代初,斯拉夫森(Samuel Richard Slavson)运用团体游戏治疗的方式为诊断和治疗有行为问题的青少年作出了开创性的贡献。但团体辅导与治疗真正发展起来并走向实用是在"二战"之后。

(二)团体游戏治疗的发展期

"二战"期间,大西洋商务船队屡遭袭击,许多年轻海员葬身海底。人们从生还者身上发现,他们并不一定都是体能最好的人,但都是求生意志最顽强的人。于是,汉思等人创办了"阿伯德威海上学校",训练年轻海员在海上的生存能力和船触礁后的生存技巧。战争结束后,拓展训练的独特创意和训练方式逐渐被推广开来,训练对象由海员扩大到军人、学生、工商业人员等群体。训练内容也由单纯的体能、生存训练扩展到心理训练、人格训练、管理训练等。同时,第二次世界大战造成千百万人流离失所,大批士兵出现心理障碍,单靠个体心理辅导与治疗已经不能满足社会需要,在此背景下,团体游戏治疗得到重视,迅速发展起来。战争中精神病学家福克斯(S. H. Foulkes)和精神科医生拜昂(Wilfred Bion)开始在军队中尝试团体游戏治疗。

20 世纪 40 年代后期,勒温(Kurt Lewin)看到了人际关系在现代社会的重要性。勒温认为,人际关系的敏感性以及对他人的理解态度是可以通过训练而提高的,这种训练可以借助较自由的团体活动与讨论进行。从此以后,团体游戏治疗不仅针对有心理或行为问题的人进行矫治,而且为正常人、健康人提供了一个促进成长的学习机会。

20 世纪 60 年代人本主义心理治疗开始兴起,罗杰斯等人倡导"人类潜能运动",其核心是人的自我实现。罗杰斯的会心团体(encounter group)受到社会各界的欢迎,团体治疗理论从此进入日常生活,受到社会上越来越多的人的关注。

(三)团体游戏治疗在中国

总体上来说,我国团体游戏治疗的历史很短。在我国台湾地区,由于受美国影响较大,团体游戏治疗起步较早,积累了许多经验。在我国香港地区,以培养青少年健全人格为目的的团体活动的最早尝试是一些机构组织的青少年团建活动,而心理咨询与心理治疗在20世纪70年代才开始受到重视。这之后一直到20世纪80年代各类团体游戏活动才有所发展。20世纪80年代以后,团体辅导进入多元化发展阶段,服务对象从青少年扩展到各年龄阶段人群,服务模式具有发展性、康复性、预防性、行为修正性等。20世纪90年代开始,团体辅导的理论与方法被介绍到我国大陆地区,出版了两本有关团体辅导与治疗的专著,分别是清华大学樊富珉编著的《团体咨询的理论与实践》和首都经贸大学杨眉著的《青春期集体心理咨询与治疗的理论和实践:一种解决社交焦虑的模式》。在这之后团体游戏治疗在我国迅速发展。近些年随着社会的发展,心理健康教育在社会上越来越受重视,而我国心理健康教育从业者数量又相当有限,因此团体游戏治疗这样一种经济而有效的治疗方式被越来越多地运用,关于团体游戏治疗的著作也越来越多,团体游戏治疗在我国开始进入蓬勃发展时期。

虽然团体游戏治疗在我国还很年轻,但是随着社会的发展,团体游戏治疗这样一种治疗方式在心理健康教育以及社会其他领域一定会发挥越来越重要的作用。

三、团体游戏治疗的特点

团体游戏治疗与个别咨询治疗和一般团体康乐活动有所区别,它有着自身的优势和特点,体现在以下七个方面。

(一)团体性

这是针对团体辅导的参与人数来说的,不同于一般个别辅导一对一的心理治疗方式,团体游戏治疗规模较大,少则3~5人,多则十几人,甚至几十人。团体成员通过互动交往相互启发,相互鼓励,促进对团体成员自身以及他人的了解,达到心理治疗的目的。团体的规模视成员的年龄和辅导目标而各有不同,一般认为8~12人的团体是合适的。

(二)互动性

个别辅导是一对一的人际沟通,由于只有两个人,因此互动的广度有限。而团体游戏治疗参与成员人数众多,相互之间都可以交流,为成员提供了更多互动的机会,能满足成员的社会心理需要,能得到多个角度的交流回馈,互动性很强,但是在深度上比不上个别辅导。

(三)趣味性

一般心理辅导采用各种心理治疗的实践技术,形式较为常规,缺乏趣味性。而团体游戏治疗以游戏贯穿整个治疗过程,趣味性很强,能充分调动成员的参与积极性。

(四)开放性

团体游戏治疗形式上的特点决定了治疗过程的开放性较强。成员之间的自我表露和回馈贯穿整个治疗过程,治疗也正是依靠成员的自我开放性发挥作用。团体游戏治疗也因而有其独特的功效,即更适用于社会适应性和人际关系等问题。

(五)感染性

团体游戏治疗采取团体互动的方式,促进了成员之间信息的传递和自主性的激发,团体动力得以形成。在团体中,团体动力发挥着重要的作用,成员之间依靠团体动力相互作用、相互影响。因而团体游戏治疗的方式具有较强的感染力,影响也很广泛。

(六)效率性

相比于个体心理治疗一次只解决一个人的问题,团体游戏治疗解决问题时效率很高,可以同时解决具有相同心理问题的一群人的问题。

(七)效果性

团体咨询的基本原理在于它提供了一种生活经验,参加者能将其应用于日常与他人的互动中。也就是说,团体游戏的方式创造了一个类似于真实社会生活的情境,增强了实践作用,拉近了与生活的距离,使得治疗成果较易出现,并且成果较易迁移到日常生活中。

四、团体游戏治疗的基本过程

团体游戏治疗有多种理论模型,这些理论模型将团体游戏治疗的过程划分为不同阶段。比较经典的有体验式学习模型的五阶段理论(Kolb & Fry,1975)。除此之外,还有团体游戏治疗的三阶段模型和四阶段模型。

（一）体验式学习模型的五阶段理论

体验式学习模型，也称经验学习圈，它由科尔布（David Kolb）和弗里（Ron Fry）提出，他们认为团体游戏治疗的发展进程主要包括五个环节：活动体验（experience）、相互分享（share）、过程探讨（process）、总结概括（generalize）和实践应用（apply）。

科尔布曾在他的著作《体验学习：体验——学习发展的源泉》（*Experiential Learning: Experience as the source of learning and development*）中把体验学习阐释为一个体验循环过程：具体的体验——对体验的反思——形成抽象的概念——将体验付诸行动——具体的体验。如此循环，形成一个贯穿整个过程的学习经历，学习者自动进行反馈与调整，经历学习过程，在体验中认知。科尔布在总结杜威（John Dewey）、勒温（Kurt Lewin）和皮亚杰（Jean Piaget）的经验学习模式的基础之上提出自己的体验式学习模型。他认为经验学习过程是由四个适应性学习阶段构成的环形结构，包括具体经验、反思性观察、抽象概念化和主动实践。具体经验是指让学习者完全投入一种新的体验；反思性观察是指学习者在适当的时候对已经历的体验加以思考；抽象概念化是指学习者必须达到能理解所观察的内容的程度并且吸收它们使之成为合乎逻辑的概念；主动实践是指学习者要验证这些概念并将它们运用到制定策略、解决问题中去。学习过程有两个基本结构维度：第一个为领悟维度，包括两个对立的经验掌握模式——直接领悟具体经验以及间接理解符号代表的经验。第二个为改造维度，包括两个对立的经验改造模式——内在反思以及外在行动。在学习过程中二者缺一不可。经验学习过程是一个不断领悟和改造经验的过程。

图9-1所示为体验式学习模型：

第一，活动体验环节，主要是具体行动，执行游戏活动的阶段，要求成员积极参与团体游戏，在活动中与其他成员合作、交流，完成某个活动任务。这一环节最关键的是让成员"做"，正所谓"从做中学"（learning by doing）。

第二，相互分享环节，主要让成员对游戏中发生的事以及游戏的结果进行观察、反应。让成员思考在游戏中看到什么，听到什么，注重游戏本身。因此，这一环节的关键是让成员进行"活动重现"。

第三，过程探讨环节，这一环节通过讨论、分享，关注个人经验，结合游戏实施的整个过程进行初步反思。这一环节的关键问题是让成员思考"最重要的是什么"。

第四,总结概括环节,这一环节要求成员把在游戏中获得的经验与真实世界中的情境相联系。仅仅局限于游戏本身的探讨,并不能让成员获得更好的成长。体验式学习的精髓是把游戏活动与自身经验相结合,并一步步走向实际生活。因此,这一环节的关键是让成员思考在现实生活中"有没有类似的情况"。

第五,实践应用环节,即把团体游戏中的经验应用到现实生活的情境中,让成员明白今后处理类似问题和情境的经验以及技巧,这一阶段是体验式学习的升华,不仅走向实际生活,而且面向未来,具有更好的发展意义。因此,这一阶段的关键问题是"今后遇到类似情况该怎么做"。

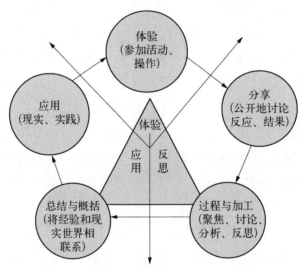

图 9-1 体验式学习模型(Kolb & Fry,1975)

(二)团体游戏治疗的三阶段模型

团体游戏治疗的三阶段模型主要包括活动初始阶段、活动工作阶段以及活动结束阶段三个过程。

1. 初始阶段

初始阶段即团体的初创阶段,成员刚刚进入团体,团体还未形成固定的团体规范、明确的团体规则,成员之间还很陌生。成员对团体抱有新鲜感,在初始阶段成员要进行探索以确定明确的个人目标,找到自己的团体角色,适应团体。治疗师要引导团体成员逐步融入团体之中。

2. 工作阶段

工作阶段团体的结构已比较稳定,团体成员共同营造出和谐、关怀、信任的团体氛围。团体凝聚力很强,成员之间团结协作以解决问题。成员通过游戏获得个人体验,并乐于与团体成员交流分享,成员之间互相鼓励,并为其他成员提供反馈。

在这一阶段成员用心思考经验,治疗师引导鼓励成员讨论和反思游戏中的经验。工作阶段治疗师引导成员思考的问题通常有"发生了什么?""生活中有没有类似的情况?""下次遇到同样的情况你会怎么做?"工作阶段是团体游戏治疗当中最为重要的一个阶段,这一阶段持续的时间最长。

3. 结束阶段

团体结束阶段,团体成员即将离开团体进入现实世界,成员面临离别会感到伤感,即将重返现实世界会感到焦虑。治疗师在这一阶段帮助成员整理学习经验,协助他们将经验运用到现实生活中去。结束阶段治疗师要和成员一起处理好结束时的各种问题,努力为团体游戏治疗画上一个圆满的句号。

（三）团体游戏治疗的四阶段模型

团体游戏治疗的四阶段模型主要包括团体的形成期、风暴期、绩效期和结束期四个过程。

1. 形成期

当团体形成时,团体成员会谨慎地观察和试探整个团体,考察团体的接纳力。团体成员开始对团体产生依赖感,团体成员开始尝试合作,商议如何解决问题,达到目标。

2. 风暴期

这是团体最艰难的时期。此时团体成员开始认识到任务的困难程度远超自己的想象,对整个团体信心不足,甚至开始怀疑、责难其他团体成员。团体内部纷争不断。

3. 绩效期

熬过艰难的风暴期,团体成员重新达成一致,产生对团体的信任,接受团体规范以及团体中自己的角色和成员各自的特点。成员之间更加和睦,彼此接纳、尊重,愿意分享自己的经验并对其他成员作出反馈。成员之间能团结协作解决问题,合作完成任务并体会到满足感。成员也逐渐获得成长和改变。

4. 结束期

成员之间面对离别,依依不舍。成员对即将进入现实世界既满怀期待又焦虑不安。团体游戏治疗如果能处理好离别情绪和对现实世界的畏惧,就能顺利圆满地结束。

尽管团体游戏治疗具有不同的发展历程以及阶段,但其本质规律是一致的,都遵循团体发展的基本动力规律。

第二节 团体游戏治疗的实施

由于篇幅有限,这里仅选用团体游戏治疗的三阶段模型叙述团体游戏治疗的具体实施过程。

一、团体游戏治疗的初始阶段

(一)初始阶段的特点

1. 团体成员关系松散

在初始阶段成员刚进入团体,彼此之间不熟悉,人际距离比较远,因而团体成员关系松散,彼此不亲密。成员的一举一动都很小心谨慎,不会过多表露自我,成员缺乏主动的沟通交流,即使交流也流于表面形式,交流的深度不够。

2. 团体结构尚未形成

初始阶段,每个团体成员的注意力多为自我所占据,努力维持在公众面前的自我形象,无法关注整个团体,尚未形成团体的观念,即使有这种观念层次也较浅,团体内无法形成明确的、共同的目标期望,也不可能形成团体规范。

3. 团体成员情绪多样化

一方面,成员新加入一个团体会有一定的新鲜感,对整个团体充满好奇和期望,尝试团体的活动,渴望接近其他成员;另一方面,由于团体成员之间彼此还不熟悉,因此会感到胆怯和焦虑,对其他成员不信任,参加团体活动时会逃避,对团体的任务存在质疑并感到紧张。

(二)初始阶段的主要任务

1."破冰"——建立信任感

团体建立初期,关系松散,成员之间彼此疏远,并且对治疗师缺乏信任。团体治疗师首先要以自我介绍的方式与成员认识,交代自己的知识能力背景,消除成员对治疗师能力的疑虑。介绍应该是热情的、有亲和力的,治疗师的态度应该是热忱的,表现出对团体的兴趣,领导者自身的态度会对团体的气氛和发展产生很大影响。

要初步建立团体成员之间的信任感。领导者通过自身的行动,示范成员之间相互交往的过程。通过一些具有"破冰"作用的游戏,活跃团体氛围,拉近成员之间的距离,逐步建立起成员之间的信任感,进而达到对整个团体的信任。

适合团体初始阶段的活动一般以热身和获取基本信任为主要目的,不需要太过深入。当然,不同的热身方式适合不同的团体。有些活动看起来很热闹,但对某些人群来说不一定适合,也许他们内心并不喜欢这样的活动,因而达不到热身的效果。因此,对这类人群而言,安静但需要思维活动的游戏可以成为热身活动。对儿童青少年而言,太过热烈的活动有可能导致自由、散漫的活动倾向,不利于后续活动的深入。

2.明确目标和历程

团体治疗总是伴随一定的目的,领导者要让成员了解整个团体治疗的宗旨,以便成员更好地参与游戏,体验和感悟治疗的过程。这也有助于打消成员对团体的疑虑。由于每个参与治疗的成员总伴有一定的心理和行为问题,成员之间问题虽相似但并不完全相同,因此治疗师要帮助每个成员确定真实明确的,切合自身又可以被验证的个人目标。此外,治疗师要向成员说明整个团体游戏治疗的内容和过程,以使成员明白团体如何运作,从而更好地参与到游戏互动过程中去。

3.形成团体规范,签订契约

团体规范主要包括以下内容:

（1）团体聚会的时间、地点、次数。

（2）成员出席、缺席、退出的说明。原则上要求成员必须出席每次聚会，治疗师需向成员说明出席每次聚会的重要性，缺席不仅会对整个团体的运行产生一定影响，而且不利于成员自身的治疗效果。若实在有不可抗拒的因素，成员必须提前和治疗师取得联系。中途考虑退出要提前和治疗师沟通。

（3）成员的权利和责任。成员有决定是否参与某项活动的权利，如果不参与某项活动也可以在旁边以观察者的身份观看整个团体的活动。成员有参加和退出活动的权利，但退出前最好和治疗师进行沟通，这对成员自身和整个团体都是有利的。成员的责任在于认真配合治疗师并积极参与团体游戏，与团体成员和谐相处，积极表达自己的意见和体验。

（4）保密问题。说明任何成员的每句话和每个活动对于团体外的成员都是保密的。如果有特殊情况需要记录团体的行为，一定要征得团体成员的同意。

团体规范应由治疗师与团体成员共同商议形成，并最终签订团体辅导的契约，以作为团体正常有效运行的保证。

4. 鼓励成员自我表达

努力营造一种和谐接纳的团体氛围，鼓励成员在治疗团体这个特别的环境当中表达自己的真实情感和想法，克服内心的不信任感。当每个团体成员都能自我表达的时候，团体的凝聚力也得到促进。

（三）适合初始阶段的游戏举例

活动一：大风吹（时间：10 分钟）

1. 活动目的：

旨在使成员很快地热身，能更好地投入之后的活动；让成员发现彼此内在的共同点，增强他们的归属感，促进他们的合作。

2. 活动步骤：

（1）成员围圈而坐，一人在圈中站立（凳子数比人数少一个）。

（2）带领者先示范，然后请一个人做发令人（带领者拿走此成员原有的凳子）。

（3）发令人对坐着的成员说："大风吹。"

（4）所有成员要问："吹什么？"

（5）发令人可以说出"吹的特征"（在场成员具备的外形特征或个人经历，例如，穿白色运动服的成员，喜欢动漫的成员，去过北京的成员，喜欢游泳的成员等）。

（6）当成员听到符合自己的特征后，立即离开坐着的凳子，在圈内找另一张凳子坐下，而发令人也要尽快找凳子坐下，与成员抢凳子。

（7）没有凳子的成员做下一轮的发令人。

3. 活动讨论：

（1）感受如何？

（2）有什么发现吗？例如，这个团体中有多少成员喜欢动漫，有多少成员到过北京。还有其他发现吗？

（3）当你发现这些共同点时，有什么感受？

4. 注意事项：

（1）带领者可依时间多少决定活动的次数。

（2）提示成员尽可能诚实地对待被提及的特征，并作出相应的反应。

5. 安全提示：

（1）当成员寻找座位时，有可能在混乱中互相碰撞，也有可能撞到凳子，带领者要事先作出提醒。

（2）对于戴眼镜以及佩戴饰物的成员，带领者可提醒他们摘去眼镜和饰物。

6. 材料准备：

凳子或椅子。

7. 活动变化：

如果发令人提到的都是外部特征，带领者可以提示："现在我们也可以说一些看不见的特征，例如喜欢旅游的同学。"

活动二：虎克船长（时间：10分钟）

1. 活动目的：

旨在通过活动，使成员彼此熟悉，活跃现场气氛，调动成员积极性。

2. 活动步骤：

（1）成员围成一个圈，每个人要记住坐在两旁的人的名字。

（2）由其中一人开始,说自己的名字两次,然后叫出另外一个人的名字。

（3）被叫到名字的人两旁的成员必须马上说:"噢嘿! 噢嘿!"并作出划船的动作。

（4）由被叫到名字的人接着叫别人的名字。

（5）活动什么时候结束可视现场气氛而定,例如有人做错或者连续做错三次。

3. 活动讨论:无

4. 注意事项:

（1）热身活动的目的是让团体成员尽快熟悉起来并且使气氛更加融洽,因此带领者对自己不熟悉的活动可以多加揣摩,作适当的调整,甚至进行替换,选择自己熟悉的并且能活跃气氛的活动。

（2）对于成员彼此不太熟悉的团体,可以用记名字的方式;对于成员彼此熟悉的团体,可以从活跃者开始,带动团体成员的情绪。

（3）活动主要被用于热身,时间不宜过长,这样大家注意力能集中,参与热情有了,就可以进入下一环节。

活动三：一、二、三,就是你(时间：10 分钟)

1. 活动目的:

通过分组活动,初步建立组内成员之间的默契 。

2. 活动步骤:

（1）带领者将所有成员分成两组,人数均等,然后围坐在一起。

（2）两组各自经过商议,派出一名组员作为代表。当带领者数"一、二、三"后,双方代表需以最快的速度站立,说出对方姓名。速度最快并且准确的一方为胜方,而败方的组员要加入胜方阵营。

（3）双方再次选派代表,进行第二轮。

（4）活动什么时候结束可视现场气氛而定,例如可以一直玩至败方只剩下 1～2 人。

3. 活动讨论:无

4. 注意事项:与活动二相同

5. 安全提示:无

6. 材料准备:无

7. 活动变化：无

活动四：亚米巴数字（时间：5 分钟）

1. 活动目的：

通过热身活动，促进团体成员之间的合作信任关系，使成员更加投入。

2. 活动步骤：

（1）全体成员手牵手面向圆心围成一个大圈然后报数（从 1 到 N）。

（2）每个人都要记住自己的号码。

（3）当带领者叫出某个号码时，该号码的成员便拖着其他成员从对面成员手下穿过，各成员之手不可放开，跟着小组会围成一个所有人背向圆心的大圈。

（4）带领者接着叫下一个号码。依此类推，小组依要求形成或面向圆心或背向圆心的新的大圈。

3. 活动讨论：无

4. 注意事项：

（1）带领者提醒成员注意安全，尤其是最后一个钻过来的人小心不要扭伤胳膊。建议开始时速度慢一些。

（2）如参与人数太多，可分两小组同时进行，但要留意小组是否会发生碰撞；也可用字母来代替号码。

（3）如两组以上同时进行，带领者可营造竞争的氛围，但要强调过程更重要。

5. 安全提示：

如在狭小的房间里进行，带领者及助手可站在桌角或墙角前保护参与人员。

6. 材料准备：无

7. 活动变化：

可以临时增加一些有趣的环节，例如拨打某个特殊的电话号码。

二、团体游戏治疗的工作阶段

（一）工作阶段的特点

1. 团体凝聚力增强

团体进入工作阶段以后，成员之间已较为熟悉，互动增强，合作较多，能共同解决遇到的问题。伴随着互动和交流的增多,成员能够认识到彼此之间存在相似和互补的地方,增加对其他成员的认同感,团体的凝聚力会逐渐增强。

2. 成员对团体充满信任和信心

与团体初始阶段不同,经历初始阶段的游戏之后,团体成员之间彼此熟悉,成员看到其他成员的自我表露和坦诚,感受到整个团体在游戏活动中表现出来的互助和包容,自己也能作出一定程度的表露,开始相信团体具有一定的力量并且能帮助自己获得成长与改变。

3. 愿意倾听与自我表露

随着团体活动的进行,团体的气氛越来越具有关怀性和接纳性,成员更愿意倾听他人,能从他人的表述中有所体会。成员乐意与他人分享自己的经验体会,更多地进行自我表露,渴望得到其他成员的支持和建议。

4. 成员敢于实践与改变

由于在游戏活动中团体凝聚力逐渐增加,因此成员对团体充满信任感,相信团体的宽容和温暖,同时观察到其他成员的一些积极的行为方式。在这样一种与日常生活相类似,但更有安全感的团体情境中,成员愿意去改变以往的行为方式和态度,尝试用新的方式去实践,从而突破自我。

(二)工作阶段的主要任务

1. 促进成员之间关系的进展

进入工作阶段以后,成员之间已经比较熟悉,治疗师要继续示范有效的行为,为成员树立榜样,鼓励成员更深入地表露自我,尊重接纳他人。同时为成员提供反馈,也接受团体成员对自己的反馈。游戏过程中的互动和成员之间的反馈交流,可以提升团体的凝聚力,使团体保持关怀、尊重、接纳的气氛。治疗师可以适当让出一部分领导权,使成员协力承担团体的运转任务。

2. 协助成员发现行为中的矛盾点

在团体初始阶段,治疗师应努力营造一种包容接纳的气氛,不宜指出团体成员的一些自我矛盾的地方。到了团体工作阶段,成员之间已经有足够的信任感,此时治疗师和成员可以使用一些对质技术,指出团体成员自我防御、自相矛盾的地方,正是它们阻碍了该成员的成长和自我实现。这时,存在问题的成员感受到团体对自己的爱护和帮助,愿意接纳团体的意见,从而认识并改变自己的行为。需要注意的是,对质时要态度温和,有同理心,否则会影响成员对团体的信赖。

3. 鼓励成员体验自我并转化成行为

在工作阶段团体已经能为成员提供较多的反馈,成员要仔细体验这些反馈以及自己的观察和行为,因为正是这些内心体验对成员的改变产生至关重要的影响。体验仅仅停留在思想层面上无益于治疗效果,治疗师要鼓励成员将自己的体验转化成行为。相比于真实环境,在团体这个高度强调尊重与关怀的环境中表现新行为是比较容易的,成员在团体中实践演练新行为,进入真实生活中再次进行实践,这对于他们的治疗意义很大。

（三）适合工作阶段的游戏举例

活动一：齐眉棍（时间：45 分钟）

1. 活动目的：

使团体成员通过分组完成具有一定挑战性的团体任务,任务完成受挫可能会造成成员间的冲突,可借此加深他们对冲突处理原则和步骤的理解与运用,并增强他们的相互合作以及归属感。

2. 活动步骤：

（1）让团体成员面对面站成两排,成员全部将双手放到水平位置并伸出食指,将齐眉棍放在每个人的食指上,必须保证每个人的食指都接触到齐眉棍,并且手都在齐眉棍的下面。

（2）在保证每个人的手都在齐眉棍下面的情况下,将齐眉棍从最低者的眉毛处向下移动到最高者的膝盖处,整个过程中不得用手指勾或压齐眉棍。一旦有人的手离开齐眉棍,任务就算失败,需要重新开始。

3. 活动讨论：

（1）刚才发生了什么？

（2）你看到了什么？听到最多的是什么？

（3）为什么会出现这样的情况？

（4）你们在这个过程中发生冲突了吗？你们是如何解决的?

（5）在你们的生活和学习中,有没有这样的情况发生？怎样才能做得更好？

4. 注意事项：

对组员的男女组合要多作留意,留意男女组员的身体接触。

5. 安全提示：

(1) 留意组员是否作出危险动作。

(2) 监督者需要严格执行规则。

6. 材料准备：

齐眉棍两支。

7. 活动变化：

(1) 可用轻型呼啦圈代替齐眉棍。

(2) 如时间允许,可让组员自行用报纸制作道具。

活动二：诺曼底登陆(时间：60 分钟)

1. 活动目的：

体验冲突的产生,增强团体成员之间的沟通与合作。

2. 活动步骤：

(1) 将全体成员平均分成若干小组(若不能均分则使各组人数尽量相近),每组选出一名监督员;若人数较少,则全体成员为一组,由带领者充当监督员。

(2) 将场地划分为三个区域,每小组成员分别扮演"侦察兵""通信兵""工程兵""监督员"四种角色,每种角色只能在相应的区域内活动。

(3) 将事先准备好的积木模型放在侦察区内一个隐蔽的地方,只能由侦察兵观察。

(4) 侦察兵将看到的信息传递给通信兵,由通信兵将信息传递给工程兵。

(5) 工程兵根据听到的信息在工地上将积木零件搭建成模型。

(6) 全组成员确认任务完成后,将模型交给带领者,活动结束。

监督员在场外监督另一组成员,如有成员作弊或者违规,及时报告老师。两次违规,该成员将退出活动。

3. 活动讨论：

(1) 邀请每个成员讲一讲自己的感受。

(2) 刚才活动过程中发生了什么事情? 完成任务时存在哪些困难?

（3）小组成员有什么地方让你欣赏？

（4）如果再来一次，有什么可以改进的地方？

（5）活动过程中有没有发生冲突？你们是怎么处理的？

4. 注意事项：

（1）这个活动需要成员在任务与责任分担上加强合作，具有较高的挑战性，极易引发冲突，带领者要密切关注活动过程中的细节。

（2）严格执行规则，加强监督，让不同角色各司其职。

（3）注意保护积木模型，以免被破坏。

（4）三个区域场地要隔开，避免组员使用手机拍照。

5. 安全提示：

活动过程中避免冲撞，注意安全。

6. 材料准备：

积木模型

7. 活动变化：

（1）可以通过积木模型的样式来调节游戏的难度。

（2）可规定每种角色的人数，或让组员自行决定。

活动三：重拾梦想（时间：60 分钟）

1. 活动目的：

通过成员协作完成拾回纸飞机的任务，增强成员之间的合作与支持，以及对团体的归属感。使团体成员对未来存有期望，更加乐观。

2. 活动步骤：

（1）邀请成员选择代表自己此刻心情的动物夹子，分享选择的原因。

（2）带领者邀请成员将写有自己姓名的纸片用夹子夹在绳子上，并说明在整个团体活动中大家可以充当彼此的天使，将欣赏、祝福和关心的话语写好夹在相应的夹子上，不要让任何一个成员的夹子空着。

（3）把成员分成不同的组，派发给每位成员两张颜色纸。

（4）让成员想一想自己最不希望在团体活动中出现的一些行为或表现，并且自由地以图画或文字形式在颜色纸上表达出来。

（5）请成员想一想自己最期待在整个团体活动中学会的东西、获得的成长，在另一张颜色纸上表达出来。

（6）完成后把颜色纸折成飞机。

（7）成员可以走到事先用胶纸贴好的场地并站在底线后方。

场地安排如下：

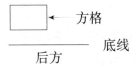

（8）底线与方格之间的距离约三块砖的长度（1.2 米～1.6 米，视学生身高而定）。

（9）把期待出现的行为（飞机）放在方格中，把希望改变的行为（飞机）抛出，抛得越远越好。

（10）每人轮流从底线处取回任意一个期待在方格中出现的行为（飞机）。

（11）在取回的过程中，成员身体不可碰到底线与方格间的地面，如果碰到就重来，带领者先示范合格的方式和不合格的方式。提示成员需要互相合作以完成任务。

3. 活动讨论：

（1）你感觉怎么样？

（2）有什么不同寻常的事发生吗？

（3）刚才哪一个片段或感受使你印象深刻？

（4）你觉得在刚才的过程中哪一样东西最重要？

（5）你觉得哪部分最难？要想拥有好行为，你觉得最重要的是什么？由此你学会了什么？

（6）这与实际如何联系？

（7）你将如何使期待的行为出现？

（8）假如被你抛弃的行为再次出现，你会如何做？

（9）请每个人向其他成员说一句欣赏或鼓励的话。

4. 注意事项：

（1）预备一些被鼓励或提倡的行为以及表现供成员思考。

（2）导致愤怒的情绪——讨厌、尴尬、害怕、不安、伤心、害羞、忌妒、委屈、气馁、痛恨、挫败、烦躁等。

希望获得的情绪——平静、冷静、快乐、兴奋、满足、成功感、安全感等。

5. 安全提示：

(1) 当组员取飞机时，留意其他组员是否准备好并给予适当保护。

(2) 带领者可在底线与方格之间伸出双手保护取飞机的组员。

(3) 注意组员的服装、抓手方式、性别界限等。

6. 材料准备：

(1) 颜色纸（两种颜色为一份，每名组员一份）

(2) 彩笔

(3) 彩色胶纸

7. 活动变化：

当活动目标包含增强乐观感时，活动也可以被命名为"重拾梦想"，让组员在颜色纸上写下自己的梦想然后将颜色纸折成飞机。

活动四：穿越黑洞（时间：70分钟）

1. 活动目的：

面对困境时，尝试用团体合作的方式解决问题，体验成就感。

2. 活动步骤：

(1) 将呼啦圈竖直放置在地上，要求每位成员整个人穿过去，并且身体不能触碰呼啦圈。先预计完成时间，然后完成。

(2) 将呼啦圈水平放置，要求每位成员整个人穿过去，并且身体不能触碰呼啦圈。先预计完成时间，然后完成。

(3) 呼啦圈的位置始终高于站立人员的腰部，要求每位成员整个人穿过去，并且身体不能触碰呼啦圈。先预计完成时间，然后完成。

3. 活动讨论：

(1) 在完成任务的过程中，实际完成时间和预计时间有无差距？这对你有什么新的启发？

(2) 在穿越黑洞的过程中，你担任什么样的角色？你对此是否满意？

(3) 对身边的成员你有什么新发现呢？

(4) 活动过程中，你最大的体会是什么？

(5) 团体成员的哪些表现你特别欣赏？你欣赏自己的哪些表现呢？

4. 注意事项：

(1) 呼啦圈的大小可以有不同设置，因此任务难度可以有差异。

（2）根据需要可以让部分成员蒙上眼睛，增加挑战性。

（3）活动过程中既要鼓励成员相互合作，还要注意安全保护。对于身体不适、活动不便的成员建议他们担任观察员。

5. 安全提示：

（1）解除身上的硬物（如手表、戒指、姓名牌等）。

（2）切勿踏在成员的背部、颈部以及头部上。

（3）带领者要加强对成员的支持和保护，防止意外伤害。

6. 材料准备：

呼啦圈（要求比较结实，防止拉坏）、眼罩。

7. 活动变化：无

三、团体游戏治疗的结束阶段

（一）结束阶段的特点

1. 离别情绪产生，团体开始变得松散

团体游戏治疗的结束阶段，团体成员意识到团体的活动即将告一段落，会有离别的伤感情绪，此时会出现两种不同的情况。一种是成员不愿意接受分离的到来，出现沮丧情绪，产生强烈的孤独感，甚至会要求治疗师延长团体游戏治疗的时间。另一种是成员提前在内心作好分离的准备，在活动结束阶段避免与成员像之前那样亲近，对游戏的参与度降低，以避免将来结束时产生痛苦情绪。团体的影响力减弱。

2. 成员担心无法适应外界环境

团体游戏治疗的成员在进入团体之前大多存在一些心理困扰和问题，不能很好适应外界环境。在团体游戏治疗的过程中，他们体会到团体的包容和接纳，勇于表达自我，改变自己的行为。在即将进入现实环境中时，他们会对外界有焦虑不安感，会在不同程度上对现实世界产生畏惧。

（二）结束阶段的主要任务

1. 协助成员处理好离别情绪

团体成员在离别时会有不同程度的失落和忧伤，治疗师应该在团体游戏治疗结束前告诉成员团体游戏治疗即将结束，让成员在心理上有所准备。治疗师要在最后的结束阶段，利用游戏帮助成员将离别的情绪转化为对彼

此的祝福。并让成员明白,团体之所以能建立和谐关系是因为成员彼此信任和支持,只要在现实生活中同样以真诚之心对待他人,也能建立起积极的人际关系。

2. 帮助成员整理学习成果,应用到现实情境中

在结束阶段成员会出现对现实世界的畏惧,担心自己不能适应现实情境。这时,治疗师要帮助成员回顾和分析学习的经验,鼓励他们将这些经验分享表达出来,这样做有利于增强他们回到现实世界的信心,促进学习成果的运用。

3. 处理团体中未完成的事情

团体游戏治疗并不能解决所有问题,治疗师要为成员提供理论和原则,促使他们自己思考,解决问题。要让成员觉得治疗的结束并不是终了,而是一次新的自我发展的开始。对于个别仍有困扰的成员可以进行有针对性的辅导。

4. 评估团体效能

治疗师要在结束阶段借助于定量分析或团体成员的主观报告了解整个团体游戏治疗的效果,评估治疗是否达到预期目标,成员的问题和行为是否得到改善,在整个团体游戏治疗的过程中有哪些需要改进的地方,总结经验为治疗师以后的工作提供指导。

(三)适合结束阶段的游戏举例

活动一:收获指数(时间:30分钟)

1. 活动目的:

用手指表示对活动过程的满意程度,交流分享活动体会。

2. 活动步骤:

(1)请全体成员围成一圈,安静两分钟,想一想自己对团体游戏活动的满意程度。

(2)转过身,思考用手指来表示满意程度。满意展示十只手指,一般展示五只手指,不满意不展示手指。

(3)带领者数三声后,各成员转身,一齐展示自己的选择。

(4)比较满意的成员先分享,如有相同或相似的选择,请他们逐一补充分享各自的独特之处。

3. 活动讨论：

(1) 你展示的手指数与你参加活动前所定的目标有无差距?

(2) 你会与成员分享什么?

(3) 你觉得还需要补充些什么?

4. 注意事项：

(1) 展示自己的手指后，可以选择分数相同的成员，两人或三人一组，彼此分享。然后返回大组，每一组派一位代表总结他们的相同和独特之处。

(2) 此活动为阶段性的小结活动，可以根据实际情况调整时间和进程。

5. 安全提示：无

6. 材料准备：无

7. 活动变化：

可以用举手高低来代表收获大小，上举过头表示收获最大，下放到地表示收获最小。

活动二：人形画(时间：50 分钟)

1. 活动目的：

通过完成人形画，表达对成员的欣赏、鼓励和感谢，并达到总结活动收获的效果。

2. 活动步骤：

(1) 每组派发一张大画纸。

(2) 小组派一位代表，躺在画纸上，自由摆出姿势，其他组员替他画出人形画。

(3) 各组成员可以在人形画上利用便签以文字或图画表达对小组成员的欣赏、鼓励以及感谢。

3. 活动讨论：

看一看人形画上关于你的以及他人的欣赏、鼓励和感谢之语，你从整个团体活动中学到了什么? (可作为小组总结发言)

4. 注意事项：

若没有大画纸，可以画手掌、脚掌或树代替。

5. 安全提示：无

6. 材料准备：

(1) 大画纸

(2) 颜色笔

(3) 彩色便签

7. 活动变化：

在人形内部写上"学会了什么"，在人形外部写上"必须改善什么"。

活动三：欣赏的夹子（时间：30分钟）

1. 活动目的：

旨在让成员融入团体活动，彼此问候与欣赏。巩固之前活动中建立的联结，增强成员的归属感，得到别人的肯定能提升自我效能感。帮助成员在结束阶段对整个活动作出总结。

2. 活动步骤：

(1) 带领者让成员挑选一个自己喜欢的夹子。

(2) 把自己的姓名贴夹在夹子上，然后把夹子夹在绳子上。

(3) 请成员拿着便签，给伙伴们写欣赏的话，并把便签夹在相应成员的夹子上。告诉大家，活动结束前，可以时不时增加对伙伴的欣赏。

3. 活动讨论（简单，甚至不需要）：

(1) 有没有可能发现更多的优点？

(2) 当伙伴欣赏你时，你对他说什么？

4. 注意事项：

(1) 如果有些成员找不到别人的优点，可以引导和鼓励他们发现别人的优点。

(2) 如果有成员对他人的缺点进行嘲讽，带领者应抽出一些时间进行处理和指正。

5. 安全提示：无

6. 材料准备：

(1) 各种颜色和图案的木头夹子，每人一个。

(2) 彩色便签。

(3) 一根绳子，用于夹纸片。放在活动场地合适的位置，团体活动过程中始终在那里。

7. 活动变化：

可以用其他的形式代替夹子，例如送小卡片，制作欣赏海报等。

活动四：真情告白（时间：50分钟）

1. 活动目的：

处理离别情绪，将离别的伤感转化为对未来的憧憬和对彼此的祝福。

2. 活动步骤：

（1）每人用大头针将白纸别在自己的背后。

（2）成员之间互相在每个人的背后写上一句祝福的话或者建议。

（3）写完以后，坐下来想一想其他成员可能给自己写了什么，自己期待其他人写什么。

（4）每个人把背后的纸取下来仔细阅读并体会。

（5）成员之间互相分享自己读完祝福或者建议之后的感想。

3. 活动讨论：

（1）你看到别人对你的祝福或者建议之后有什么想说的？

（2）在看到背后的纸之前你认为别人可能给你写什么？你期待别人给你写什么？

4. 注意事项：

若有人提出当事成员不能接受的建议，要抽出一定时间进行了解和引导。

5. 安全提示：无

6. 材料准备：

每人一张白纸，大头针，笔。

7. 活动变化：无

第三节　团体游戏治疗的专业要求

在团体游戏治疗过程中，从成员的甄选到团体活动的开展，再到团体活动的结束，有很多需要注意的问题，这就要求团体游戏的带领者具备较强的专业素养。在前面对团体游戏治疗的介绍中也提到了团体游戏治疗的一些准则和伦理问题。在这一节中，我们将对团体游戏治疗师需要具备的素质和治疗师在游戏带领过程中需要注意的问题进行阐释，希望治疗师对团体游戏治疗过程中需要注意的问题给予充分的重视,不断充实自我,加强专业训练,逐步成长。

一、团体游戏治疗师的必备素质

(一)人格特质

团体游戏治疗师作为团体游戏治疗的领导者是整个治疗过程的核心人物,必须具备丰富的心理治疗理论知识和实践技巧。国内外学者一致认为,在整个团体游戏治疗的过程中,最关键的影响因素是治疗师自身的人格特质和修养。关于团体游戏治疗领导者人格特质的研究很多,观点大同小异。总体来说,有以下四个方面:

(1)健康成熟的心理状态,自信、自我接纳、乐观、积极向上;

(2)敏锐的自我意识和觉察力,这样才能对成员的行为和状态作出准确判断,采取适当的方法进行引导;

(3)与他人建立良好关系的能力,治疗师本身要善于沟通,能与他人建立良好的人际关系,设身处地为他人着想;

(4)开拓创新的能力,治疗师本身不断探索创新,这样才能对团体游戏治疗的过程进行不断总结,拓展新视野,带领团体走得更好更远。

(二)专业素养

1. 丰富的个体治疗经验

团体游戏治疗会使用很多技术,既有个体治疗的技术,也有团体治疗特有的技术。在团体治疗的过程中可能会出现各种比个体治疗更复杂的情况,治疗师如果没有丰富的个体治疗经验,就很难应对团体治疗过程中的种种问题。

2. 治疗理论和技术

团体治疗师对团体运作起带领和引导作用,为了促进成员互动,实现团体目标,应适时适当地采用某些技术。而对治疗理论的良好认识和理解,能帮助治疗师更好地理解成员,应用治疗技术。

二、团体游戏治疗的基本价值规范

(一)选择性挑战

选择性挑战是指团体成员有权选择何时参与活动以及参与的程度,成员应随时提供经验价值,成员绝对尊重团体中任何其他成员的决定。也就是说,当成员觉得某项活动自己不适宜参与或者不确定是否参与时,他有权不参与此活动,团体中其他成员也要绝对尊重该成员的决定。同时,该成员要尊重整个团体,不能离开团体,他必须站在观察者的角度观察整个活动的进展,并提供自己独特的体验。

（二）全方位价值契约

艾瑞恩（Angeles Arrien）认为,全方位价值契约要求团体游戏治疗师经常反省自己的个人身份。他们要反省自己的需要和行事风格,以及这些因素对成员的影响。此外,他们需要自己了解,并帮助成员了解治疗师在团体游戏治疗过程中的角色和功能。全方位价值契约通常包括在场、专心、说真心话、开明的态度,以及重视身心安全等内容。

在场是指团体成员要尽量参与每次的团体治疗过程,并将生活的重心放到治疗上来,充分利用每次团体治疗过程。

专心是指将关注点放到团体治疗的过程上来,治疗过程中注意倾听他人和自己的声音,注重活动过程中内心的体验。认真体验和领悟能帮助成员获得心灵的成长。

说真心话是指真实地表达自我,表达真实的自我可以使他人更好地对自己进行反馈,同时自我的体验对他人来说也有学习价值,成员彼此之间的坦诚帮助有利于所有成员共同进步。

开明的态度是指以开明的态度面对团体治疗过程当中可能产生的体验,不要排斥新的个人体验,正是治疗过程中产生的这些体验促进了个人的成长。

重视身心安全是指团体中每个成员都要确保团体游戏治疗环境的安全,每个人在言语和身体行动上都要注意所有人生理和心理的安全。

对于这些内容,如何措辞并不重要,但我们必须保证团体中每个成员都同意遵守规则后才开始团体游戏治疗。因此,最好的处理方式是在治疗开始时（也就是团体形成阶段）就让成员作出一些简单而有效的声明,例如"我同意遵守全方位价值契约",或者让成员说"我同意",或者让他们直接点头表示同意。当然,也可以设计一些活动,在游戏活动中获取所有成员的接受与认可……若有成员不同意,领导者需要问清为什么,然后问一下其他成员认为契约重要的理由。一般这种同伴压力会发挥积极作用，使成员最终都遵守全方位价值契约。

三、团体游戏治疗的安全注意事项

团体游戏治疗因其特殊的活动形式，要特别注意治疗过程中参与者的人身安全。从活动场地的选择、器材的使用、游戏的设计到团体活动的进行，每个步骤都要充分考虑参与者的安全问题。

场地的选择应该结合活动的主题、设计的游戏和参与的人数，以选出合适的场地。一般选择宽敞的活动室或者室外的草坪、操场作为活动场地。

选择具有足够安全性的器材，在活动进行之前仔细检查，以防器材在活动开展时导致危险。

游戏的设计要充分考虑参与者的安全，尽量不要选择安全风险较大的游戏。如选择具有一定风险的游戏活动，要作好充分完善的安全准备。

每项活动进行前要保证参与者都理解游戏规则，所有成员都有权不参与活动，强调安全注意事项，提醒那些身体较弱的成员。带领团体开展活动时应该根据参与人数和游戏的情况，适当安排安全人员在成员身边时刻给予保护，需要的时候可寻求其他有经验的带领者的协助。

总之，安全问题是整个团体游戏治疗过程中都要给予高度重视的问题。

四、团体游戏治疗师的道德标准

（一）美国团体指导者的道德标准

美国团体工作专业者协会（Association for Specialist in Group Work，ASGW）设有专门的专业伦理委员会，并于 1980 年制定了《团体指导者伦理准则》，于 1989 年进行修订更新，道德标准共 20 条，具体如下：

（1）指导者应经常反省自己的个人身份。他们要反省自己的需要和行事风格，以及这些因素对成员的影响。此外，他们需要自己了解，并帮助成员了解指导者在团体游戏治疗过程中的角色和功能。

（2）指导者应清楚了解自己设计的是什么样的团体。他们必须能够说出团体的目标以及参加者的资格。

（3）指导者必须发展出一套程序，以便甄选符合要求的成员，并排除不符合要求的成员。

(4) 指导者有责任要求未正式进入团体,并且正在接受深切心理治疗的准成员先征得他的治疗师同意,才正式加入团体。

(5) 准成员可以预先知道他们作为成员的责任,指导者可以鼓励他们预先订立契约,并要求他们尽量承担这些责任。换言之,指导者应该让成员知道,作为一个团体成员,应该确立一些可行的个人目标,适当地放开自己,尝试新的人际交往方法;从自己对别人的影响这一方面,反思自己的人际交往方式,表达个人的思想和情感;主动聆听,从他人的角度看待事物,尊重他人,给予他人真诚的关怀,并与他人建立真诚的关系;愿意在团体之外尝试新的行为模式。

(6) 准备参加团体的人,必须清楚了解团体将会采用什么技巧,以及他们将参与什么活动。他们应该明白,团体的活动需要依据哪些规则进行。

(7) 团体指导者应避免在团体内采用自己未曾尝试过的设计。同时,他们应该在自己带领的团体内向成员表明自己的资格。当团体是由一位资深的指导者和一位受训学员共同领导时,指导者应该让成员了解这个组合。因为这种不同的领导经验,倘若不故意隐瞒,无论对于团体成员还是对于受训学员,都有一定的价值。当然,指导者与受训学员必须定期讨论,以处理在团体治疗过程中出现的问题。

(8) 指导者应该在团体治疗开始之前说明团体关注的焦点。例如,教育性团体会采用教诲形式,治疗性团体比较注重情感经验,发展性团体会协助成员发挥潜能,补救性团体注重治疗病症以及消除错误的行为等。

(9) 团体指导者应该保护成员的个人权利,由他们自己选择在团体中分享的内容和参加的活动。指导者也要对可能侵犯成员权利的因素有敏锐的辨察,及时作出干预。

(10) 对于自己在团体中使用的练习,指导者应该发展出一套理论,并且有能力作出说明。此外,指导者应采用一些在他们能力范围之内,最好是他们在当成员时曾接受过的练习以及技巧。

(11) 由于理论应尽量结合实践,因此指导者应经常留意有关团体治疗的研究成果,从而加强团体的效能。指导者需要对多方面的理论有清楚的认识,从而创造出有个人风格的团体领导方式。

（12）指导者不应该利用团体成员。某些成员会有一种倾向，即把他们的指导者理想化，同时贬低自己在团体内拥有的能力。有道德的指导者不会借机摆布和控制自己的成员，绝对不会和成员发生性关系，因为这样是滥用权力以满足自己的需要。有些指导者会因为自己经济上或心理上的需要，在没有治疗必要的情况下，随意将成员留在团体内的时间加以延长。

（13）指导者应该在团体治疗开始前，以及在团体治疗过程中，向成员说明他们可能会面对的心理上或生理上的危险。

（14）指导者应该向成员说明保密的重要性，并且在团体治疗开始时协议好保密内容。

（15）有些成员会以协助他人为名，把自己的价值观强加于他人身上，并指使摆布他人。对于这种行为，指导者要及时干预，在适当的时候指导者可以向成员表明自己的价值观，但不应该把自己的价值观强加于成员身上，而应该尊重成员自己的思考能力。同时应该促进成员彼此间的尊重。

（16）指导者应该留意成员中是否出现适应不良的情况。若发现这种情况，可能反映出该成员不适合留在该团体，需要终止其参与。如有需要，指导者应提供转介服务。

（17）指导者不仅应该容许，而且应该鼓励成员讨论他们在团体中的作用，以及他们对团体经验的反应。指导者可于每一阶段结束前，花一些时间让成员发表他们对活动的感想和意见。

（18）应该预先告诉成员，当他们把从团体中学到的东西应用到日常生活中时，可能遇到的困难和挫折。若能对此问题作出探讨，将有助于团体对有关课题进行更深入的探索，以及帮助成员学习怎样面对困难和挫折。

（19）安排后续的聚会。这样做除了可以让成员知道其他团体成员的进度之外，还可以让指导者检查团体经历对成员的冲击程度。成员也可以在有需要的时候，继续接受个体咨询。

（20）指导者有责任制定一些衡量有效性的标准。指导者应通过非正式的研究，加深对自己领导方式的理解并且判断该方式的有效性。

（二）我国台湾地区团体指导者的专业守则

1988 年我国台湾辅导学会经由专业学习讨论研究，经全员讨论通过，订

立了以下 11 条伦理标准:

(1) 组成团体之前,指导者应实施甄选,以维护全体成员的利益。

(2) 领导团体时,应明确告诉团体成员团体治疗的性质、目的、过程、使用的技巧,以及预期效果、团体原则等,让当事人自由决定是否参与。

(3) 尊重团体成员的人格完整是团体指导者的主要责任。领导团体时,应采取一切必要的和适当的安全措施。

(4) 指导者不要为了表现自己,选用危险的或超出自己能力和经验范围的技术或活动,以免造成团体成员身心上的伤害。倘若为了成员的利益,需要采用某种具有挑战性的技术或活动时,应先熟悉该项技术或活动之操作技巧,并事先作好适当的安全措施。

(5) 领导团体时,应会同成员制定团体行为准则,以规范成员的行为。避免对团体生活造成不良影响或对成员身心造成伤害。

(6) 指导者应具有领导团体的适当的专业知识能力和经验。

(7) 领导开放性或非结构性团体,或者以促进自我成长以及自我了解为目的的团体时,宜采取协同领导方式,以策安全。应特别注意成员的素质和性格,慎重选择,以避免因某些成员消极的或破坏性的行为而影响团体治疗的效果。

(8) 指导者应尊重团体成员参与或退出团体活动的权利,不得强制成员参与或继续参与他不愿参与的活动,以免对团体成员身心造成伤害。

(9) 指导者应特别注意保密原则,向成员说明保密的伦理责任。并告诉成员重视自己的隐私以及表露个人内心隐秘的限度。

(10) 若需要对团体活动过程进行录音或录像,指导者应事先告诉成员录制的目的以及用途,征得成员的同意,并严守保密原则。

(11) 为实验目的而实施团体治疗时,研究者应预先声明研究的性质、目的、过程、技术、研究结果的运用,以及安全措施,以便团体成员自由决定是否参与。

总之,团体游戏治疗的过程虽然有趣、吸引人,但它不是一场游戏,而是一个严谨的治疗过程,治疗师在团体游戏治疗过程中的一举一动都可能对团体成员产生重大的影响,因此团体游戏治疗对治疗师要求很高。团体游戏治疗师一定要严格把握关键的问题,避免给团体成员造成不良影响。

本 章 小 结

团体游戏治疗是团体治疗与团体游戏的结合，其中包含了心理治疗的技术，实施和操作团体活动的技术，通过团体游戏的手段，达到心理治疗的目的。这种治疗方式有着自己的特点和优势。团体游戏治疗根据心理治疗过程和团体动力发展过程，可被分为不同的阶段，各个阶段有着不同的治疗目标和任务特点。要想成为一名优秀的团体游戏治疗师，既要拥有丰富的心理咨询理论，又要具备领导团体活动的技术，同时要不断提升自己的个人素养，这样才能确保团体游戏治疗顺利、安全进行，并达到预期目标。

推荐阅读

樊富珉，何瑾.(2010).*团体心理辅导*.上海：华东师范大学出版社.

叶斌.(2011).*抗逆力*.上海：华东师范大学出版社.

Yalom，I. D.，& Leszcz，M.李敏，李鸣译.(2010).*团体心理治疗：理论与实践*.北京：中国轻工业出版社.

第十章　想象互动游戏治疗

本章导引

　　1. 什么是想象互动游戏治疗？

　　2. 想象互动游戏治疗与其他游戏治疗有哪些不同？

　　3. 想象互动游戏治疗有哪些技巧？

　　4. 想象互动游戏治疗适用于哪些来访者？

第一节　想象互动游戏治疗理论概述

一、想象互动游戏治疗

　　想象互动游戏治疗起源于荷兰,深受欧洲现象心理学的影响。现象心理学特别强调在日常生活中,个人察觉到的时间,以及个人赋予该时间的特别意义。一个人过去的经验,他赋予这个经验的意义,以及应对世界的方式,决定他在这个世界上如何为人处世。例如,在家庭中,一个孩子总是被父母指责,并且他认为父母的指责都是对的,那么他在今后与其他人的相处中,很容易成为顺从者,他总是小心翼翼,唯恐被其他人指责。

　　就像兰格威尔德(Langeveld,1955)说的,游戏是儿童反抗日常生活中的规范,创造和表达个人情感的方式。由于儿童言语发展水平有限,我们很难像治疗成人一样用谈话的方式对儿童进行心理治疗。因此,让儿童在游戏中反思过去的经验,以便治疗师更加充分、全面地了解儿童就显得尤为重要。透过想象游戏这一媒介,儿童有机会以转化的方式进行沟通,并且透露隐秘的事情。

很多游戏治疗其游戏本身并不具有治疗的特质,就像沙盘游戏治疗,治疗师在治疗过程中扮演的角色是非指导性的,经过数十次乃至上百次沙盘游戏,让来访者进行意识与潜意识的沟通,从而达到自我治疗的目的。而这种需要依靠自省的治疗,显然很难在儿童当中进行。区别于其他游戏治疗,想象互动游戏治疗更加强调治疗师对游戏的参与,以及游戏本身具备的治疗特质。

二、想象互动游戏治疗的技巧

在想象互动游戏治疗中,治疗师可以利用沙盘、军队模型等道具,创造游戏的环境,然后让儿童进入游戏之中。此时,治疗师并不是一个旁观者,他也需要融入游戏之中,参与儿童的游戏,并且通过言语沟通影响儿童,让儿童在游戏中表达出更加真实、深刻的经验。在参与的过程中,治疗师常常会用到以下四种技巧。

(一)口语化

6岁的贝贝在玩过家家的游戏,贝贝扮演的妈妈在烧菜,扮演小孩的玩偶倒了下来,治疗师可能会说:"宝宝坐着自己在玩……妈妈在帮宝宝烧吃的……宝宝倒了下来……妈妈过去温柔地抱起了宝宝……又让宝宝坐了起来。"

此时治疗师做的事情,就是口语化,即用语言描述孩子正在做的事情,并且赋予明确的含义。

一个有效的口语化的表达,应该能够抓住游戏中发生的事件、情感,以及孩子的想法,治疗师将这些内容通过口语化的方式表达出来有不同的目的。

1. 结构化

在游戏中,孩子可能常常做出一些看起来毫无关联的事情,孩子的思维模式很跳跃,治疗师要将在不同时间发生的事情联系起来,以使游戏中发生的事情更加系统,更加有意义。结构化能够让孩子更加清楚自己在游戏中表达的意义。

6 岁的贝贝把妈妈放在了厨房，把爸爸放在了客厅，爸爸面对着电视，旁边放着遥控器，把小宝宝放在了卧室，妈妈不断穿梭于卧室与厨房之间，爸爸却始终坐在客厅。这个时候，治疗师会将场景口语化："妈妈很忙碌，一直在厨房和卧室里忙碌，妈妈既要烧好吃的给宝宝吃，又要照顾宝宝，可是爸爸一直坐在那里看电视，动也没有动过。"

2. 意义的强化

口头叙述可以帮助孩子澄清正在做的事情，以及做这件事情的意义和应该具备的态度。

5 岁的佳佳在搭积木，他想搭一个三层的房子，可是每次把最后一层搭好后，房子就会塌掉。治疗师可以说："一次又一次，当房子就快建好的时候，就会塌掉，建筑师每次都没有成功。"治疗师以此来澄清孩子的坚持。

3. 预测未来的事件

推动游戏故事的后续发展。

7 岁的鹏鹏将各种动物围成一圈，当中是一只狮子和一只老虎，治疗师说："看起来，这只狮子和这只老虎将会争夺丛林之王的名号呢。"

4. 清楚地说出游戏人物的感受和想法

治疗师要使自己表述出来的语言与孩子的感受是一致的，并且要把孩子在游戏中的感受正当化。

6 岁的楠楠在沙盘中建造了一个游乐场，治疗师说："小朋友会在这个游乐场里面玩得很开心哦。"

5. 说出治疗信息或针对游戏介入作出解释

类似于心理动力学派的"解释"，将与治疗目标有关的信息融入游戏中。

搭积木的佳佳在又一次失败后，终于克制不住自己的气愤，将积木一个一个扔得很远，治疗师捡起积木说："让我们都躲起来，等到他不再发脾气了，不再扔积木了，我们再和他玩。"

佳佳脾气暴躁，经常对父母发脾气，在幼儿园，他因为撕咬、抓伤其他小朋友而多次被幼儿园的老师批评，可是被批评之后，佳佳从不认错，因此在幼儿园没有小朋友愿意和他玩，当他主动接近别的小朋友的时候，小朋友也会躲着他，他由此受到人际关系的困扰。

佳佳到治疗师那里想要拿回积木，治疗师对着积木说："他还想和我们玩，可是我们很怕他再次把我们丢掉，我们要不要原谅他呢？或许我们应该相信他不会再伤害我们吧。"

（二）刺激化

刺激化的目的在于鼓励孩子更加专注地进行当前游戏，治疗师通常会使用口语化的技术来达到刺激孩子专注于游戏的目的。

当孩子无法投入游戏之中的时候，治疗师可以让孩子自己挑选游戏的道具。当孩子无法继续当前游戏的时候，治疗师可以建议孩子根据目前已有的道具，组合出新的游戏。

当孩子在游戏中面临难以克服的障碍、困难的时候，治疗师需要让孩子知道自己同意而且支持他继续当前的游戏，甚至可以给出合理的建议。

佳佳的房子始终建不好，当佳佳准备放弃的时候，治疗师说："佳佳的房子好高呀，可是房子下面太小了，所以房子总是站不住。"等到佳佳的房子终于建好了，治疗师会说："佳佳的房子造好了，房子很高，有三层，爸爸妈妈和佳佳都会住进去的，是吧。"随后，建好的房子可能涉及分配环节了，这样就使得游戏继续进行下去。

有一种我们经常在想象互动游戏中使用的刺激化技术——感觉游戏。我们发现在孩子很小的时候，他们会有一个阶段很喜欢玩水，这种兴趣有时候并没有消失,我们可以激发出孩子对这种感觉游戏的兴趣。这种游戏就是让孩子去摸、去闻、去感觉、去品尝各种不定态的东西,例如沙、水、盐、糖等。我们不是引导孩子给这些东西塑形,而是让他们去感受这些物质,体验物质从指间流逝的感觉。这种看起来回到原始状态的游戏能够帮助孩子放松自己。就像玩沙盘游戏时,我们会让孩子去触摸沙盘里的沙子,感受沙子在指间流动的感觉。

(三)设定限制

我们会在游戏中设定各种限制,以保证游戏的有效性和持久性。

小孩子很难专注于某一种游戏,如果给他们提供太多玩具,我们会发现他们在每一件玩具上花费的时间都会大大缩短,那么我们的互动游戏治疗很难发挥作用。因此,当孩子面对大量玩具时,治疗师需要对孩子挑选的玩具作出数量或者种类限定。

设定限制有时候表现为确立规则,例如不能丢玩具,在运用沙盘的过程中一次只能挑选一件玩具,以及在玩过家家游戏时,对孩子扮演的角色进行限定。

> 贝贝现在要扮演妈妈的角色。妈妈在家里的时候会做些什么事情呢? 贝贝做的事情要和妈妈做的事情一样哦。

如果孩子无法接受限制,或者无法把自己的行为控制在限制范围之内,那么治疗师需要带着孩子走出当前游戏的环境,然后明白地告诉孩子,他的行为已经超出了之前与治疗师共同设定的限制,必要的时候可以重申游戏中的限制。

> 贝贝,妈妈平时会把贝贝丢在一边,自己坐在电视机前看电视吗?

有时,我们会根据治疗目标来对游戏设定限制。例如,对爱乱发脾气的佳佳来说,我们需要限制佳佳无论如何都不能发脾气,一旦佳佳发脾气,治疗师就会停止游戏,等到佳佳平复下来后再继续游戏。对于不听指令的小朋友,治疗师会在游戏中插入"起立""下蹲 3 次""向右转"等指令,要求孩子在投入游戏的过程中,一旦治疗师发出指令都能按照治疗师的指令去执行任务以提升孩子的执行能力。

(四)相对游戏

在相对游戏(counter play)中,治疗师要与孩子进行同一个游戏,但是在同一个游戏中,治疗师和孩子的游戏内容不同,表达的观点也不同,治疗师表达的观点通常与治疗目标有关。因此,治疗师必须全面、充分地了解孩子的成长史(包括家庭背景、历史事件、家族病史等),作出诊断,这样才能制定准确的治疗目标。

> 8岁的雪儿在上小学2年级。从小到大父母对雪儿的要求十分严格,雪儿对自己也要求甚高,她希望自己的考试成绩始终在班级前3名,争气的雪儿在1年级的时候每次考试都是班级第1名。可是,在1年级的期末考试中,雪儿的语文成绩只排在班级第3名,雪儿觉得自己早晚会掉出班级前3名。慢慢地,雪儿开始在考试的前一天晚上睡不着,发展到后来,雪儿会在考试之前哮喘发作。来这里接受治疗之前,即使面临随堂小测试雪儿也会出现哮喘反应。
>
> 雪儿和治疗师模拟考试成绩出来后,雪儿和好朋友聊天的场景。在这一场景中雪儿这次语文考试考了第4名。
>
> **雪儿:**这次只考了第4名怎么办,下次会不会越来越差,差到考班级的倒数呀!
>
> **治疗师:**不会的,你看我上次考了班级第10名,这次就考到班级第8名啦,考试总是会有考得好的时候和考得不好的时候。只要自己付出了努力,考出来的成绩问心无愧就可以啦。

三、父母在想象互动游戏治疗中的作用

在想象互动游戏治疗中,父母常常会参与到游戏中去。孩子的问题大多反映在日常生活中,那么当这些问题发生的时候,父母的应对方式就尤为重要了。如果治疗师在想象互动游戏中实施的治疗仅仅单方面存在于治疗过程之中,而没有在治疗之外得到巩固,那么效果将大打折扣。

但是,这也要视父母与孩子之间的关系而言。若父母与孩子的关系紧

张、水火不容,父母直接参与治疗就不合适了。这时,我们就需要对父母单独进行咨询。治疗师如果了解父母,并且能够与父母共情,那么在与孩子的游戏中能更好地处理问题。

另外,孩子的问题不仅仅是孩子自身的问题。父母在孩子成长过程中起到的作用是尤为重要的。有时候孩子的问题也会折射出父母在养育方式上的问题。因此,治疗师有时也会对孩子的父母进行心理咨询。父母应当愿意改变自己的行为和态度,这样治疗才能够发挥应有的效果。

四、想象互动游戏治疗的适用对象

(一)有创伤性经历的儿童

发生于幼年的创伤性经历,如躯体和精神的忽视和虐待等,会对个体造成非常广泛的负面影响。如果不在童年阶段对其进行干预,将严重影响儿童的人格成长与发展。有创伤性经历的人会多次回想起当时的经历,当然对儿童而言,这种回想常常会蒙上想象的面纱,这体现了儿童在面临这些事情时的无力感以及逃避心态。可是这些事情避无可避,治疗师通过想象互动游戏治疗,让儿童将创伤性体验具体化,治疗师同感儿童的感受,然后进行治疗。

(二)身有隐疾或残疾的儿童

这些儿童常常由于身体的原因无法参与到同龄儿童的游戏中去,当他们以渴望的眼神看着同龄人一起玩耍的时候,同龄人的忽视和拒绝将对他们的心理健康造成很大影响。同样,通过想象互动游戏,治疗师同感儿童的感受,一方面让儿童获得游戏的体验,另一方面在游戏中给予这些特殊儿童支持,让他们不要因病因残而自卑。

(三)情绪障碍儿童

情绪障碍儿童常常具备以下特点:个性内向、胆怯、依赖性强,遇事易产生焦虑,他们的依恋类型通常是不安全型依恋。这类儿童缺乏独立的自我意识,因此在治疗过程中,治疗师运用结构化的技巧帮助这些儿童清楚地表达自己的独立意识,以此达到治疗的目的。

(四)有隐秘问题困扰的儿童

这些儿童心中都有自己的小秘密,没有办法与父母或者伙伴倾诉这些秘密,有的是因为说出来之后可能会引发与父母的矛盾,有的则是觉得自己的观点与大部分人的观点不一样,因此选择将这些秘密埋藏在心底。可是,他们的行为不可避免地反映出那些被埋藏在心底的问题,从而使他们处于极大的矛盾之中。对于这些儿童,使用想象互动游戏治疗,能够使他们隐藏在内心深处的那些问题,透过想象游戏浮出水面,然后通过与治疗师的互动,摆脱当前的矛盾处境。

五、治疗目标、策略及评估

我们需要知道,很少有儿童会自己跑到心理治疗师那里主动要求接受心理治疗。因此,通常都是父母作为第一反馈人与治疗师沟通孩子的问题,说得更加绝对一点,在中国,大多是母亲怀着各种心情去治疗师那里寻求帮助。因此,在决定孩子是否需要接受治疗之前,治疗师需要对孩子及其父母的问题进行充分评估,以了解孩子当前的问题是什么,而父母在孩子当前的问题中扮演着什么样的角色。

由此,治疗师将提出自己的治疗目标。由于治疗对象及技术的限制,一般想象互动游戏治疗的疗程超过1年。因此,我们会将治疗目标分为中期目标和最终目标。设定这样两个目标是为了让父母对咨询保持信心,并且愿意积极配合直到咨询结束。中期目标通常与治疗中的行为有关,是通往最终目标的台阶。

最后,治疗师将根据治疗的最终目标,对治疗效果进行评估。

第二节　临床案例介绍

一、个案问题及背景资料

丹丹在8岁的时候由父母陪伴来治疗室接受咨询,因为丹丹与父母之间有极端矛盾以及沟通问题。

丹丹6岁以前的生活可以说十分惬意,父母为知青,在江西也算是知识分子,家境十分殷实,因此丹丹从小什么也不缺,但是她知道自己的父母都是上海人,在几次随父母回上海探亲的经历中,丹丹也感受到了上海的魅力,以及父母希望回到上海的心情。丹丹立志好好学习,将来带父母回到上海养老。

在丹丹 6 岁的时候,父母决定从江西回到上海,因为上海的教育资源比较丰富。为了子女有一个更好的未来,父母放弃了江西的工作来到上海,可是来到上海后,整个家庭发生了翻天覆地的变化。原本就不怎么做事的爸爸回到上海后只靠着离休的工资生活,而且经常外出打麻将,妈妈就在外面打工维持家用。家庭住房也从江西的三室一厅变为上海的一居室。失去了稳定的生活来源,整个家庭的氛围也发生了变化,不再像在江西时那么和谐、融洽、温馨,而变得紧张、压抑。家里也不像从前那样充满欢笑,开始有了争吵。

在一次争吵中,妈妈脱口而出:"你要怎样就怎样吧,反正你是我捡来的孩子。"这句话在丹丹的心中留下了不可磨灭的阴影。终于在一次偶然的机会中,丹丹不小心打开了户口本,看到自己的户口本上写着"领养"两个字,从此她便知道妈妈的那句话并不是气话而是事实。终于,在一次争吵中,丹丹说了句:"反正我是你们领养的,你们就不要管我了。"自此以后,妈妈就没有表现出对丹丹的爱,而是对丹丹有了更多的约束,那句"别人领养来的孩子感恩戴德都来不及,只有你这么不听话"也成了妈妈的口头禅时常出现在丹丹的耳边。

家里面每天吵架,丹丹感到十分厌烦,丹丹觉得她没有办法好好做作业和看动画片了。如果家里只是小吵小闹,她就当作没听见,如果吵得实在太厉害了,她就加入进去一起吵。丹丹满脑子想的都是快点长大,快点去读大学,这样就可以住宿了,就可以脱离这个家庭了。

二、评估及治疗目标

对这个家庭的评估是从让丹丹和父母一起完成沙盘游戏开始的。治疗师要求丹丹和父母完成以"家"为主题的沙盘游戏。

在完成沙盘游戏的过程中,治疗师明显看到家庭成员之间缺乏沟通。爸爸只看了沙盘几眼就坐在一边盯着道具看,当看到道具中有一张桌子和四把小椅子的时候,就把这一套桌椅道具放在了沙盘的正中央。妈妈在左半边建造自己的厨房和卧室。丹丹则在右半边自顾自地玩沙盘。在完成的沙盘上,妈妈占据沙盘的左半边而丹丹只占据了右半边很小的一块地方,整个沙盘中间只有一套桌椅。丹丹建造了一个自己的卧室,里面有一张公主床、一个书桌,以及一个玩具架,周围用好几圈盆栽把卧室围住,并且盆栽的外面有只狗,看起来正冲着爸爸的那套桌椅在叫。整个沙盘中,没有出现一个人物。

很显然,丹丹想要绝对安静、安全的环境,出于安全考虑她甚至还在卧室外面放了一只狗来帮助自己抵御他人的入侵。整个游戏过程中,丹丹没有看父母一眼,自己在一边小声地哼着儿歌。

接下来,治疗师对丹丹进行了心理测试。防御方式问卷(DSQ)显示,丹丹的防御机制不成熟,主要表现为退缩和被动攻击。儿童社交焦虑量表(SASC)显示,丹丹处于极度的社交焦虑之中,她在害怕否定评价以及社交回避和苦恼上得分非常高。儿童气质问卷(MCTQ)显示,丹丹活动水平低,反应域极高(即需要很大的刺激才能使她有反应)。但是,丹丹在坚持性方面表现良好,能够高度集中注意力并且坚持完成当前的事情。在投射测验中,丹丹觉得世界是灰色的,但是她又充满希望,希望通过自己的努力早日摆脱这个家庭,希望自己能够尽快长大。丹丹对妈妈的感情是矛盾的,一方面妈妈抚养她长大,虽然对她十分严厉,但是丹丹也明白妈妈是为了她好;另一方面,"你是我捡来的""别人家领养的孩子懂得知恩图报"这种伤人的话也是妈妈说得最多。而丹丹对爸爸就只有讨厌了,因为在丹丹的眼中,爸爸从来不做家务,也很少在家,偶尔休息在家也会去打麻将,和妈妈也是三天两头吵架,甚至喝多了酒还会动手打妈妈和她,所以在丹丹眼中,爸爸就是一个混蛋。

因此,在面对这个家庭的时候,丹丹大部分时间是将自己无限缩小,并且只关注自己的事情,一旦父母侵入她那一方小天地,丹丹就会变成刺猬,将所有的矛头对准父母。

很显然,这个家庭目前的问题绝对不仅仅是由丹丹的叛逆引起的。妈妈的教养方式和爸爸的行为都是造成这个家庭目前问题的重要因素。

因此,治疗师针对丹丹和爸爸、妈妈设置了不同的治疗目标。

对丹丹而言,在前期的工作中,治疗师需要与丹丹建立良好的关系,由于家庭的因素,丹丹已经变得不相信任何人了。同时,治疗要帮助丹丹发展游戏的主题,并且引导丹丹积极应对游戏中出现的问题。治疗师想要达到以下三个目标:(1)处理好丹丹是被领养的这件事情,并且让丹丹能够接受她的父母;(2)帮助丹丹培养积极关注身边美好事物的能力;(3)让丹丹与父母之间的互动正常化。

对妈妈而言,治疗师能够看到妈妈为这个家庭付出了许多,但是她过多地把希望寄托在丹丹身上,因此对丹丹的教养方式多有不当。同时,对于领养丹丹这样一件事情,至今都没有一个正确的认识。治疗师希望通过咨询妈妈能够做到:(1)正确看待领养这个事实;(2)养成正确的教养观与教养方式;(3)建立良好的夫妻关系,找到改善夫妻关系的方法。

对爸爸而言,治疗师觉得他没有家庭观念,对家庭的付出很少,治疗师希望通过咨询爸爸能够做到:(1)正确看待领养这个事实;(2)在家庭中树立良好的父亲形象;(3)建立良好的夫妻关系,并且愿意作出改变。

三、游戏治疗过程

想象互动游戏治疗通常包括三个主要阶段:初期阶段、工作阶段以及结束阶段。

(一)初期阶段(第1次到第10次治疗)

在初期阶段,治疗师与孩子彼此熟悉,建立咨询关系,让孩子在游戏室中探索各种游戏。孩子逐渐会从众多的游戏中挑选出一些特定的游戏,发展属于自己的特定主题。治疗师能够根据这些变化的主题感受孩子内心世界发生的改变。

在这个阶段的前几次治疗中,丹丹很少与治疗师沟通,不管是眼神的接触还是语言的沟通,每次治疗师都需要花费大量的时间尝试融入丹丹的游戏,但是丹丹很少作出回应。在第一阶段,丹丹最喜欢玩的游戏有过家家、玩沙子以及搭围墙。

在玩过家家时,丹丹会选择同时扮演爸爸、妈妈和孩子。治疗师尝试与丹丹沟通,在第3次的时候丹丹终于给出了回应。

治疗师:丹丹,让我来扮演宝宝好吗? 丹丹一个人扮演这么多角色很累呢。

丹丹：好的,你来扮演爸爸,爸爸在家里什么都不做,你只要坐在沙发上就可以了。

治疗师：可是我想扮演的是宝宝呀,而且为什么爸爸什么都不做呢?

丹丹：宝宝这么小,你这么大怎么能扮演好呢?

治疗师：那么丹丹这么小,妈妈这么大,丹丹为什么就可以扮演好呢?

丹丹：因为我每天都看妈妈在做什么呀!

治疗师：那么妈妈每天做什么呢?

丹丹：接我放学,回到家做家务,然后一边做家务一边和爸爸吵架。

治疗师：为什么他们会吵架呢?

丹丹：因为爸爸总是不做家务。

治疗师：如果爸爸做家务,爸爸妈妈就不会吵架了吗?

丹丹：还是会的,他们会为了我吵架。

治疗师：吵什么呢?

丹丹：就说来上海是为了让丹丹能够好好读书,但是现在丹丹每天和他们吵架,一点都不乖,说早知道丹丹这么不乖就不领养丹丹了。

治疗师：丹丹为什么要和他们吵架呢?

丹丹：因为他们好烦,他们一点都不爱丹丹。

治疗师：爸爸妈妈喜欢过丹丹吗?

丹丹：以前我以为他们是喜欢我的。

治疗师：以前是什么时候呢?

丹丹：很久很久以前,那个时候丹丹不在上海,还在老家,那个时候爸爸妈妈很爱我,从来不会骂我。

治疗师：这是为什么呢?

丹丹：我也不知道……

在这段对话中,治疗师想要扮演宝宝,但是丹丹在同意后给了治疗师爸爸的角色,这表示丹丹并没有听清楚治疗师的话,直到后面治疗师再次提及要扮演宝宝的角色,丹丹才给予了正面的回答。另外,在这段对话中,丹丹依旧记得在江西的时候,她的父母对她还是不错的,至于为什么会出现这种区别,在以后的游戏治疗过程中,丹丹会有所阐述。

丹丹还喜欢玩沙子,她喜欢把沙盘中的沙子推得十分平整,每次她来到游戏室的第一件事情就是打开沙盘的盖子,然后把沙子推平。这个过程通常会持续很久,直到丹丹把整个沙盘整理得十分平整。从这一点上,我们能够看到丹丹有着一定程度的强迫行为与强迫观念。

玩搭围墙的游戏时,丹丹喜欢找出一个小女孩玩偶并将这个玩偶放在桌子上,然后用积木搭起一圈又高又厚实的围墙,围墙上没有门和窗。围墙的外面放着一只恐龙。

(以下对话为初次游戏时,同一主题的对话的集合。)

治疗师:丹丹,这个围墙好高呀,你是要保护围墙里面的小女孩吗?

丹丹:是的,你看,外面那个恐龙想要吃掉这个小女孩。

治疗师:这是一个怎样的恐龙呢?

丹丹:它十分高大,而且力气也很大,如果不把这个围墙造得足够高、足够厚,恐龙就会轻而易举地打破围墙,然后把这个小女孩吃掉。

治疗师:关于这只恐龙你能描述得更加具体一些吗? 它是什么性别的呢?

丹丹:这只恐龙是雄性的。

治疗师:那么它最喜欢干什么呢?

丹丹:喝酒、抓小女孩。

治疗师:所以这只恐龙不会一直待在围墙外,它有时候会去找酒喝是吗?

丹丹:是的。

治疗师:小女孩一直待在里面不出来,恐龙为什么不放弃小女孩呢?

丹丹:恐龙会去撞围墙,把围墙撞倒后会把小女孩吃掉。所以,小女孩要一直不停地加固围墙,不然她就会有危险。

治疗师:那么小女孩岂不是没有逃出来的机会?

丹丹:等到小女孩长大了,跑得快了,能够和恐龙搏斗的时候,她就有可能逃出来。

> **治疗师：**小女孩怎么长大？怎么能比现在跑得快呢？
>
> **丹丹：**她需要锻炼身体、好好读书、好好吃饭。
>
> **治疗师：**还有呢？
>
> ……

从以上对话中，我们不难发现恐龙就是小女孩爸爸的化身，小女孩就是丹丹，丹丹流露出渴望长大的心愿。

1. 与妈妈的初步会谈

在这个阶段，每周丹丹来接受咨询的时候，妈妈都会陪同。她是这个家庭中表现最积极的一位。她迫切希望丹丹能够变好。通过与妈妈交流，治疗师了解到，在江西的时候，由于那边消费水平不像上海这么高，因此日子过得很殷实。当初夫妻俩一直到 40 多岁都没有孩子，于是想着是不是领养个小孩，这样将来老了能有个人养老送终。就在他们正计划着的时候，有一天工厂门口放着一个弃婴，于是夫妻俩合计着干脆就收养了吧。当时丹丹的爸爸还是很犹豫的，因为他一直想要领养个男孩，想着"养儿防老"。丹丹的妈妈也坦白说她知道为什么爸爸最终会答应，因为在江西的时候，他们去福利院申请过几次领养，但是要么是家庭条件不过关，不能领养福利院的小孩，要么是福利院的小孩大多已经长大了，这种小孩养不亲。收养了丹丹以后，她是把丹丹当作自己亲女儿养的，小时候也没什么开销，可是等到丹丹逐渐长大，教育问题就凸显出来了。妈妈和上海的亲戚合计着，让丹丹的户口回到上海，让丹丹在上海读书。妈妈想着毕竟上海的教育水平更高一些。没想到来到上海以后，生活压力剧增，一家三口挤在小小的房间里面。

妈妈认为自己为女儿付出了这么多，那么理所当然地要从她那里获得回报。妈妈希望把丹丹培养成大家闺秀，因此对丹丹的要求自然也就多了一点，没想到丹丹完全不领情。来到上海后，丹丹开始不听话，妈妈说一句，丹丹就顶一句。

关于丹丹如何知道自己是被领养的这个情况，妈妈说都是因为自己骂起来口不择言，一时什么都忘了。

在这一阶段的治疗中,妈妈说了很多过去的事情,尤其是自己对女儿以及家庭的付出。治疗师十分认可妈妈作出的很多努力,但是也指明了,丹丹现在觉得爸爸妈妈不爱她这个事实。另外,治疗师指出,爸爸和妈妈经常在孩子面前吵架对孩子的影响是巨大的。治疗师推荐《父母和孩子一起读的心理学》给妈妈,希望妈妈能够和丹丹一起看。

2. 与爸爸的初步会谈

在这个阶段,爸爸一共来了5次(每隔一周来一次)。在治疗的过程中,爸爸也表现出对家里天天吵架这种现状的不满,但是他觉得是妈妈找他吵架,他本身是没有问题的。提及家里面事情都是妈妈在做的时候,爸爸表示,家里面这些事情本来就该女人做。问及他对丹丹的态度的时候,爸爸表示,小姑娘将来也不会有什么大的出息,不指望她以后怎样,把她养大了就算了。治疗师又问起当初领养的动机,爸爸说,当初是对丹丹怀有期望的,可是到了上海之后,生活压力变得这么大,就觉得没有这个孩子,他们能过得好很多,现在实在是没办法再为丹丹做些什么了。

治疗师通过5次咨询,引导爸爸正确面对领养丹丹这件事情,让爸爸不再把丹丹当作生活负担,承认早些年的时候,也与丹丹一起享受过家庭的温暖。

治疗师告诉爸爸,他推荐了一本书给丹丹的妈妈,让妈妈和丹丹一起看,他希望爸爸也能加入,一家人一起将这本书读完。

(二) 工作阶段(第10次到第40次治疗)

从治疗开始,妈妈就暂时放下了繁重的工作,每周六都陪伴丹丹来咨询室接受咨询,丹丹不再是独自一人,她有时会牵着妈妈的手。偶尔有几次爸爸陪同她们一起过来,但他依旧是站在丹丹和妈妈的身后,慢慢地走过来。

在工作阶段,丹丹依旧会玩搭围墙的游戏,但是从第22次治疗开始,丹丹的搭围墙游戏中不再只有丹丹和恐龙了,也出现了妈妈。

一开始,妈妈只出现在围墙外面,接着围墙上有了门,围墙外面不再是一无所有,而是出现了森林。丹丹偶尔会打开门在外面的森林中和妈妈碰头。丹丹和妈妈一起采蘑菇,并且遇到恐龙的时候会拉着妈妈一起逃到围墙里面去。"妈妈和宝宝一起搭围墙,围墙越来越高。"在第29次治疗中,丹丹在森林里放了一只狗,丹丹央求妈妈收养这只狗,说它独自在外面会被恐龙吃掉的。

> **丹丹：**妈妈，我想养这只狗狗，它独自在外面好可怜啊。
>
> **治疗师：**宝宝，你会养狗狗吗？
>
> **丹丹：**只要我们把采来的蘑菇分一点给狗狗吃就可以了。
>
> **治疗师：**可是狗狗不吃蘑菇啊，狗狗是吃肉的。
>
> **丹丹：**那我们就去打猎，然后把狗狗养大。
>
> **治疗师：**宝宝为什么要养一只狗狗呢？
>
> **丹丹：**这样宝宝一个人在围墙里面就不会孤单了，而且狗狗在外面会被恐龙吃掉的。
>
> **治疗师：**可是狗狗找不到自己的爸爸妈妈会不会伤心呀？
>
> **丹丹：**爸爸妈妈不会让自己的狗宝宝找不到自己的，所以这只狗宝宝肯定是被爸爸妈妈丢掉的，它好可怜呀。
>
> **治疗师：**如果宝宝收养了这只狗狗，能让狗狗感觉到家庭的温暖吗？
>
> **丹丹：**宝宝会尽量做好狗狗的姐姐的，我给它起名叫作静静吧。
>
> **治疗师：**为什么会叫静静呢？
>
> **丹丹：**如果我有一个妹妹，我希望她叫静静。

从此以后，在丹丹的围墙故事中，开始出现一只叫作静静的狗，并且它始终在围墙里面。取名为静静也许表达了丹丹对安静的生活环境的向往。

抚平沙子的游戏依旧会在丹丹每次来到咨询室的时候进行。治疗师引导丹丹运用沙盘构造出湖、海、沙丘等造型。但是无论构造出怎样的造型，在结束的时候，丹丹一定会把沙盘完全抚平。有一次，丹丹在抚平沙盘的过程中被打扰，于是在后面的整个游戏治疗中她都心不在焉，多次回头去看沙盘。

在过家家游戏中，治疗师始终扮演妈妈。从第24周开始，爸爸不再是仅仅坐在沙发上看电视了，他会问候一下宝宝，帮妈妈把烧好的菜端上来。这一点细微的改变是值得肯定的，至少丹丹能够观察到家里的变化，在之前的游戏治疗中，丹丹表现出对家庭不感兴趣。但是现在丹丹能够观察到爸爸妈妈在家里面做的事情。在游戏前期每次都会发生的争吵在这一阶段不仅在数量上减少了，而且吵架的内容发生了改变。原来"领养的孩子""不管你"这种话不出现了，变成"你怎么不听话""妈妈爱你，但是你做的这件事情让妈妈很生气"。

1. 与妈妈的进一步会谈

经过连续 10 个疗程的会谈，治疗师与妈妈的会谈频率降低到两周一次。

在会谈中，治疗师提及丹丹抚平沙子这一行为，表达了自己的担心，因为这是一种强迫性行为，如果丹丹没有抚平沙子，她就会在后面的游戏中表现出焦虑，并且多次回头看沙盘。治疗师担心妈妈过于刻板，要求整洁的教养方式会导致丹丹今后有强迫症发作的可能。妈妈承认自己对家里整洁的要求过高，因为现在住的房子很小，如果不把所有的东西放好，家里就会混乱不堪。

在之前的会谈中，治疗师能够明显地感受到妈妈的焦虑：担心丹丹的教育问题，担心由于家庭经济条件不好影响丹丹的成长，担心丹丹知道自己是被领养的而过度忧虑。

治疗师在以上这些问题上给予了妈妈足够的支持。治疗师表示，前两种焦虑是作为妈妈都会有的焦虑，能对丹丹付出这么多爱心，说明她是在尽力做一个好妈妈，只不过目前妈妈和丹丹的磨合出现了一些问题，不过现在状况有所好转。治疗师将母女俩身上发生的改变以及在搭围墙游戏中妈妈这一角色的出现告诉了妈妈。妈妈表示很欣慰，因为自己的付出终于有了回报。

在随后的几次治疗中，针对丹丹的教育问题妈妈与治疗师进行了多次交流，从而促进了丹丹在过家家游戏中的改变。

在第 40 次治疗的时候，治疗师邀请妈妈参与之后的游戏治疗。

2. 与爸爸的进一步会谈

爸爸依旧是每隔一周来咨询室一次。

治疗师将游戏中出现的恐龙场景告诉了爸爸，并且表达了自己的看法，治疗师认为游戏中的恐龙在某种程度上象征着日常生活中的爸爸。爸爸听闻此言后，承认自己喝酒后会打人，有几次不小心打到了丹丹，他自己也没想到会对丹丹造成这么大的影响，事后他也没有向丹丹道歉。治疗师指出，童年期的这种经历对孩子的影响是很大的,它很可能就是导致丹丹与爸爸敌对的原因之一。此外,在会谈的过程中,治疗师发现爸爸虽然对丹丹不抱期望,但是也希望家庭氛围能够有所改变。治疗师透露在游戏中,丹丹为宠物狗起名静静,可能表达了她希望有一个安静的生活环境,爸爸表示,在某种程度上,他也是这么期望的。

经过一段时间的治疗,爸爸的心态开始变得轻松,表示家里争吵少了很多,现在的状态很好,并且愿意继续保持。

治疗师表示希望爸爸能够在女儿面前扮演好一个爸爸的角色,避免丹丹今后出现对男性的错误认识。在第 46 次治疗时,治疗师邀请爸爸加入游戏治疗。

(三)结束阶段(第 41 次到第 53 次治疗)

在第 41 次治疗的时候,妈妈加入丹丹的游戏,在丹丹抚平沙子后,她们开始玩过家家的游戏。在游戏中丹丹坚持自己扮演妈妈的角色,治疗师扮演爸爸的角色,妈妈则扮演丹丹。很显然,妈妈对这种角色扮演的游戏并不擅长,在整个游戏过程中,丹丹一直在指导妈妈怎样扮演好一个宝宝。

> **丹丹:**你这样不对,宝宝不会这么乖一直帮妈妈做事情。
>
> **妈妈:**那么宝宝会做什么呢?
>
> **丹丹:**宝宝会看电视、吃零食,会不断地打扰妈妈做事情。
>
> **妈妈:**为什么呢?
>
> **丹丹:**因为宝宝希望妈妈可以一直陪着自己,所以宝宝会不断地找妈妈。
>
> **治疗师:**在妈妈的陪伴下,宝宝会觉得自己被妈妈爱着,是吗?
>
> **丹丹:**是的,妈妈陪着我,我才会觉得妈妈是爱我的。
>
> **妈妈:**可是妈妈每天有很多事情要做,没办法一直陪着宝宝,怎么办呢?
>
> **丹丹:**所以宝宝会一直叫妈妈,一直打断妈妈。

游戏接着进行下去。在接下来的场景中,治疗师扮演宝宝的生母前来要回宝宝。丹丹扮演妈妈,妈妈扮演宝宝。

> **治疗师**:请问这里是宝宝的家吗?
>
> **丹丹**:是的,请问你有什么事情?
>
> **治疗师**:是这样的,我是你家宝宝的生母,宝宝是我生的,我现在想要接宝宝回家。
>
> **丹丹**:可是你生下她以后就丢掉她了,现在宝宝的父母是我们,我们是不会把她让给你的。
>
> **治疗师**:可是你们会好好对她吗?
>
> **丹丹**:当然会啦,我们既然领养了她,自然是当作亲女儿一样地养,我们会好好对她的。
>
> **治疗师**:不行,我要亲自问问宝宝。宝宝,你要跟妈妈回家吗?
>
> **妈妈**:宝宝是妈妈养大的,妈妈对我很好,我不认识你,当然不会跟你走啦。
>
> **治疗师**:好吧,那么我也希望宝宝好好孝敬你现在的妈妈,毕竟是她把你养得这么大,我没有机会尽到做妈妈的责任,她很辛苦地做到了,所以宝宝一定要对妈妈好,我希望你们一家人能过得幸福美满。

其实解开妈妈和丹丹之间关于领养这个问题的心结不是通过一个简单的角色扮演就能实现的。在之前 40 个疗程的治疗中,妈妈对丹丹的爱、理解,以及与丹丹的沟通,才是最终促使丹丹说出这些"大道理"的原因,让丹丹明白这一点,对于丹丹走出被领养的阴影是很有好处的。

此后,丹丹与妈妈一共进行了 3 次游戏,不同于最初的互不理睬,现在丹丹可以与妈妈进行良好的沟通,并且出现了这个年龄的小孩应该有的撒娇行为。

在第 46 次治疗中,爸爸单独参与丹丹的游戏,他们之间的关系看起来略有缓和,但是丹丹明显还是躲着爸爸的,在游戏的过程中丹丹显得比较沉闷,话也不多。在第 48 次治疗的时候,治疗师让父母和丹丹一起参与游戏。在游戏的过程中,虽然爸爸还是和丹丹说话不多,但是能够看到爸爸确实努力融入游戏之中。

在第 50 次治疗中,治疗师依旧让爸爸、妈妈以及丹丹以家为主题制作一个沙盘。在制作沙盘的过程中,他们合作完成了一个和谐家庭的模型。他们在沙盘的外围用盆栽、树木围成一个大圈,树上站着很多小鸟,圈内有一个小女孩坐在沙滩上,左右两边坐着爸爸和妈妈,妈妈手里有不少吃的,一个爱心将三个人围在了一起。

（四）结果与随访

最后一次治疗结束的时候,治疗师将地址给了丹丹,并且告诉丹丹,如果她想治疗师了可以给治疗师写信。丹丹每个月都会给治疗师写信,告诉治疗师日常生活中有趣的事情,偶尔也会说最近过得不太开心。

妈妈也经常与治疗师联系。妈妈说现在虽然她依旧在外打工,日子过得辛苦,但是很充实、快乐。丹丹现在懂事了很多,平时会帮妈妈做些家务,爸爸也不再出去打麻将了,他说以前是因为在家里待不下去才会去外面打麻将、喝酒。在父亲节、母亲节的时候,丹丹还将她亲手制作的礼物送给爸爸妈妈。

（五）个案治疗的讨论

丹丹的问题从出现到接受治疗历经 1 年,对一个仅仅 8 岁的儿童来说,这段时间发生的改变是巨大的。好在丹丹的妈妈及时发现了问题,并且愿意带丹丹来接受治疗。

治疗师与丹丹建立信任关系并不容易,因为家里的问题,丹丹性格孤僻,她将自己封闭在一个很小的空间里。丹丹出现这样的问题一方面是因为父母的教养方式存在问题以及环境突变,另一方面丹丹本身的性格特质也起着重要的作用。当问题出现的时候,丹丹将自己变成刺猬,将内心紧紧封闭起来,对外竖起了坚硬的刺,狠狠刺伤了她的父母,从而使得这个家庭进入了恶性循环。

要打破这个恶性循环,父母的改变很重要。对于丹丹的孤僻,治疗师将自己融入游戏之中,去了解丹丹的内心需求,并对这些需求进行反馈,帮助丹丹打开心扉,融入外面的世界。

在治疗过程中丹丹的妈妈发挥了至关重要的作用,由于妈妈的极力配合,对丹丹的治疗不再局限于每周一次的治疗室中的治疗,这也是丹丹能够这么快从阴影中走出来的重要原因。

本 章 小 结

想象互动游戏治疗作为一种针对儿童的治疗手段有其独特的效果。游戏是儿童的天性,想象能够帮助儿童在游戏中更加自由地表达自己,而互动能够让治疗发挥更好的效果。

想象互动游戏治疗对治疗师也有着颇高的要求。因为治疗师需要花费大量的时间,不仅要处理孩子的问题,而且要处理孩子所在家庭的问题,甚至还要处理孩子学校的问题。

作为一种治疗手段,想象互动游戏治疗包含很多具体的技术,例如,口语化、刺激化、设定限制和相对游戏。在运用这些技术的时候,要注意儿童的反应,要避免让儿童承认游戏中出现的感觉以及行动事实上是他们自己的真实反应。

推荐阅读

伍麟.(2008).现象学心理学的地位与价值.哲学动态,1,90-94.

张劲松,许积德,沈理笑.(2000).Carey 的 1 个月~12 岁儿童气质系列问卷的应用评价.中国心理卫生杂志,14,153-157.

第十一章　沙盘游戏治疗

本章导引

1. 沙盘游戏治疗是什么？

2. 沙盘游戏治疗的发展历史如何？

3. 如何解析沙盘作品？

4. 如何运用沙盘游戏和绘画技术治疗个案？

第一节　沙盘游戏治疗概述

一、沙盘游戏治疗的定义

何谓沙盘游戏治疗？沙盘游戏治疗是指来访者在咨询师的陪伴下，从玩具架上自由挑选玩具，在装有细沙的沙盘里进行自我表达的一种心理治疗方法。此种方法旨在通过适宜的治疗关系最大限度地发挥来访者的自我治愈力。

二、沙盘游戏治疗的历史发展

沙盘游戏治疗起源于英国儿科医生洛温菲尔德（Margaret Lowenfeld）的"世界技术"。1929 年洛温菲尔德在自己的诊所里创建了一种让孩子使用沙盘和玩具自由表现的技术，她把它称为"世界技术"。在洛温菲尔德看来，这种技术可以让孩子自由表达自己的内心世界，这种表达本身具有治疗意义。此后，有两位女性跟随洛温菲尔德学习这种技术，但两人朝着不同的方向发展。一位是儿童心理学家彪勒（Charlotte Bühler），她收集了不同种类的玩具，努力使

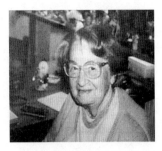

卡尔夫(Dora M.Kalff)

玩具标准化，以作为投射测验的工具，并称之为"世界测验"(world test)。另一位是卡尔夫(Dora M.Kalff)，她特意去英国留学，跟着洛温菲尔德学习"世界技术"。此后，她以荣格分析心理学理论和方法为基础，经过自身临床实践形成了一套独特的技术，并且适用于成年人，卡尔夫把它称为"沙盘游戏疗法"(sand play therapy)。

卡尔夫的沙盘游戏疗法重视咨询师与来访者的关系，并且相信来访者内心深处潜在的自我治愈力。咨询师与来访者的关系被称为"母子一体化"的适宜性的人际关系。在这种良好关系的基础上，来访者的自我治愈力被激活，意识与潜意识之间发生相互交流，产生新的意象，来访者重新觉察自我，从而达到治疗的目的。

沙盘游戏疗法被日本临床心理学家河合隼雄翻译成"箱庭疗法"。河合隼雄在瑞士荣格分析心理学研究所学习期间，在卡尔夫的诊所学习了沙盘疗法，他认为这种非言语的治疗方法很适合日本人的心理特征，于是，他将这一疗法引入日本。此后，河合隼雄开始进行临床实践与研究，发展并深化沙盘游戏疗法的理论，更使这一技术在日本得以推广并普及，对日本心理治疗的发展具有相当大的贡献。当今日本沙盘游戏治疗使用范围主要包括医院、相关咨询机构、学校和企业的心理咨询室等。

时至今日，沙盘游戏疗法已被广泛使用。1998年张日昇以《箱庭疗法》为题在《心理科学》杂志上对沙盘游戏疗法进行介绍。2000年沈勇强与日本临床心理学家角田丰博士合作开展基础性研究，随后以题为《日中大学生为对象的沙盘游戏疗法的比较》在日本《箱庭疗法研究》杂志上发表。2000—2002年申荷永在访美期间开展沙盘游戏治疗工作，回国后很快在国内进行沙盘游戏治疗的培训及推广，并于2003年8月在第17届国际沙盘游戏治疗会议上作了"《易经》与沙盘游戏治疗"的大会报告。国内学者申荷永、张日昇等人对沙盘游戏治疗的临床实践、研究、培训以及推广，使沙盘游戏治疗得以在国内开展并得到发展。上海的普教系统均配备了沙盘游戏治疗室，并把它作为评估学校心理健康教育水平的指标之一。

三、沙盘游戏治疗的用具

沙盘游戏治疗的用具主要包括沙盘、沙、各种小玩具等(见图11-1)。

沙盘： 标准沙盘的内径为57 cm×72 cm×7 cm，即以来访者能将沙盘内的空间完全收入自己的视线范围为宜。里面涂上蓝色，沙盘内的沙放置1/2至2/3，之所以将沙盘里面涂成蓝色，是因为若将沙堆到一边，就好像有水存在，象征着海洋。如果咨询室或游戏室的空间稍大些，那么准备2个沙盘(1个干的，1个湿的)为宜，当然，1个沙盘也可以。沙盘通常放在台子或架子上。沙盘放置的高度一般以来访者能将沙盘内的空间全部收入视线范围为宜，但要考虑来访者的身高，因此，沙盘的高低可根据需要进行调整。

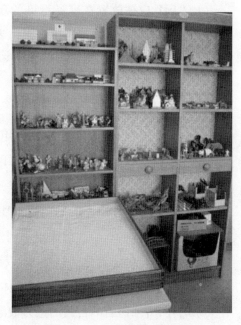

图 11-1 沙盘游戏治疗用具

玩具： 玩具的准备无特殊的规定，但是要尽可能准备自然界中存在的各种各样的东西。具有代表性的玩具主要包括以下几类。

人物(各种角色)：男女老少、家庭成员、婴幼儿、军人、警察、乐队、外国人、动漫和神话中的人物等。

动物：家畜类动物、野生动物、鸟类动物、鱼类生物、昆虫、恐龙、怪兽等。

植物：各类树木，如针叶树、大叶树、南国的树木、枯木、果树、花树，以及花卉、草坪等。

建筑物：房屋、商店、学校、医院、警署、加油站、车站、商务楼、寺庙、城堡等。

交通工具：轿车、公共汽车、运输车、列车、警车、救护车、消防车、战车、黄颜色的紧急用车，以及各种飞机和船等。

家具类：床、椅子、桌子、写字桌(电脑桌)、钢琴、厨房用具、时钟等。

除此之外，还有诸如佛像、观音菩萨像、耶稣像、玛丽亚像、十字架、寺庙、神社、教堂等宗教类的东西；还有桥、栅栏、轨道、交通标识、贝壳、彩色石头、玻璃球（玻璃弹子）等。

上述玩具应被放置在容易看见的玩具架上（见图 11-1），并按类别放置，便于来访者自由选取。考虑到来访者的问题和状态，尽可能在玩具架上装上帘子遮挡一下，并调整玩具的数量和种类，这一点需谨慎处理。

四、沙盘游戏治疗的作用

沙盘游戏治疗能发挥什么样的作用？能使来访者产生怎样的变化和成长？关于沙盘游戏治疗的作用，主要有以下两方面的讨论。

（一）咨询师与来访者的人际关系

在任何一种心理治疗取向的咨询中，咨询师与来访者的关系都被视为重要的人际关系，沙盘游戏治疗也不例外。卡尔夫（Kalff，1966）将沙盘游戏治疗中咨询师与来访者之间接纳和信赖的关系称为"母子一体化"的关系，即类似于孩子被母亲的怀抱温暖从而体验到的安全和信赖的关系。由于这种关系的存在，来访者的自我治愈力被激活，通过沙盘表达的内容就有治疗意义了。治疗关系中的保护和沙盘中被保护的空间被卡尔夫叫作"被保护的自由空间"，咨询师的任务就是要在咨询师与来访者之间创造"被保护的自由空间"，如果来访者与咨询师之间建立了良好的关系，来访者的自我防御就会减弱，从而打开自己的内心世界，这样，意识与潜意识之间的作用开始发生变化。换言之，来访者的自我（意识）与内心世界（潜意识）的交流增强了，潜意识的内容以沙盘作品为意象得以表达。通过自我与内心世界的相互作用，来访者恢复了自我与内心世界的联系，心中的分离、冲突等得到改善。这就是沙盘游戏带来的治疗效果。

（二）沙、沙盘、玩具的治疗作用

在沙盘游戏治疗中，沙具有促进必要的适度倒退的作用。人在触摸沙、揉沙、堆沙、挖沙时，能体验到放松、玩耍的心情以及幻想等刺激，于是倒退产生了，来访者似乎回到了童年时期，唤起了童趣。儿童在触摸沙时感觉自己内心深处的世界被触动了，忽然诱发了倒退，联想起早年的一些经历。但这也因人而异，有的人觉得沙很脏，有的人不愿意触摸沙并且对沙有强烈的抵触心理。另外，有些精神分裂症患者与沙接触时可能会有崩溃的危险，因

此精神分裂症患者慎用或禁用。总之,在沙盘游戏治疗中,沙具有两面性,必须加以留意。

沙盘四周用木框围起来,这个框的存在具有很重要的作用。它构成了一个被保护的沙盘内的空间,但是这一空间也受到框的限制,因此框具有两面性。卡尔夫(Kalff,1966)曾将沙盘的功能描述为,这是对人的空想的限制,同时具有创造秩序和保护的作用。由于在木框内存在被保护的和自由的空间,因此来访者深层的内心世界得以表达。当然,来访者潜意识里的攻击性、各种愿望和幻想,以及宗教式的礼仪等内容得以表达。另外,来访者在限定的空间内表达自己的内心感受时要关注意识与潜意识的现实条件。总之,一方面要发挥来访者自我探索功能的作用,另一方面要加强来访者内心世界的表达,这就是治疗的重要意义。

玩具具有促进来访者内心世界表达的作用。沙盘游戏治疗使用各种玩具进行自我表达,与绘画表达相比较,来访者可以不用为画得好或不好而踌躇。另外,玩具被用于沙盘制作开始之后,制作过程中想改变,玩具很容易被撤出,也容易表达出想要的内容。这就具有保障来访者自由表达内心世界的作用。

玩具具有刺激来访者内心世界并激活其潜在的心理意象的作用。例如,来访者发现玩具架上特定的玩具时,就会涌现出相对应的意象并尝试在沙盘内摆放,然后意象一个一个涌现出来……以表达出自己想要表达的内心世界(内心图画)。虽然玩具具有表达内心世界的作用,但是也会暴露那些自我保护能力比较弱的来访者的内心世界,因此具有动摇来访者安定的内心世界的危险性。在介绍沙盘游戏治疗用具的时候,必须慎重考虑与来访者问题相对应的玩具的重要性。

第二节　沙盘游戏治疗的过程

一、沙盘游戏治疗的开始

在沙盘游戏治疗中,并不是自始至终都在制作沙盘,也可能在其他心理治疗和游戏治疗过程中适当加入沙盘游戏治疗。沙盘游戏治疗开始时,咨询师希望来访者自愿接受沙盘游戏治疗。通常,沙盘游戏治疗用具被随意地放在咨询室或游戏室的一个角落。在治疗过程中,一方面要把握对来访者的关注,另一方面要引导来访者制作沙盘作品。既要激发来访者对沙盘用具的兴趣,又要提示来访者制作沙盘作品。对孩子而言,在他见到沙盘用具时,咨询师可以问"想玩吗"以引导孩子制作沙盘作品。

制作沙盘作品的指导语可以为"可以使用玩具架上的玩具,自由地在这里(沙盘)试着做一些什么",从而引导孩子进行沙盘游戏。对来访者进行提问时,咨询师应传达"不要在意并自由地玩"的思想,同时要尊重来访者制作沙盘的意愿。咨询师不拘泥于让来访者制作沙盘的自由态度是非常重要的。若来访者对制作沙盘感到不安或犹豫不决,咨询师要体谅来访者的心情,并表示理解。与其让来访者勉强地制作沙盘,倒不如关心来访者是否愿意制作沙盘。

二、沙盘游戏治疗过程中咨询师的态度

沙盘游戏治疗的要点是咨询师作为一位旁观者守护在来访者身边,由于这种守护作用,来访者能充分地表达自己。在制作沙盘的过程中,咨询师应有接纳的态度,不干涉来访者表达的态度,欣赏来访者沙盘作品的态度。沙盘制作过程中咨询师所处的位置会受到咨询室的空间条件和来访者的感受等因素的影响。重要的是要致力于让来访者沉着冷静地表达作品的内容,这是咨询师选择一个适宜的位置的重要参考因素。

虽然要求咨询师陪在来访者的身边并守护来访者,但这并不是单纯在身旁看着来访者的意思,而是要求咨询师发挥想象力,进入来访者制作的沙盘世界并且深深地感受来访者的内心世界。当咨询师能对来访者表达的内心世界具有共情式理解时,这种支持比用言语直接表达要好得多,因为它更能加深来访者的自我表达。

如上所述,沙盘游戏治疗的意义在于使来访者加深对自己内心世界表达的觉察和理解。沙盘表达会产生两方面的作用,咨询师在接纳的态度下完成了守护来访者制作沙盘的任务,但有时也会出现中止其表达的情况,沙盘制作不仅具有调和二者之间矛盾的作用,而且可能超越内心世界与现实世界之间的界限。例如,在以"破坏"为主题的沙盘中,来访者会将玩具摆放

在木框的外面,会出现一些奇怪的表达,会使咨询师产生难以忍受的感觉,这时咨询师可以中止沙盘制作。如果让来访者继续表达下去,则可能会使状况更加恶化。咨询师面对这样的情况时要及时把握与判断,作出是否终止沙盘制作的决断。

三、记录方法

沙盘制作结束后,咨询师可指着作品中的某些玩具或某个点提问,例如:"这是什么玩具?""这是什么地方? 能告知我一下吗?"此时不需要来访者作过多说明,只是让其简单地说明一下即可,这一点很重要。更重要的是咨询师对来访者完成的沙盘作品的关注和鉴赏,以及与来访者一起回味制作过程的态度。咨询师尽量不要表达出对来访者的沙盘作品进行解释的意图,要注意在沙盘制作的过程中,不破坏来访者内心的变化。

对沙盘制作过程的记录一般在来访者完成沙盘作品并退出咨询室或游戏室后进行。通常选取合适的位置将沙盘作品的全景拍摄下来,尽可能使作品清晰地显示出来。另外,根据咨询师对作品的理解,如果觉得某位置很重要或很有意义,也可以局部拍摄,然后对照片进行编码保存。同时,咨询师要记录来访者在沙盘制作过程中的言语、态度、使用的玩具、摆放的顺序、所花的时间等。尤其要关注那些复杂的、混乱的、不断变化的作品,从中找到来访者问题或障碍的线索,以理解来访者的内心世界。

第三节　沙盘游戏表达的解析方法

前面一节对沙盘制作过程中咨询师的态度以及相关的方法作了介绍。本节主要介绍咨询师对沙盘作品进行解析的若干要点。

一、沙盘游戏作品象征意义的解析

沙盘游戏作品可表达出来访者的内心世界,即有象征的意义。河合隼雄(1969)倡导以荣格分析心理学中象征理论的视角去解析沙盘作品表达的意象。所谓的意象是指"把握意识与潜意识、内心世界与外部世界的交互作用而产生的事物的视觉成像"。理解沙盘作品中表达出什么样的意象这一点很重要。荣格在分析心理学中提出了"象征"这一概念,认为"当一个字或形象超出了它一般的和直接的含义时,便具有了某种象征性或象征意义"。所谓的象征都具有潜意识特征。或者说,象征正是潜意识的语言或表达方式。因此,在潜意识水平工作的心理分析,在很大程度上是在分析象征的含义,即象征包含的潜意识的内容。荣格把象征作为潜意识原型的一种表达方式,透过象征,我们可以接触或感受到原始或原本的意象。从分析心理学视角来看,原型强调的正是存在于人类内心深处,并且在人类深层心理中发挥影响和作用的一种内在意象。沙盘游戏治疗通过玩具、沙、沙盘等用具呈现沙盘制作者的内心世界(内在意象),各种用具对应的内心世界具有象征的意义,透过象征去解析沙盘作品。

二、沙盘游戏作品整体印象的解析

从整体上看沙盘作品时,咨询师的内心会涌现出一定的心理能量和情感,会思考"沙盘作品的整体性如何?""沙盘作品是怎么整合发展的?"等。河合隼雄(1969)指出,可以以"整合性""空间配置""主题"等为视角理解沙盘作品。

所谓整合性,是指作品的统一、作品力量的平衡、作品的变化、作品的丰富性等方面的特征。例如,有的沙盘作品中表达出两个世界,而这两个世界之间并无交流,而且画面单调,缺乏流动性,这就不能称之为高整合性。

所谓空间配置,是指来访者如何使用沙盘空间。在使用沙盘空间时,我们可以参考空间象征图式(见图 11 - 2)。

空间象征图式以中心点为支点,通过横、竖两条线将空间划分为四个区域。上面象征着精神、超感觉、神性和意识;下面象征着物质、潜意识和集体潜意识;左侧象征着母性、过去和内心世界;右侧象征着父性、未来和外部世界。就沙盘空间而言,从沙盘制作者的视角出发,左侧为内心世界或潜意识世界,而右侧为外部世界或意识世界,尽管这两个不同的世界有区分或界限,但可以通过连接物(桥或沙)将两个分离的世界整合为一个世界,或以右侧的世界取代左侧的世界。虽然空间象征图式具有一定价值,但是不要刻板地使用这一图式,应将它作为参考,注重来访者的实际状况是很重要的。

大气		
空虚		火
憧憬	精神	至高无上
光：宇宙的流动	超感觉	目标
欲望	神性	终末
逃避	意识	死

被动的区域	对生命的主动性
（作为观察者的生活）	的区域

母性		父性
过去		未来
内心世界		外部世界

发端，退行	冲击，本能
迟滞，面向幼儿的固着	地上，冲突
过去的创伤痕迹	面向土地的乡愁

发端	物质	物质
出生	潜意识	洞窟
起源	集体潜意识	地狱
水		恶魔
		现世

图 11 - 2　空间象征图式

所谓主题，是指来访者通过沙盘作品表达出来的最想表达的中心内容，也是沙盘作品的重要解析方法。在许多沙盘作品中，对主题的解析是最被认同的。值得注意的是，对沙盘作品的解析不应该是一次性的，而应该抱着持续的态度去解析沙盘作品，这样可以看到来访者和沙盘作品的变化。主题的种类有很多，例如分割的主题、渡河的主题、架桥的主题、出发的主题、争斗的主题、结婚的主题、死与再生的主题、领域扩大的主题、家的主题等。因为来访者各自的经历不同，所以表达出的主题各不相同，临床上将主题分为两大类：治愈性主题和创伤性主题。治愈性主题包括联结、旅程、能量、深入、新生、培育、变化、灵性、趋中、整合、仪式、缓和、规则、对话等；创伤性主题包括混乱、空洞、分裂、限制、隐藏、受伤、威胁、受阻、倒置、残缺、陷入、攻击等。

三、沙盘游戏作品的系列性解析

沙盘游戏治疗包括一系列过程，治疗的目的是通过沙盘游戏用具，使来访者表达出想要表达的内心深处的东西，直至觉察和理解自己的内心世界。

因此,在这一过程中可以呈现出变化,来访者只有不断觉察和理解这些变化,才能朝着自性化方向发展,从而实现整合。这样,对沙盘作品的系列性解析就变得十分重要了。本章第四节图 11 - 4 至图 11 - 8 的一系列沙盘作品中,使用的沙盘区域从左侧区域逐渐向右侧区域扩大,表现出领域扩大的主题。另外,在这一系列沙盘作品中,第一个沙盘作品(见图 11 - 4)表现出的来访者与咨询师的关系可能最容易被注意到,其他沙盘作品虽有所不同,但都表现出制作的区域往右侧扩大的特点。沙盘游戏治疗也反映了咨询师面对来访者时的治疗态度和思想,这就需要咨询师关注沙盘作品制作的过程和变化,以系列性的态度和方法解析沙盘作品。

第四节　临床案例介绍

这是一个拒绝上学的女中学生的个案报告。咨询过程持续 18 个月,共接受 57 次咨询,以下是咨询开始至中期的内容报告。

一、个案问题及背景资料

千千(化名),女,从小学二年级秋季入学开始,上学时常常出现腹痛、呕吐等症状而不得不请假甚至休学,这种状态持续至小学六年级。进入初中后,这种倾向更加严重,初一时从 3 月份开始完全不想去上学,到了 5 月中旬,其母亲寻求心理咨询师的帮助。家庭结构:父亲、母亲、读小学二年级的弟弟以及千千本人。从小到大,父亲就对千千管教很严格,对她的约束也很多,在她眼里父亲一直很凶,母亲对她也很严厉。千千从小到大得到的宠爱不多,也不敢违抗父母,在大家眼中她是一个温顺和懂事的孩子,4 岁开始常常胆怯、不安,明显出现窥视大人脸色的举动。

二、沙盘游戏治疗过程

初次咨询时,千千给人的感觉相当瘦弱,眼睛往下看,完全没有自主言语。当询问她喜欢的东西时,只是简单地作些回答,之后只是点头,或歪着脑袋沉默不语。当引导她接受沙盘游戏治疗时,她的视线移向了玩具架上的玩具,上身略前倾,表现出对玩具的兴趣,但脚未向前移动。之后让她画房树人,她爽快地答应了。第2次咨询时千千仍有不安,犹豫不决更为厉害,几乎没有自主活动,与她交流也无回应。咨询师觉得不能勉强与其交流,重要的是与她同在。咨询师从两次咨询会谈中体验到,对千千这种状况而言,结构化的房树人游戏可能容易减轻她的不安。于是,咨询师一边适当地解释房树人绘画游戏,一边与千千开展这项游戏。

第3次咨询时,引入了房树人画(见图11-3)。画中的人物(在河的左侧)为一个符号,用线画出来;房子(家)没有窗;树木的树冠和树干被涂上了绿色;河流的上方有一只小兔子,似乎在寻找食物。从第4次咨询开始,画房树人与玩奥赛罗棋交替使用,以此作为载体进行交流。第6次咨询时,再次让千千画房树人,这一次画中的房子(家)有了窗,与外界沟通的道路稍微拓宽了。第7次咨询时,引入沙盘游戏治疗,千千没怎么犹豫就开始玩起来(见图11-4)。中央略靠右侧区域挖了一个池塘,周边种了4棵树,池塘中放置了4只白色的小鸭,池塘的左侧站立着一个少女和一名男性,千千说"给小鸭喂食"。从沙盘作品中可以看出千千与咨询师的关系正在形成中,咨询师觉察到千千仍需要陪伴,并且对千千进行共情理解。第7次咨询时,咨询师与千千母亲会谈并得到反馈:"最近千千窥视父母脸色的举动变少了。"

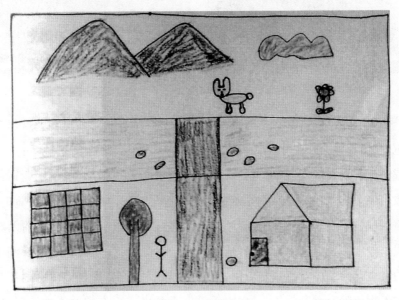

图11-3　房树人画

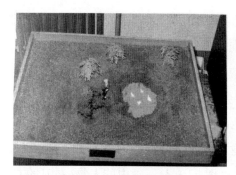

图 11-4 "给小鸭喂食"

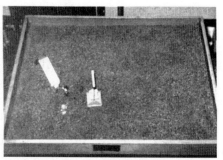

图 11-5 "在公园里玩"

第8次咨询时,沙盘作品呈现出小学四年级的男生、女生与幼儿园的女孩在公园里玩的场景(见图 11-5)。从沙盘作品中可以看到,千千只使用了沙盘左下方的区域,她对环境的感觉是消极的,说明她存在退缩倾向。

第9次咨询时,沙盘作品呈现的是牧场的主题(见图 11-6)。从沙盘作品中可以看见1头母牛和3头小牛,母牛旁有一个男人正在作业,象征着养育家畜,体现了千千内在的能量。在现实生活中,千千与母亲的言语交流也增多了。

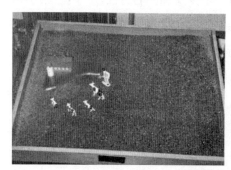

图 11-6 "牧场"

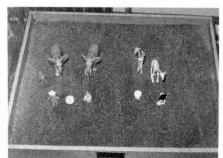

图 11-7 "动物园"

第10次咨询时,沙盘作品呈现出2个3岁左右的女孩正在喝饮料和吃面包的场景,沙盘作品中的人物年龄很小,体现了口欲期的主题,可见沙盘游戏治疗中出现倒退现象。第11次咨询时进行自由绘画,画中的树冠部分被涂得黑黑的,显示绘画者的心理能量倒退得相当厉害。第12次咨询时,自由绘画中开始出现有躯体感的少女像(小学五年级左右),替代了前面几次用线条画出的符号式的人物,这似乎表明经过象征性的"死亡"体验,画中出现的有血有肉的少女意味着新生。以此为界线,第12次咨询以后的沙盘作品中人物年龄有上升趋势。另外,千千经常画出有血有肉的人物,可是这些人物都缺少脚,这种缺少脚的人物一直反复出现,直到第36次咨询。第15次咨询时,沙盘作品以动物园为主题(见图11-7),使用沙盘的区域向右扩展,沙盘作品中有2头大象、1头小象、2只长颈鹿、米老鼠和4个小女孩。千千的自我与本能冲动之间的联系似乎在逐渐恢复,自我逐渐增强,正在获取内在的能量。千千母亲反映,千千与父母之间的言语交流也越来越多。

此后一直到第23次咨询,制作的沙盘作品中表达的主题有旅游归来的父亲(第17次咨询),象征父亲的复活,显示出变化的意象。此外,还有母亲与2个女孩在饭店喝饮料(第20次咨询),母亲与出去旅游的女孩(第22次咨询)等,显示出倒退的亲子关系体验和母亲意象恢复的主题反复出现。同时,千千对父母的态度发生了变化,起初她害怕父亲从而不敢接近,慢慢地她开始接近父亲,有时甚至还会撒娇。千千也会对母亲撒娇,并且跟母亲一起做家务。这种依恋体验,对孩子获得基本的安全感(信赖感)以及培养孩子自我的独立性是非常必要的。

第23次咨询在千千初二开学日的黄昏进行,那天早上千千去上学了,此后她基本上能正常上学了。第30次咨询时,她再次制作出以动物园为主题的沙盘作品,同时在她的自由绘画中可以看到,两座山的中间屹立着第三座山,似乎千千的自我与本能之间的联系在加强,显示出向独立自主方向发展的趋势。第36次咨询时,千千剪了短发,看起来很精神。千千要求父母为她请家教,父母答应了她的要求。第37次咨询时,千千画的少女像第一次出现了脚,此后千千画的人物都有脚。这似乎显示千千将通过自己的脚自主地走出去。

第38次咨询之后咨询改为每2周1次。咨询目标被设定为在人际交往、团体适应方面有所发展,增加与特定人群(同学、亲友)的交往。第50次咨询之后的沙盘作品中使用的沙盘区域在扩大,同时自发性的言语交流增多。第56次咨询时,沙盘作品呈现出在学校的操场上玩的主题(见图11-8)。千千在制作这次沙盘作品时,边做边说"再来一

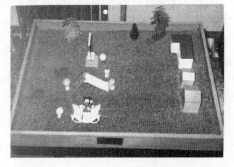

图11-8 "在学校的操场上玩"

次就可以结束了吧"。咨询师感觉千千对学校还是有些惦念的,于是尊重她的意愿,同意结束此次咨询。结束之后,咨询师通过随访了解到千千适应了学校的生活,健康地成长着。

三、小结

咨询开始时,千千表现出强烈的不安,于是咨询师以结构化的方式表现出守护以及与她同在的倾向。咨询过程中,虽然千千重复出现一些相同的问题,但是她的内心世界还是发生了一些细微的变化。虽然这些变化过程比较缓慢,但是它们最终还是稳健地实现了。在此次个案治疗中,虽然言语和行为表现的技术使用得相当少,但采用的沙盘游戏技术和绘画技术(即表达性治疗技术)也可以使咨询师敏锐地觉察到来访者细微的内心活动。因此,咨询师可以保持对来访者内心变化的敏感性。需要强调的是,这一点也是确保沙盘游戏治疗和绘画治疗有效性的重要因素之一。

本 章 小 结

通过对沙盘游戏治疗的定义、历史发展、治疗的用具、治疗的作用、治疗的过程、沙盘表达的解析以及临床案例的介绍,学习者能够了解、习得并掌握这一技术。本章介绍了一个拒绝上学的女孩千千的案例,通过沙盘游戏治疗技术和绘画治疗技术,结合千千的绘画作品和沙盘作品,咨询师可以了解千千表达的内心世界(情绪、情感、行为、语言、思维等)。因此,沙盘游戏治疗不仅关注沙盘表达本身,而且关注沙盘表达的过程,即变化的过程。当来访者能觉察自己表达的东西,而且不断地觉察和领悟,就会促使改变的发生,来访者的内心会得到整合,这体现了来访者的自我治愈力,而沙盘游戏和绘画可作为让来访者内心得到表达、觉察和整合的工具。

推荐阅读

凯·布莱德温,芭芭拉·博伊科.(2004).*沙盘游戏:心灵的默默耕耘*.广州:广东高等教育出版社.

申荷永,高岚.(2004).*沙盘游戏治疗：理论与实践*.广州：广东高等教育出版社.

申荷永.(2012).*荣格与分析心理学*.北京：中国人民大学出版社.

张日昇.(2006).*箱庭疗法*.北京：人民教育出版社.

Ammann，R.蔡宝鸿,潘燕华,范红霞译.(2006).*沙盘游戏中的治愈与转化：创造过程的呈现*.广州：广东高等教育出版社.

Mitchell，R. R.，& Friedman，H. S.张敏,高超,宋斌译.(2017).*沙盘游戏：过去,未来和现在*.北京：中国人民大学出版社.

Zoja，E. P.张敏,等译.(2006).*沙盘游戏与心理疾病的治疗*.广州：广东高等教育出版社.

参考文献

中文部分

高峻岭，& Ho，K.(2002).亲子游戏治疗在单亲家庭的应用.*中国实用儿科杂志，17*，285 - 287.

河合隼雄.(1969).*箱庭疗法入门.*诚心书房.

韩南南.(2011).亲子游戏治疗儿童多动症的价值分析.*科教导刊，33*，240 - 241.

加利·兰德雷斯.(2011).*游戏治疗.*重庆：重庆大学出版社.

刘焱.(1988).*儿童游戏的当代理论与研究.*成都：四川教育出版社.

刘勇.(2007).*团体心理辅导与训练.*广州：中山大学出版社.

梁培勇.(2003).*游戏治疗的理论与实务.*广州：广东世界图书出版公司.

钱愿秋.(2013).精神分析学派游戏理论及其后续发展.*教育与教学研究，27*，115 - 117.

沈勇强，角田丰.(2002).日中大学生为对象的沙盘游戏疗法的比较.*箱庭疗法研究.*

吴传珍.(2007).*游戏治疗的理论与策略.*鲁东大学博士学位论文.

王国芳.(2000).儿童精神分析中的游戏治疗概述.*心理学动态，18*，30 - 34.

王晓萍.(2010).*儿童游戏治疗.*南京：江苏教育出版社.

韦耀阳，马小琴.(2008).亲子游戏治疗儿童心理障碍.*中国儿童保健杂志，16*，685 - 687.

万国斌，潘伟智，韦臻，张丹丹.(2007).亲子游戏治疗在儿童心理辅导中的应用.中国心理卫生协会第五届学术研讨会论文集.

郗浩丽.(2006).温尼科特的儿童精神分析学评介.*南京师大学报(社会科学*

版),5,92-97.

郗浩丽.(2008).*客体关系理论的转向：温尼科特研究*.福州：福建教育出版社.

郗浩丽.(2009).儿童精神分析学的主要方法及其应用.*南京师大学报(社会科学版)*,5,101-106.

郗浩丽.(2010).现代精神分析中的游戏治疗理念与应用.*医学与哲学*,31(6),50-51.

张日昇.(1998).箱庭疗法.*心理科学*,21,544-547.

外文部分

Achenbach, T. M. (1981). *The child behavior profile*. Burlington, VT: University of Vermont.

Achenbach, T. M., & Edelbrock, C. (1983). *Manual for the child behavior checklist and revised child behavior profile*. Burlington, VT: Universiy Associates in Psychiatry.

Adderholt-Elliott, M. (1989). Perfectionism and underachievement. *Gifted Child Today*, 12, 19-21.

Adler, A. (1937). Psychiatric aspects regarding individual and social disorganization. *American Journal of Sociology*, 42, 773-780.

Axline, V. M. (1947). *Play therapy*. New York: Houghton-Mifflin.

Axline, V. M. (1969). *Play therapy*. New York: Ballantine Books.

Allan, J., & Bertoia, J. (1992). *Written paths to healing: Education and Jungian child counseling*. Dallas, TX: Spring.

Allan, J., & Brown, K. (1993). Jungian play therapy in elementary schools. *Elementary School Guidance and Counseling*, 28, 30-41.

Beck, A. T. (2009). Depression: Causes and treatment. *Clinics in Geriatric Medicine*, 14, 765-786.

Birch, J., & Carmichael, K. D. (2009). Using drawings in play therapy: A Jungian approach. *Alabama Counseling Association Journal*, 34, 2-7.

Braswell, L., & Kendall, P. C. (1988). Cognitive-behavioral methods with children. In K. S. Dobson(Ed.), *Handbook of cognitive-behavioral therapies*(pp.

167 - 213). New York: Guilford.

Berg, R., & Landreth, G. (1998). *Group counseling: Concept ad procedures* (3rd ed). Muncie, LN: Accelerated Development.

Bratton, S., & Landreth, G. (1995). Filial therapy with single parents: Effects on parental acceptance, empathy, and stress. *International Journal of Play Therapy*, *4*, 61 - 80.

Bratton, S., Ray, D., Rhine, T., & Jones, L. (2005). The efficacy of play therapy with children: A meta-analytic review of treatment outcomes. *Professional Psychology: Research and Practice*, *36*, 376 - 390.

Campbell, C.A. (1993). Play, the fabric of elementary school counseling programs. *Elementary School Guidance and Counseling*, *28*, 10 - 16.

Cattanach, A. (2003). *Introduction to play therapy*. Philadelphia, PA: Brunner-Routledge.

Connors, C. K. (1972). Pharmacotherapy. In H. C. Quay & J. S. Werry (Eds.), *Psychopathological disorders of childhood* (pp.316 - 347). New York: Wiley.

Chau, I., & Landreth, G. (1997). Filial therapy with Chinese parents. *International Journal of Play Therapy*, *6*, 75 - 92.

Costas, M., & Landreth, G. (1999). Filial therapy with nonoffending parents of children who have been sexually abused. *International Journal of Play Therapy*, *8*, 43 - 46.

Drewes, A. A. (2009). *Blending play therapy with cognitive behavioral therapy: Evidence-based and other effective treatments and techniques*. Wiley.

Dreikurs, R., & Cassel, P. (1996). *Discipline without tears (2nd ed.)*. New York: Penguin Group.

Dreikurs, R., & Soltz, V. (1964). *Children: The challenge*. New York: Hawthorn/ Dutton.

Duff, S. E. (1996). A study of the effects of group family play on family relations. *International Journal of Play therapy*, *5*, 81 - 93.

Frank, A. (1982). An algorithm for submodular functions on graphs. *Ann Discrete Mathematics*, *16*, 97 - 120.

Froebel, F. (1903). *The education of man*. New York: D. Appleton.

Furth, G. M. (1988). *The secret world of drawings: Healing through art*. Boston: SIGO Press.

Glass, N. M. (1987). Parents as therapeutic agents: A study of the effect of filial therapy. *Dissertation Abstracts International*, *47*, 24 – 57.

Guerney, B. (1976). Filial therapy as a treatment method for disturbed children. *Evaluation*, *3*, 34 – 35.

Guerney, L. (1983). Play therapy with learning disabled children. In C. Shaefer & K. O'Connor (Eds.), *Handbook of play therapy* (pp.419 – 435). New York, NY: Wiley.

Guerney, L. (1988). *Parenting: A skills training manual (3rd ed.)*. State College, PA.

Guerney, B., & Guerney, L. (1985). Family therapy research: What are the most important variables? *International Journal of Family Therapy*, *7*, 40 – 49.

Guerney, B., & Guerney, L. (1964). Choices in initiating family therapy. *Psychotherapy: Theory, Research and Practice*, *1*, 119 – 123.

Glazer-Waldman, H., Zimmerman, J., Landreth, G., & Norton, D. (1992). Filial Therapy: An intervention for parents of children with chronic illness. *International Journal of Play Therapy*, *1*, 31 – 42.

Glover, G. J., & Landreth, G. L. (2000). Filial therapy with native Americans on the flathead reservation. *International Journal of Play Therapy*, *9*, 57 – 80.

Green, E. (2007). The crisis of family separation following traumatic mass destruction: Jungian analytical play therapy in the aftermath of Hurricane Katrina. In N. B. Webb(Ed.), *Play therapy with children in crisis: Individual, group, and family treatment*(pp.368 – 388). New York: Guilford Press.

Green, E., & Eric, J. (2008). Reenvisioning Jungian analytical play therapy with child sexual assault survivors. *International Journal of Play Therapy*, *17*, 102 – 121.

Green, E., & Hebert, B. (2006). Serial drawings: A Jungian paly therapy technique for caregivers to utilize with children between counseling sessions. *Play Therapy*, 1, 20 - 24.

Harris, Z., & Landreth, G. (1997). Filial therapy with incarcerated mothers: A five-week model. *International Journal of Play Therapy*, 6, 53 - 73.

Jung, C. G. (1959). *Collected works 9: The archetypes and the collective unconscious*. New York: Pantheon.

Kale, A. L., & Landreth, G. (1999). Filial therapy with parents of children experiencing learning difficulties. *International Journal of Play Therapy*, 8, 35 - 36.

Kalff, D. (1966). *Sandplay*. Florence, Italy: Giunti O. S.

Kalff, D. (2004). *Sandplay: A psychotherapeutic approach to the psyche*. Chicago: Temenos Press.

Keith, D. V., & Whitaker, C. A. (1981). Play therapy: A paradigm for work with families. *Journal of Marital and Family Therapy*, 7, 243 - 254.

Knell, S. M. (1993). *Cognitive-behavioral play therapy*. Northmont, NJ: Jason Aronson.

Kolb, D. A., & Fry, R. (1975). Toward an applied theory of experiential learning. In C. Cooper (Ed.), *Theories of group process*. London: John Wiley.

Kottman, T. (1994). Adlerian play therapy. In K. O'Connor & C. Schaefer (Eds.), *Handbook of play therapy* (vol. 2, pp.3 - 26). New York: John Wiley & Sons.

Kottman, T. (1995). *Partners in play: An Adlerian approach to play therapy*. Alexandria, VA: American Counseling Association.

Kottman, T., & Ashby, J. (1999). Using Adlerian personality priorities to custom-design consultation with parents of play therapy clients. *International Journal of Play Therapy*, 8, 77 - 92.

Kottman, T. (2001). Adlerian play therapy. *International Journal of Play Therapy*, 10, 1 - 12.

Kottman, T. (2003). *Partners in play (2nd ed.)*. Alexandria, VA: American Counseling Association.

Landreth, G. L. (1991). *Play therapy: The art of the relationship*. Muncie, IN: Accelerated Development.

Landreth, G. L. (2002). *Play therapy: The art of the relationship*. Philadelphia, PA: Brunner Routledge.

Landreth, G. L., & Lobaugh, A. (1998). Filial therapy with incarcerated fathers: Effects on parental acceptance of child, parental stress, and child adjustment. *Journal of Counseling and Development*, 76, 157–165.

Langeveld, M. J. (1955). "Bevrijding door beeldcommunicate." *Nederlandsche tijdschrift van de psychologie*, 2, 443–455.

Lew, A., & Bettner, B. L. (1996). *A parent's guide to motivating children*. Newton Center, MA: Connexions.

Mann, J. (1973). *Time-limited psychotherapy*. Cambridge, MA: Harvard University Press.

Meichenbaum, D. (1974). *Cognitive behavior modification*. Morristown, New Jersey: General Learning Press.

Neumann, E. (1973), *The child: Structure and dynamics of the nascent personality*. New York: A. P. Putnams.

Ray, D., Bratton, S., Rhine, T., & Jones, L. (2001). The effectiveness of play therapy: Responding to the critics. *International Journal of Play Therapy*, 10, 85–108.

Reppen, J. (2010). The handbook of Jungian psychology: Theory, practice and applications. *Journal of Analytical Psychology*, 51, 719–721.

Rosenthal, A. J., & Levine, S. V. (1970). Brief psychotherapy with children: A preliminary report. *American Journal of Psychiatry*, 127, 646–651.

Schwartz, S. E. (2003). Jungian analytical theory. In G. Capuzzi & D. R. Gross(Eds.), *Counseling and psychotherapy: Theories and interventions*. Upper Saddle River, New Jersey: Pearson Education.

Sensue, M. (1981). Filial therapy follow-up study: Effects on parental acceptance and child adjustment (Doctoral dissertation, Pennsylvania State University). *Dissertation Abstracts International*, 42, 0148B.

Spivak, G., & Cianci, N. (1987). High-risk early behavior pattern and later delinquency. In J. D. Burchard & S. N. Burchard (Eds.), *Prevention of delinquent behavior* (pp.44 - 47). Beverly Hills, CA: SAGE.

Stover, L., & Guerney, B. (1967). The efficacy of training procedures for mothers in filial therapy. *Psychotherapy: Theory, Research, and Practice*, 4, 110 - 115.

Stover, L., Guerney, B., & O'Connell, M. (1971). Measurements of acceptance, allowing self-direction, involvement, and empathy in adult-child interaction. *Journal of Psychology*, 77, 169 - 261.

Sywulak, A. E. (1979). The effect of filial therapy on parental acceptance and child adjustment. Dissertation Abstracts International: Section A. *Humanities and Social Sciences*, 38, B6180.

Samuels, A., Shorter, B., & Plaut, F. (1986). *A critical dictionary of Jungian analysis*. London and New York: Routledge and Kegan Paul.

Terr, L. (1999). *Beyond love and work: Why adults need to play*. New York: Scribner.

Tew, K. L. (1997). The efficacy of filial therapy with families of chronically ill children (Doctoral dissertation, University of North Texas). *Dissertation Abstracts International*, 58, 0754.

VanFleet, R. (1994). *Filial therapy: Strengthening parent-child relationships through play*. Sarasota, FL: Professional Resource Press.

Winnicott, D. W. (1971). *Playing: A theoretical statement*. Playing and Reality , Australia: Penguin Book Ltd.

Wolberg, L. (1988). *The technique of psychotherapy*. New York: Grune & Sttraton.

Watts, R. E., & Pietrzak, D. (2000). Adlerian "encouragement" and the therapeutic process of solution-focused brief therapy. *Journal of Counseling and Development*, 78, 442 - 447.

Yalom, I. D. (1995). *The theory and practice of group psychotherapy*. New York: Basic Books.

Yuen, T. (1997). Filial therapy with immigrant Chinese parents in Canada (Doctoral dissertation, University of North Texas). *Dissertation Abstracts International*, 58, 756.

后　记

本书共有十一章，各章撰写人分工如下。第一章：白明、王巍霓、沈勇强，第二章：张旭阳、蔡丹，第三章：龚夑、蔡丹，第四章：赵晓燕、蔡丹，第五章：颜佳萍、蔡丹，第六章：栾莹莹、蔡丹，第七章：丁毅飞、蔡丹，第八章：庄艳佳、蔡丹，第九章：蔡丹、武云露，第十章：秦秋艳、蔡丹，第十一章：沈勇强。全书由蔡丹和沈勇强审校。

本书的出版还得到了丛书主编李丹教授、李正云教授的关心与帮助，以及上海师范大学教育学院的支持。上海教育出版社的编辑谢冬华同志为本书出版做了大量工作。在此一并致谢。

最后，囿于作者的学识和能力，本书难免有差错和不足之处，恳请各位专家、读者不吝指正。

蔡　丹　沈勇强
2018 年 10 月

图书在版编目(CIP)数据

游戏治疗 / 蔡丹，沈勇强著. -上海：上海教育
出版社，2019.4
（心理咨询与治疗系列丛书 / 李丹，李正云主编）
ISBN 978-7-5444-8912-6

Ⅰ.①游… Ⅱ.①蔡… ②沈… Ⅲ.①游戏-精神疗
法 Ⅳ.①R749.055

中国版本图书馆 CIP 数据核字(2019)第 066973 号

责任编辑　徐凤娇　谢冬华
封面设计　郑　艺

心理咨询与治疗系列丛书
李　丹　李正云 主编
游戏治疗
蔡　丹　沈勇强 著

出版发行　**上海教育出版社有限公司**
官　　网　www.seph.com.cn
地　　址　上海永福路 123 号
邮　　编　200031
印　　刷　江苏启东人民印刷有限公司
开　　本　700×1000　1/16　印张 16.75　插页 2
字　　数　255 千字
版　　次　2019 年 4 月第 1 版
印　　次　2019 年 4 月第 1 次印刷
书　　号　ISBN 978-7-5444-8912-6/B·0155
定　　价　48.00 元

如发现质量问题，读者可向本社调换　电话：021－64377165